国家卫生和计划生育委员会"十三五"规划教材

全国高等中医药教育教材

供康复治疗学等专业用

运 动 医 学

第2版

主　编　王拥军　潘华山

副主编　毕鸿雁　李云霞　王上增　冯毅翀

主　审　褚立希

编　委（按姓氏笔画为序）

马校军（华南理工大学）　　　　　杨松滨（上海中医药大学）

王上增（河南中医药大学）　　　　汶　希（广州中医药大学）

王拥军（上海中医药大学）　　　　郑志坚（北京医院）

冯毅翀（成都医学院）　　　　　　姜　磊（山东中医药大学附属医院）

毕鸿雁（山东中医药大学）　　　　葛亚博（河南中医药大学第一附属

李天骄（福建中医药大学附属　　　　　　　医院）

　　　　康复医院）　　　　　　　熊　勇（湖北中医药大学）

李云霞（复旦大学附属华山医院）　潘华山（广州中医药大学）

杨　敏（西南医科大学附属医院）

秘　书（兼）　杨松滨　汶　希

人民卫生出版社

图书在版编目（CIP）数据

运动医学/王拥军,潘华山主编.—2版.—北京:人民卫生出版社,2018

ISBN 978-7-117-26887-5

Ⅰ.①运…　Ⅱ.①王…　②潘…　Ⅲ.①运动医学-医学院校-教材　Ⅳ.①R87

中国版本图书馆CIP数据核字（2018）第191457号

人卫智网　www.ipmph.com	医学教育、学术、考试、健康,购书智慧智能综合服务平台
人卫官网　www.pmph.com	人卫官方资讯发布平台

运　动　医　学
第2版

主　　编：王拥军　潘华山
出版发行：人民卫生出版社（中继线 010-59780011）
地　　址：北京市朝阳区潘家园南里19号
邮　　编：100021
E - mail：pmph @ pmph.com
购书热线：010-59787592　010-59787584　010-65264830
印　　刷：北京印刷集团有限责任公司
经　　销：新华书店
开　　本：787×1092　1/16　印张：19
字　　数：438千字
版　　次：2012年6月第1版　2018年4月第2版
　　　　　2024年2月第2版第6次印刷（总第10次印刷）
标准书号：ISBN 978-7-117-26887-5
定　　价：49.00元

打击盗版举报电话：010-59787491　E-mail：WQ @ pmph.com
（凡属印装质量问题请与本社市场营销中心联系退换）

《运动医学》网络增值服务编委会

修 订 说 明

为了更好地贯彻落实《国家中长期教育改革和发展规划纲要(2010—2020)》《医药卫生中长期人才发展规划(2011—2020)》《中医药发展战略规划纲要(2016—2030年)》和《国务院办公厅关于深化高等学校创新创业教育改革的实施意见》精神,做好新一轮全国高等中医药教育教材建设工作,人民卫生出版社在教育部、国家卫生和计划生育委员会、国家中医药管理局的领导下,在上一轮教材建设的基础上,组织和规划了全国高等中医药教育本科国家卫生和计划生育委员会"十三五"规划教材的编写和修订工作。

为做好新一轮教材的出版工作,人民卫生出版社在教育部高等中医学本科教学指导委员会和第二届全国高等中医药教育教材建设指导委员会的大力支持下,先后成立了第三届全国高等中医药教育教材建设指导委员会、首届全国高等中医药教育数字教材建设指导委员会和相应的教材评审委员会,以指导和组织教材的遴选、评审和修订工作,确保教材编写质量。

根据"十三五"期间高等中医药教育教学改革和高等中医药人才培养目标,在上述工作的基础上,人民卫生出版社规划、确定了中医学、针灸推拿学、中药学、中西医临床医学、护理学、康复治疗学6个专业139种国家卫生和计划生育委员会"十三五"规划教材。教材主编、副主编和编委的遴选按照公开、公平、公正的原则,在全国近50所高等院校4000余位专家和学者申报的基础上,近3000位申报者经教材建设指导委员会、教材评审委员会审定批准,聘任为主审、主编、副主编、编委。

本套教材的主要特色如下:

1. **定位准确,面向实际** 教材的深度和广度符合各专业教学大纲的要求和特定学制、特定对象、特定层次的培养目标,紧扣教学活动和知识结构,以解决目前各院校教材使用中的突出问题为出发点和落脚点,对人才培养体系、课程体系、教材体系进行充分调研和论证,使之更加符合教改实际、适应中医药人才培养要求和市场需求。

2. **夯实基础,整体优化** 以培养高素质、复合型、创新型中医药人才为宗旨,以体现中医药基本理论、基本知识、基本思维、基本技能为指导,对课程体系进行充分调研和认真分析,以科学严谨的治学态度,对教材体系进行科学设计、整体优化,教材编写综合考虑学科的分化、交叉,既要充分体现不同学科自身特点,又注意各学科之间有机衔接;确保理论体系完善,知识点结合完备,内容精练、完整,概念准确,切合教学实际。

3. **注重衔接,详略得当** 严格界定本科教材与职业教育教材、研究生教材、毕业后教育教材的知识范畴,认真总结、详细讨论现阶段中医药本科各课程的知识和理论框架,使其在教材中得以凸显,既要相互联系,又要在编写思路、框架设计、内容取舍等方面有一定的区分度。

4. **注重传承,突出特色** 本套教材是培养复合型、创新型中医药人才的重要工具,是中医药文明传承的重要载体,传统的中医药文化是国家软实力的重要体现。因此,教材既要反映原汁原味的中医药知识,培养学生的中医思维,又要使学生中西医学融会贯通,既要传承经典,又要创新发挥,体现本版教材"重传承、厚基础、强人文、宽应用"的特点。

5. **纸质数字,融合发展** 教材编写充分体现与时代融合、与现代科技融合、与现代医学融合的特色和理念,适度增加新进展、新技术、新方法,充分培养学生的探索精神、创新精神;同时,将移动互联、网络增值、慕课、翻转课堂等新的教学理念和教学技术、学习方式融入教材建设之中,开发多媒体教材、数字教材等新媒体形式教材。

6. **创新形式,提高效用** 教材仍将传承上版模块化编写的设计思路,同时图文并茂、版式精美;内容方面注重提高效用,将大量应用问题导入、案例教学、探究教学等教材编写理念,以提高学生的学习兴趣和学习效果。

7. **突出实用,注重技能** 增设技能教材、实验实训内容及相关栏目,适当增加实践教学学时数,增强学生综合运用所学知识的能力和动手能力,体现医学生早临床、多临床、反复临床的特点,使教师好教、学生好学、临床好用。

8. **立足精品,树立标准** 始终坚持中国特色的教材建设的机制和模式;编委会精心编写,出版社精心审校,全程全员坚持质量控制体系,把打造精品教材作为崇高的历史使命,严把各个环节质量关,力保教材的精品属性,通过教材建设推动和深化高等中医药教育教学改革,力争打造国内外高等中医药教育标准化教材。

9. **三点兼顾,有机结合** 以基本知识点作为主体内容,适度增加新进展、新技术、新方法,并与劳动部门颁发的职业资格证书或技能鉴定标准和国家医师资格考试有效衔接,使知识点、创新点、执业点三点结合;紧密联系临床和科研实际情况,避免理论与实践脱节、教学与临床脱节。

本轮教材的修订编写,教育部、国家卫生和计划生育委员会、国家中医药管理局有关领导和教育部全国高等学校本科中医学教学指导委员会、中药学教学指导委员会等相关专家给予了大力支持和指导,得到了全国各医药卫生院校和部分医院、科研机构领导、专家和教师的积极支持和参与,在此,对有关单位和个人表示衷心的感谢!希望各院校在教学使用中以及在探索课程体系、课程标准和教材建设与改革的进程中,及时提出宝贵意见或建议,以便不断修订和完善,为下一轮教材的修订工作奠定坚实的基础。

人民卫生出版社有限公司

2017 年 3 月

全国高等中医药教育本科
国家卫生和计划生育委员会"十三五"规划教材
教材目录

中医学等专业

序号	教材名称	主编	
1	中国传统文化(第2版)	臧守虎	
2	大学语文(第3版)	李亚军	赵鸿君
3	中国医学史(第2版)	梁永宣	
4	中国古代哲学(第2版)	崔瑞兰	
5	中医文化学	张其成	
6	医古文(第3版)	王兴伊	傅海燕
7	中医学导论(第2版)	石作荣	
8	中医各家学说(第2版)	刘桂荣	
9	*中医基础理论(第3版)	高思华	王 键
10	中医诊断学(第3版)	陈家旭	邹小娟
11	中药学(第3版)	唐德才	吴庆光
12	方剂学(第3版)	谢 鸣	
13	*内经讲义(第3版)	贺 娟	苏 颖
14	*伤寒论讲义(第3版)	李赛美	李宇航
15	金匮要略讲义(第3版)	张 琦	林昌松
16	温病学(第3版)	谷晓红	冯全生
17	*针灸学(第3版)	赵吉平	李 瑛
18	*推拿学(第3版)	刘明军	孙武权
19	中医临床经典概要(第2版)	周春祥	蒋 健
20	*中医内科学(第3版)	薛博瑜	吴 伟
21	*中医外科学(第3版)	何清湖	秦国政
22	*中医妇科学(第3版)	罗颂平	刘燕峰
23	*中医儿科学(第3版)	韩新民	熊 磊
24	*中医眼科学(第2版)	段俊国	
25	中医骨伤科学(第2版)	詹红生	何 伟
26	中医耳鼻咽喉科学(第2版)	阮 岩	
27	中医急重症学(第2版)	刘清泉	
28	中医养生康复学(第2版)	章文春	郭海英
29	中医英语	吴 青	
30	医学统计学(第2版)	史周华	
31	医学生物学(第2版)	高碧珍	
32	生物化学(第3版)	郑晓珂	
33	医用化学(第2版)	杨怀霞	

序号	教材名称	主编姓名
78	药品市场营销学（第2版）	汤少梁
79	中西药物配伍与合理应用	王 伟 朱全刚
80	中药资源学	裴 瑾
81	保健食品研究与开发	张 艺 贡济宇
82	波谱解析（第2版）	冯卫生

针灸推拿学等专业

序号	教材名称	主编姓名
83	*针灸医籍选读（第2版）	高希言
84	经络腧穴学（第2版）	许能贵 胡 玲
85	神经病学（第2版）	孙忠人 杨文明
86	实验针灸学（第2版）	余曙光 徐 斌
87	推拿手法学（第3版）	王之虹
88	*刺法灸法学（第2版）	方剑乔 吴焕淦
89	推拿功法学（第2版）	吕 明 顾一煌
90	针灸治疗学（第2版）	杜元灏 董 勤
91	*推拿治疗学（第3版）	宋柏林 于天源
92	小儿推拿学（第2版）	廖品东
93	针刀刀法手法学	郭长青
94	针刀医学	张天民

中西医临床医学等专业

序号	教材名称	主编姓名
95	预防医学（第2版）	王泓午 魏高文
96	急救医学（第2版）	方邦江
97	中西医结合临床医学导论（第2版）	战丽彬 洪铭范
98	中西医全科医学导论（第2版）	郝微微 郭 栋
99	中西医结合内科学（第2版）	郭 姣
100	中西医结合外科学（第2版）	谭志健
101	中西医结合妇产科学（第2版）	连 方 吴效科
102	中西医结合儿科学（第2版）	肖 臻 常 克
103	中西医结合传染病学（第2版）	黄象安 高月求
104	健康管理（第2版）	张晓天
105	社区康复（第2版）	朱天民

护理学等专业

序号	教材名称	主编姓名
106	正常人体学（第2版）	孙红梅 包怡敏
107	医用化学与生物化学（第2版）	柯尊记
108	疾病学基础（第2版）	王 易
109	护理学导论（第2版）	杨巧菊
110	护理学基础（第2版）	马小琴
111	健康评估（第2版）	张雅丽
112	护理人文修养与沟通技术（第2版）	张翠娣
113	护理心理学（第2版）	李丽萍
114	中医护理学基础	孙秋华 陈莉军

115	中医临床护理学	胡 慧
116	内科护理学(第2版)	沈翠珍 高 静
117	外科护理学(第2版)	彭晓玲
118	妇产科护理学(第2版)	单伟颖
119	儿科护理学(第2版)	段红梅
120	*急救护理学(第2版)	许 虹
121	传染病护理学(第2版)	陈 璇
122	精神科护理学(第2版)	余雨枫
123	护理管理学(第2版)	胡艳宁
124	社区护理学(第2版)	张先庚
125	康复护理学(第2版)	陈锦秀
126	老年护理学	徐桂华
127	护理综合技能	陈 燕

康复治疗学等专业

序号	教材名称	主编姓名
128	局部解剖学(第2版)	张跃明 武煜明
129	运动医学(第2版)	王拥军 潘华山
130	神经定位诊断学(第2版)	张云云
131	中国传统康复技能(第2版)	李 丽 章文春
132	康复医学概论(第2版)	陈立典
133	康复评定学(第2版)	王 艳
134	物理治疗学(第2版)	张 宏 姜贵云
135	作业治疗学(第2版)	胡 军
136	言语治疗学(第2版)	万 萍
137	临床康复学(第2版)	张安仁 冯晓东
138	康复疗法学(第2版)	陈红霞
139	康复工程学(第2版)	刘夕东

注:①本套教材均配网络增值服务;②教材名称左上角标有 * 号者为"十二五"普通高等教育本科国家级规划教材。

第三届全国高等中医药教育教材
建设指导委员会名单

顾　　问	王永炎	陈可冀	石学敏	沈自尹	陈凯先	石鹏建	王启明
	秦怀金	王志勇	卢国慧	邓铁涛	张灿玾	张学文	张　琪
	周仲瑛	路志正	颜德馨	颜正华	严世芸	李今庸	施　杞
	晁恩祥	张炳厚	栗德林	高学敏	鲁兆麟	王　琦	孙树椿
	王和鸣	韩丽沙					

主 任 委 员　张伯礼

副主任委员　徐安龙　徐建光　胡　刚　王省良　梁繁荣　匡海学　武继彪
　　　　　　　王　键

常 务 委 员（按姓氏笔画为序）

	马存根	方剑乔	孔祥骊	吕文亮	刘旭光	许能贵	孙秋华
	李金田	杨　柱	杨关林	谷晓红	宋柏林	陈立典	陈明人
	周永学	周桂桐	郑玉玲	胡鸿毅	高树中	郭　姣	唐　农
	黄桂成	廖端芳	熊　磊				

委　　　员（按姓氏笔画为序）

	王彦晖	车念聪	牛　阳	文绍敦	孔令义	田宜春	吕志平
	安冬青	李永民	杨世忠	杨光华	杨思进	吴范武	陈利国
	陈锦秀	徐桂华	殷　军	曹文富	董秋红		

秘 书 长　周桂桐（兼）　王　飞

秘　　书　唐德才　梁沛华　闫永红　何文忠　储全根

11

全国高等中医药教育本科
康复治疗学专业教材评审委员会名单

顾　　问　张学文　王　琦

主任委员　陈立典

副主任委员　王拥军

委　　员（按姓氏笔画为序）

丛德玉　李　丽　杨世忠　陈红霞　金荣疆　郭永明　唐　强

秘　　书　陶　静

前　言

为了更好地贯彻落实《国家中长期教育改革和发展规划纲要(2010—2020年)》和《医药卫生中长期人才发展规划(2011—2020年)》,适应新形势下全国高等院校中医药类专业教育教学改革和发展的需要,培养传承中医药文明、创新中医药事业的复合型、创新型高等中医药专业人才,按照全国高等院校中医药类各专业的培养目标,在人民卫生出版社、全国高等中医药教育教材建设指导委员会的组织规划下,确立本课程的教学内容并编写了本教材。

运动医学是一门体育与医学相结合的交叉学科,它主要研究与体育运动相关的医学问题,运用医学的理论和技术对体育运动进行指导和监督,从而提高与运动相关的医疗、预防、康复,以及训练水平等,促进竞技体育水平的提高和群众体育运动的普及,推动体育事业的发展,促进人民健康水平提高。

随着我国社会经济的快速发展,体育事业正呈现出蓬勃发展之势,不仅竞技体育水平不断提高,而且群众体育也得到广泛的普及,我国正由体育大国向体育强国迈进。作为与体育发展密切相关的运动医学,也正面临着前所未有的社会需求和学科发展的大好形势。同时,近年来随着我国康复医学事业的蓬勃发展,针对专业运动员以及广大体育运动爱好者的运动康复需求正日益凸显,成为康复治疗临床实践的重要内容。很多高校的康复治疗学专业相继开设了运动医学或运动康复的相关课程,为运动医学专业人才,尤其是运动康复专业人才的培养发挥了重大作用。

本教材是对上一版《运动医学》的进一步修订和完善。上一版教材被很多院校选用,并获得了广大师生的普遍认可,推动了学科建设和人才培养。由于学科发展日新月异,教材需要对专业领域内的理论、观念和技术进行及时更新,以满足对教材严谨性、科学性和发展性的要求。因此,在充分继承上一版教材主体思想和内容的基础上,本版教材编者总结使用者的反馈意见,结合学科发展趋势,吸收学科前沿知识,对上一版教材进行了必要的修订,既保证系列教材的延续性,又坚持与时俱进。按照康复治疗学专业本科学生的培养目标和教学大纲要求编写,教材内容的重点聚焦于运动性疾病和运动损伤发生规律、机制、防治措施和伤后康复训练等。在编写方式上,为了让学生更好地理解每一章节的主要内容、掌握主要知识点,以及便于归纳提炼,在每一章节的开始和结束都有学习目的、学习要点、学习小结以及复习思考题。在某些章节中加入了知识链接和知识拓展,以增强学习的趣味性,帮助学生加深理解和巩固所学的知识。

　　为了更好地体现教材的指导思想和编写特点,满足编写要求,本次教材的编写者均为运动医学或康复医学/治疗学的教学、科研和临床第一线的具有扎实专业背景和丰富工作经验的专业人员,其编写分工为:第一章运动医学概论,由王拥军、郑志坚编写;第二章运动生理学基础,由马校军编写;第三章运动医学检查与评估方法,由李天骄编写;第四章运动损伤,由李云霞、杨敏、王上增、熊勇、葛亚博编写;第五章运动性疾病,由杨松滨、姜磊编写;第六章医疗体育,由潘华山、汶希编写;第七章运动处方,由毕鸿雁编写。

　　本教材适用于中医高等院校的运动医学(或方向)、康复治疗学(或方向)、针灸推拿学和中医骨伤科学等专业的本科学生使用,也可为中西医结合康复医学或康复治疗学专业的研究生及相关从业人员提供参考。

　　本教材由上海中医药大学褚立希教授主审,对其热情的指导深表谢意!

　　由于运动医学是一门正在不断成熟的交叉学科,需要具备医学基础和临床知识、体育运动学的基础和实践知识,又要兼顾中医康复的特色,因此对编写者是一个挑战,鉴于编写者水平有限、时间仓促,在编写内容中如有不妥之处,恳望广大师生在使用中提出宝贵意见,以便不断完善。

编者

2018 年 1 月

目 录

第一章

运动医学概论

第一节　运动医学定义和基本组成

一、运动医学的定义

运动医学是医学与体育科学相结合的一门综合性应用学科,主要研究与体育运动有关的医学问题,运用医学的知识对运动训练进行监督和指导,防治运动伤病并研究医疗性和预防性体育运动,以达到增强人民体质、保障运动员身体健康和提高运动成绩的目的。

二、运动医学的基本组成

我国的体育运动按对象和目的来分,有竞技体育、保健体育和医疗体育三个基本组成部分,因此,运动医学也相应地由与之密切联系的三部分组成。

竞技体育的对象是运动员,他们肩负着提高我国体育运动水平的重任。由于国际及国内运动水平的不断提高,运动员必须处于最佳的身体及精神状态,才能把体能和技术发挥到最高水平,在比赛中创造优异成绩。因此,训练工作往往不能单凭教练员和运动员的经验,而必须有运动医学工作的密切配合,进行科学训练和医务监督指导。

保健体育的对象包括不同性别、年龄和职业的广大群众,其目的是增进健康、预防疾病、增强体质及工作能力、延年益寿。对运动医学的要求是从医学、生理学角度宣传体育运动的价值,指导合理的锻炼,提供有关的监督和咨询,以保证体育运动的有效与安全。

医疗体育的对象是伤病员和残疾者,其目的是促进伤病痊愈和机体的功能恢复,防止并发症,保持身体健康,因而也是康复医学的重要基本内容。医疗体育常须由医师按病情及功能损害情况开立运动处方,并在医务人员指导或监护下进行。

由上可知,体育与医学有增进人民健康、增强人民体质的共同目的。运动医学作为体育与医学之间的桥梁,使体育与医学互相配合、互相促进、互相补充、相辅相成,以达到实现人人健康的共同目的,具有重要意义。

第二节　运动医学的职能与研究方向

一、运动医学的基本任务及研究方向

1. 研究如何通过体育锻炼来增强人民群众体质和防老治病的问题,并提供科学的理论基础。

2. 利用现代医学的各种科学手段和方法,评定运动员的训练程度,保证运动员进行科学训练,促进运动疲劳的迅速恢复,防止出现过度疲劳,从而发挥最大的运动效能,以提高运动技术水平。

3. 防治运动创伤和运动性疾病。

4. 运动员选材。

5. 运动员兴奋剂使用的监测。

在运动医学的实践中,上述工作是彼此联系的。例如,一个体育教员给学生上课时,对体弱组或患慢性疾病(如心脏病代偿期、肺结核静止期、遗有残疾的各种麻痹和功能障碍)学生进行锻炼安排时,就需要懂一点医疗体育常识。作为一个运动医学科的医生,则更需对运动和运动医学有较全面的理解,如果只考虑运动创伤的治疗而忽视医务监督,有时就很难做到预防创伤,因为很多创伤事故都是训练安排不当的结果。

二、运动医学的职能及主要工作

(一) 对参加体育锻炼者和运动员进行体格检查

1. 初诊检查　在开始参加体育锻炼之前应当解决三个问题:①确定能否参加运动。例如患有心脏病、肺结核、肾病综合征等较严重疾病的人,不宜参加竞技性运动。②确定参加哪些运动。例如学生经过初诊检查后,可分成甲、乙、丙三组。根据健康与体质水平的不同,分别制订不同的教学计划与教学大纲。其中丙组又称医疗体育组,主要是组织患病学生进行体育锻炼。对参加集训的运动员,若在集训前不进行详细的初诊检查,就可能使其带病参加剧烈运动而造成事故。初诊检查还可提供有关运动员健康水平和生理功能情况的资料,作为安排运动量的依据。③提出应该做哪些运动。例如,有脊柱侧弯的人必须做矫正体操;工厂中不同工种的工人应进行不同内容的生产体操,以预防职业病等。

2. 复诊检查　锻炼者按照已定的内容锻炼后,经过一定时期应进行复查。学生一般一年复查一次;集训队队员应按训练周期定期检查。复诊检查的目的是了解参加体育锻炼后身体的变化情况。如有必要可重新分组、改变训练方法或调整运动量。

3. 补充检查　在参加大型运动会的重大体力负荷项目比赛之前,或在伤病后,或因其他原因较长时间中断运动后再恢复锻炼时,都要进行补充检查,决定是否可以参

加比赛或恢复运动。

体格检查的内容因对象而有所不同。一般的学生运动量较小,体检内容较简单。对参加集训的运动员,由于运动技术水平要求高,发生伤病及训练不当的机会较多,应根据运动项目、年龄及性别的特点,增加必要的专门检查,例如心电图、心音图、心肺功能和脑电图等。对患者参加体育锻炼时,其检查特点是除了详查疾病的情况及全身情况外,还应着重检查受累器官的功能状况。例如,心脏病或高血压患者应重点检查心血管功能,可采用各种运动功能试验。

（二）体育教学或训练课的医学检查

运动医学科医生应定期或根据临时需要到运动场观察体育教学或训练课,其任务是:

1. 观察教学分组、运动量及练习内容　主要观察这些内容是否符合要求。例如,患有先天性心脏病的某些学生从外表看可能毫无症状,功能状况也良好。他们如果被分到医疗体育组,则运动量太小,达不到锻炼身体的目的。分到乙组是否合适呢?进行临场观察,并了解运动时身体的反应就可以作出较恰当的结论。对集训队员进行临场观察尤其必要。这不仅可以帮助发现并确定运动员是否有过度疲劳或外伤情况,并且可以了解运动员是否遵守医生的嘱咐。例如经室内检测怀疑运动员有过度疲劳时,即可进行临场观察。如发现兴奋性差、动作失调、成绩下降或功能检查不良等现象,即可肯定诊断。又如临场观察中,如发现运动员有膝软,即可肯定其膝部有伤,这些都是室内检查所不能获得的材料。从这些材料的分析就可以进一步判断教学或训练课的内容与运动量安排是否适当。

2. 检查教学法是否符合生理卫生原则　为了观察一次训练中运动量的大小及其分配情况,应在运动前,在训练的各个部分(准备部分、基本部分、结束部分)及运动后,测定部分运动员的脉搏、血压及呼吸频率,整理并作出生理负担曲线。整个曲线的高峰应在基本部分,并在课后 10 分钟时基本恢复到安静时的水平。

3. 检查安全措施的情况。

（三）防治运动伤病及一般疾病

这项工作应由运动医学机构、卫生防疫站、集训队队医、运动场医生和校医等共同完成。对运动创伤、运动性疾病及一般疾病进行治疗,必要时应会同教练员和运动员进行体育医学会诊(医生根据对运动员的检查结果,提出训练中的注意事项,教练员参照医生的意见制订训练计划,运动员按此计划进行练习,以后再复查。医生、教练员与运动员再共同修改训练计划。这种工作方法叫体育医学会诊或三结合工作方法),共同研究伤病原因、机制、治疗及以后的训练安排。在预防工作中,除对一般疾病如普通感冒、胃肠道疾患和其他流行病等作好预防外,最主要的是预防运动性疾病和运动创伤。医生应采取各种有效措施预防运动伤害事故,如禁止未经体格检查的人参加比赛;禁止无训练的人或病后未完全恢复的人参加比赛;经常统计创伤,研究创伤发生情况和原因,在教练员会上提出报告,并讨论研究有效措施,加以预防等。

（四）对运动场地进行卫生监督

运动场地的卫生必须经常进行检查,在比赛前尤应仔细检查。设计和验收运动场时,应有医生参加,这样才能保证运动员有良好的外界环境,避免因场地、房舍及器械的不良条件影响运动员的安全和健康。医生除平时经常检查场地器材、运动服装、气温、光线、防护设备等是否符合卫生要求外,还要监督教练员与运动员是否遵守卫生制度,并采取措施消除卫生工作中的盲点。

（五）卫生宣传工作

宣传的内容应包括:运动员的个人卫生、饮食卫生、运动创伤的防治、自我监督的方法、疾病的预防和急救等。对于集训队的运动员,医生必须教会其进行急救及自我监督的方法。

（六）组织比赛时的医学服务工作

举行运动会,有较多的运动员集中在一起进行紧张的比赛,发生创伤及传染病的机会较多,应组织医务人员参加工作。根据需要,医生可参加裁判委员会工作,以决定医生职权范围的问题。医生的工作任务主要是:①制订运动员参加比赛的健康标准,检查运动员体检证明,必要时要做补充检查,禁止条件不合格的运动员参加比赛;②检查比赛场所的自然环境及场地设备的卫生情况;③采取各种措施预防运动损伤;④检查运动员的生活制度及食宿卫生;⑤组织临场救护工作,指定医疗机构进行抢救和治疗,并根据运动员的身体情况决定能否继续比赛。

（七）比赛时的兴奋剂检测

大型国际比赛时,运动员必须按惯例进行是否使用兴奋剂的检查。兴奋剂检测中心每年都需经过国际有关组织的考核,合格后才有权测试,其结果才被承认。

（八）组织并指导医院、疗养机构的医疗体育工作

医疗体育是对患者的体育活动进行指导与监督。对在疗养院或疗养地短时间休养的人,其体疗内容和一般学生体育课或训练课的内容差不多。因此,运动医学科的医生要承担这一工作。国内有的单位把医疗体育放在理疗科中,也有的把两者都并入康复科中。

（九）进行运动医学的科学研究工作

这项工作除由专门的研究机构、医学及体育院校的运动医学教研组进行外,一般运动医学科医生、防疫站医务人员等,也可结合平时的实践进行某个专题的研究,以推动运动医学理论和实践水平的提高。

（十）运动医学工作的组织

利用运动医学的研究成果,对参加体育运动者进行系统的有组织的帮助和监督,是体育为人民健康服务的特点。我国正在创造条件,逐步建立及推广这一工作。目前各医学院的运动医学科都承担了这一工作,不少地区还建立了体育科学研究所、运动保健医院和有关运动医学的研究机构。随着我国国民经济的快速发展与体育事业的突飞猛进,我国体育运动的保健与组织机构也必将日趋健全起来。

第三节　运动医学发展及现状

一、中国运动医学发展简史

（一）中国传统医疗体育的发展

在我国,运动医学作为一门独立的学科其历史并不长,但运用体育运动来进行防病健身却有着悠久的历史。两千多年前,我国古代的医学家就已经把具有东方特色的

独特运动方式用于防治疾病上了。我国的经典医学著作《黄帝内经》（公元前400年左右）中，已提到应用呼吸体操（导引）及按摩治疗伤病。在《素问·血气形志篇》中曾提到这样的论点：屡受惊骇和打击的人，精神和血脉就失去了流通，发生麻木不仁的症状，可以采用按摩治疗。另外，在《素问·异法方宜论篇》中曾这样记载：其病多痿厥寒热，其治宜导引按蹻。"导引"又是什么呢？庄周在《庄子》一书中解释了这个问题，他说："吹呴呼吸，吐故纳新，熊经鸟申，为寿而已矣；此道引之士，养形之人，彭祖寿考者之所好也。"根据这一段记载，可以证明导引是一种呼吸体操。同时，也可以说明当时导引除被用于治疗外，还用于延年益寿。

到西汉末，我国一代名医华佗，把导引术又进一步发展，以模仿动物的活动姿态，创造了"五禽戏"这种练功健身的方法，即虎戏、鸟戏、猿戏、鹿戏与熊戏。他认为：人要是经常活动，就可以血脉流通，不生疾病，就好像门轴常常转动，就不腐烂一样。同时，他又说：如果觉得身体不舒适，就起来做一种模仿禽兽动作的体操，稍出汗就停止，这样就可以觉得轻松，同时思食。从近年来长沙马王堆三号汉墓出土的帛画导引图中，也可以看到秦汉时代作为健身运动的导引术在我国已相当流行，已发展成为有多种动作的体操。隋唐以后，医疗体育的应用更为广泛，如《诸病源候论》《外台秘要》等医书中都有记载。宋明以后仍有发展，如易筋经、八段锦等体操，在民间流传甚广，至今仍然是人们健身强体的保健运动。

新中国成立后，由于政府的重视，中医学的整理和研究得到了大力发展，许多古代医疗体育的方法逐渐被发掘整理出来，并应用于医疗中，如气功疗法、五禽戏、太极拳、八段锦等各种传统的功法训练。有些方法经过完善和改进，已陆续推广至世界各地。

（二）中国现代运动医学的发展

1949年新中国成立后，我国现代运动医学在体育运动兴起和临床医学进步的基础上，逐渐形成和发展起来。在卫生、体育、教育和解放军等系统开始出现从事运动医学的工作人员，各体育运动队逐渐配备了队医为运动员进行医疗保健服务。

全国的体育院校开始设有运动生理、解剖、卫生等专业，开展教学和科学研究，校医进行运动创伤和疾病的防治。

1955年北京医学院举办全国医师督导和医疗体育高级师资进修班，为各医学院、国家体委、军医大学等培训运动医学专业人员。1956年结业后，学员返回原单位开展工作，成为我国最早的运动医学专业人员。

1956年我国派出留学生，到苏联和东欧国家学习当时先进的运动医学理论和技术，从而推动我国运动医学的发展。许多学成回国者都成为我国现代运动医学事业的先驱和骨干。

1958年国家体委建立体育科学研究所，设有运动医学、运动生理生化等研究室，结合运动训练和竞赛开展运动创伤、医务监督、运动生理生化等医疗保健服务和应用基础研究。一年后，北京大学第三医院在北京大学第一医院运动医学教研室基础上成立北京运动医学研究所，这是我国第一个运动医学专门机构。此后在全国陆续建立了二十多个省市级和部队所属的体育科学研究机构，其中包括运动医学研究及防治机构，逐渐形成了一个全国性的运动医学工作网。我国运动医学的教育、科研、临床工作以及人才培养工作从此起步，并逐渐形成规模。

从20世纪60年代起，我国运动医学在逐步普及的基础上不断提高。1981年以后,北京大学医学部、上海医科大学、国家体委科研所、中山大学医学院等一大批高等院校的运动医学、运动生理生化、运动解剖、康复理疗学等专业被国务院学位委员会批准为硕士或博士学位授予单位,培养了大批运动医学及相关领域的高级人才。

在教育和科研工作的推动下,运动医学临床工作,包括运动队医疗保健,定期赛前体格检查,身体功能评定,运动员选材,运动创伤和运动疾病统计、诊断、防治,运动员营养调查、咨询,体育竞赛服务,医疗机构的运动康复等发展迅速,取得了显著的成绩。

运动医学科研成果累累,其中有关末端病、缺铁性贫血、微量元素与运动能力、无氧阈、大鼠心肌酶组化及形态计量学、运动饮料等研究相继获得国家体委体育科技进步一等奖,兴奋剂检测研究获国家体委体育科技进步特等奖,等等。

中国运动医学学会于1978年成立,1980年并入中国体育科学学会,同年申请加入国际运动医学联合会(FIMS)成为会员国,1982年曲绵域教授当选FIMS科学委员会委员,1986年被选为FIMS副主席。1981年中国体育科学学会学报——《体育科学》创刊,设有运动医学栏目。1982年《中国运动医学杂志》创刊。学会开办各种类型培训班,举行运动医学综合或专题全国性学术会议,促进国内外学术交流。我国学者多次出国参加国际运动医学联合会大会、奥林匹克科学大会、国际奥委会世界体育科学大会等重要的国际学术会议,以出访、讲学、进修、合作研究等形式与国际运动医学界建立起广泛联系。活跃的学术交流,促进了我国运动医学的发展。

进入21世纪,随着我国综合国力的增强,竞技体育和群众体育事业蓬勃发展,运动医学学科遇到了前所未有的机遇和挑战,在人才培养、科学研究及医疗服务等方面取得了令人瞩目的成就。

二、国际运动医学发展简史

运动医学和医学有着同样的悠久历史。古代中国已用医疗体操、气功、按摩等健身和防治疾病。古代印度也有各种体位练习和运动方法,用来促进健康和治疗疾病。古希腊医学之父Hippocrates对身体运动维持健康、增强体力、治疗伤病给予很高评价,认为体操、按摩、散步、跑步、骑马、摔跤等对保健和医疗有效,当时已用不同方法治疗拳击、摔跤、射箭和其他项目引起的运动损伤。古罗马也有医生用运动的方法治疗各种疾病。

18至19世纪,医学发展已形成病理学、细菌学、药理学、临床医学等专科,欧洲有医生运用新的医学知识研究身体运动,使运动与医学相结合的研究前进一步。1896年,近代第一届奥运会在雅典举行,体育运动在世界范围内广泛开展,运动伤病防治、健康保持、体力增进等医学问题受到重视。

1911年,第一次运动医学会与世界卫生博览会同时在德国召开,讨论了运动卫生问题。1913年,第二次运动医学会在法国举行,讨论了运动生理学和运动学。1914—1918年第一次世界大战期间,伤员需应用身体运动进行康复,使运动康复疗法得到迅速发展。1921年,法国成立了运动医学学会,并于一年后创办了世界上最早的体育科学刊物《运动医学》。

1928年2月冬季奥运会期间,W. Knoll和F. Latarjet召集来自11个国家的50名医生,成立了国际运动医学协会(Association Internationale Medico-Sportive, AIMS)。同年8月在荷兰阿姆斯特丹召开了第一届国际运动医学会,来自20个国家的280名医生参加,会议的成功举办促进了很多国家的运动医学向前发展。1934 年 9 月,在第 3 届国际运动医学会上,AIMS 更名为 FIMS(国际运动医学联合会),沿用至今。至此,现代运动医学作为一门独立和较为完整的学科逐渐建立起来。1941—1945 年第二次世界大战致 FIMS 活动中断。1948 年 7 月召开第 7 届国际运动医学会,有 22 个国家的 135 名医生出席。1950 年 5 月第 8 届世界会议上 FIMS 执委会决定与国际奥委会和其他国际组织合作。1961 年 FIMS 出版《运动医学杂志》(*Journal of Sports Medicine and Physical Fitness*)。1964 年 FIMS 建立科学委员会,以促进学术交流和基础、临床研究工作。1965 年后在世界不同地区组织 FIMS 学习班,编写了《运动医学基础》(*Basic Book of Sports Medicine*)一书,举办各类地区性和国际性的学术会议、研讨会等活动,第 35 届世界运动医学大会(35th FIMS World Congress of Sports Medicine)将于 2018 年 9 月在巴西召开。到目前为止,FIMS 已有一百多个国家和地区为其团体会员,约 125 000 名运动医生和体育科学工作者会员。由于反兴奋剂的需要,国际奥委会于 1961 年在希腊雅典成立了国际奥委会医学委员会(IOCMC),目的是保卫伦理道德,保护运动员健康,保证公平竞争。国际奥委会医学委员会下设兴奋剂和生物化学(Doping and Biochemistry)、运动生物力学和生理学(Biomechanics and Physiology of Sport)、运动医学和骨科(Sports Medicine and Orthopaedics)等分会。

学习小结

1. 学习内容

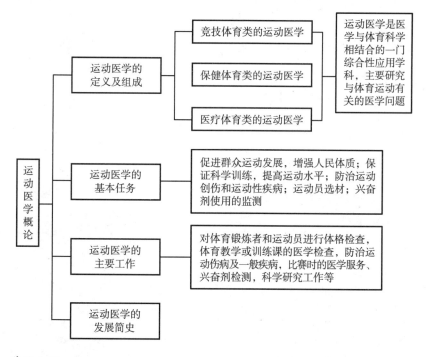

2. 学习方法

本章详细阐述了运动医学的概念、研究范围、主要内容和基本任务,回顾了运动医学的发展简史,介绍了运动医学的发展现状及趋势,使我们对运动医学有了一个全面而具体的认识。学习过程中要积极调动自主学习的潜能,充分利用图书馆、互联网等资源,广泛涉猎运动医学的相关知识,了解运动医学在竞技体育和群众性体育中的实际应用及其所发挥的作用,这样不仅可以增长知识,拓宽视野,还能够培养学习兴趣,为轻松愉快地完成本课程的学习任务奠定基础。

(王拥军　郑志坚)

复习思考题

1. 简述运动医学的定义及基本概念。
2. 运动医学的基本任务及研究方向是什么?
3. 简述现代运动医学的职能及主要工作。

笔记

第二章

运动生理学基础

学习目的

本章主要阐述运动对人体生理功能的影响以及人体对运动刺激的适应过程,是运动医学课程的基础理论知识。通过本章学习,要了解和掌握运动对人体各系统功能产生影响的基本原理和规律,从而掌握科学的运动方法,充分利用运动刺激对机体的良好影响,尽量减少对机体的不良影响。本章所学内容将为正确、科学地应用运动疗法奠定理论基础。

学习要点

肌纤维类型与运动能力;运动训练对肌纤维的影响;运动对心血管系统的影响;运动员心脏;运动时肺通气功能的变化;运动时的合理呼吸;躯体运动的神经调控;运动与内分泌功能;不同运动强度对免疫系统的影响;运动时的能量代谢与消耗;糖代谢与运动;运动时补糖;脱水与复水;脂肪代谢与运动减肥。

不同的运动方式和运动强度会对机体各系统功能产生不同的影响。正确合理的体育运动可以对机体产生良好影响,反之则造成不良影响。为了能够达到科学运用运动刺激产生康复效果的目的,我们需掌握运动对机体各系统功能的影响。本章的学习将使我们详细地了解运动对人体各系统的作用和影响,为指导科学合理地应用运动手段进行健身和康复治疗奠定理论基础。

第一节　运动对运动系统的影响

一、运动对骨骼的影响

(一)骨的结构和基础生理

骨具有一定形态和构造,坚硬而有弹性,在人体起着负重、支持、保护、运动、造血和贮藏等作用。骨具有丰富的血管和神经,能不断进行新陈代谢和生长发育,并具有改建、修复和再生的能力,经常锻炼可促进骨骼系统的良好发育和生长,长期缺少运动则导致骨质疏松。

1. 骨的主要构造

(1)骨膜:分为骨外膜和骨内膜。骨外膜分布于除关节面之外的骨表面,内有丰富的血管、淋巴管及神经。该膜还可以分为内外两层,外层致密、内层疏松。骨内膜

(endosteum)指分布于骨髓腔内表面及骨松质表面的结缔组织膜。

（2）骨质：将成人长骨剖开，肉眼观察即可区分出两种不同结构的骨质。表面一层坚硬而致密，抗压抗扭曲力强的骨质，称为骨密质（compact bone），骨密质见于长骨的骨干和扁平骨的表层，是长骨骨干的主要层次，又称皮质骨（cortical bone）（图 2-1）。内层和两端是许多不规则的片状或线状骨质结构，称骨小梁（trabeculae）。骨小梁普遍顺最大应力和张力线排列，相互连接呈疏松的海绵状，称为骨松质（spongy 或 cancellous bone）。骨松质主要构成长骨的干骺和扁平骨的深层。

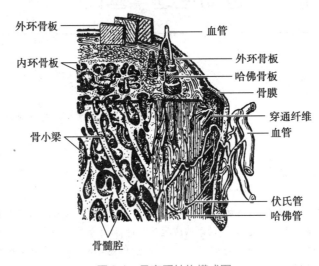

图 2-1　骨密质结构模式图

（3）骨髓：骨松质的腔隙彼此连通，其中充满着小血管和造血组织，称为骨髓（bone marrow），分为红骨髓和黄骨髓。在长骨两端的骨骺主要由骨松质构成，长骨的中段呈管状，称为骨干（diaphysis），其管壁由骨密质构成，中间形成管腔称为骨髓腔（medullary cavity）。

2. 骨的发生和生长发育　骨发生于胚胎间充质，间充质分化形成膜性骨，根据其发生过程的不同，我们将其分为软骨化骨和膜化骨两种。大部分膜性骨先被软骨所取代，再由软骨发育成骨，称为软骨化骨；小部分膜性骨则直接衍化成为骨，称为膜化骨。结缔组织或软骨衍化为骨的过程称为骨化。

骨的生长发育是破坏和建造两者对立统一的结果，当建造占优势时，骨骼便生长。总的说来骨的生长发育有以下两种方式。

（1）增粗：儿童少年时期骨膜较厚，骨外膜内的成骨细胞不断分泌骨质，使骨增粗。同时骨内膜破骨细胞不断破坏、吸收骨质，髓腔扩大。成年后该活动逐渐静息，但在经常性运动负荷刺激下，相应生长过程可在一定程度上被激活。骨的增粗依靠膜内成骨方式。

（2）加长：儿童少年时期，长骨的骨骺与骨干之间存在骺软骨，后者不断增生并骨化，骨的长度随之增加。骨的加长依靠软骨内成骨的方式。

（二）运动对骨的影响和作用

科学合理的运动会对骨产生良好的影响，反之则会产生不良影响，总结起来运动对骨骼产生的影响和作用主要有以下几个方面：

1. 运动对骨形态的影响　长期、系统、科学的运动会对骨的形态、结构产生深刻的影响,这些影响主要体现在骨的形态学适应性变化。1884年Wolff在他的论文中提出了"骨变换定律",即后来著名的"Wolff定律"。该定律认为骨的外形及其内部空隙度、矿物质含量、结构排列等经常按其所受应力而改变。

长期接受运动刺激的骨骼,其骨密质增厚,骨径变粗,骨面肌肉附着处明显突起,骨密度增加,骨小梁的排列按张力和压力的变化更加清晰、规律,从而在形态结构上产生良好的适应性变化,随着形态结构的改进,使其承受外界抗折、抗压、抗扭转方面的性能都有所提高。而制动则引起骨钙磷流失,骨强度下降。此外,由于运动的影响,骨的新陈代谢加强,血液循环得以改善,使骨变得更加强壮和坚固。

2. 运动对儿童骨骼生长发育的影响　儿童少年时期,骨的新陈代谢旺盛,在这个时期进行科学的体育锻炼和适当的劳动,对骨的生长发育有良好作用。有研究表明,对长骨适当施加纵向压力,有利于骨维持正常的矿物质代谢,而体育活动能在垂直方向给骨以负荷,该影响有利于骨细胞的增殖,加速钙化过程,对骨盐的增加有重要意义。但若在运动时施以不适宜的、强度过大的体育运动,骨则会向不正常的方向发展。

 知识拓展

儿童少年(简称儿少)体育锻炼应当注意避免骺软骨病的发生。儿少软骨成分较多,水分和有机物质较多,无机盐少,骨密质较差,骨富于弹性而坚固不足,而使"骺软骨"的损伤成为儿少在体育运动中特有的一种损伤。主要发生在腰椎、膝关节和肘关节。如下腰练习,若教练员在练习中单纯地用力去挤压或上提练习者腰部,过多地用静力性练习去发展腰部的韧性,而忽视了积极同步地发展腰背肌肉的力量,可引起椎骨骺软骨损伤。又如篮球、排球等运动,常处于半蹲位,膝关节的韧带松弛,儿少股四头肌力量尚弱,稳定膝关节的能力差,加之髌骨较股骨早完成骨化。在此种情况下,膝关节反复摇晃扭曲或多在半蹲位突然发力,使髌骨与股骨下端经常发生摩擦撞击,而致股骨下端骺软骨病变。如若在较硬的场地上经常做踏跳动作,则更容易引起骺软骨损伤。因此,要求儿少在进行半蹲位练习时不要过于集中,每次实践不宜过长,并应积极发展儿少股四头肌的力量,这对预防膝关节损伤有良好作用。

总的说来,适量运动有利于儿童骨骼的生长发育,但切记避免运动量过大和不恰当的运动训练。

3. 运动对骨代谢的影响　以体育运动为主的机械力学刺激可使不同年龄与性别的骨在器官、组织和细胞水平上产生生物学效应,从而影响骨的代谢,诱导骨组织产生适应性的塑建和改建。

(1) 运动可以直接或间接通过地面反作用力和肌肉收缩力对骨产生机械应力刺激,使骨遵循Wolff定律,产生功能适应性变化。适宜的运动对成骨细胞产生相应的机械性应力,使成骨活性增强,增加骨组织内DNA和骨胶原的合成,引起骨结构良性的改变,如骨物理强度和坚固性增加、骨干变粗、骨密质增厚、骨质退行性变化推迟和减轻等。

（2）运动可使某些与骨代谢有关的激素或激素样物质发生积极性变化,运动也可以影响局部骨代谢调节因子,从而影响骨的重建过程,使骨质得以增加或维持。已有研究表明运动可以使血中雌激素、睾酮等性激素水平升高,活性维生素 D 增加,刺激肠道钙吸收和利用,同时可刺激钙产生,降低骨组织对甲状旁腺素的感受性,防止骨质疏松。

（3）运动可以促进血液循环,改善患者食欲,促进胃肠道蠕动,提高消化功能,增加饮食中营养物质的吸收率,增加营养物质如蛋白质、钙、磷及维生素 D 等摄入,尤其是钙的吸收率可以明显提高。

4. 运动对骨折康复的影响

（1）运动可减少骨量丢失,避免再次骨折:在骨折固定早期应适当做等长收缩等运动刺激,而骨折后肢体完全制动会使骨骼失去应力刺激,某些断端因内固定而缺乏接触,这些原因均可造成骨质疏松。制动主要造成负重部位的骨量丧失,松质骨明显多于皮质骨。特别是对于老年人而言,制动 1 周丧失的骨量与一般骨质疏松症 1 年丧失的骨量相当。其中,肌腱、韧带附着处的骨质疏松更为显著,导致骨的机械强度大大降低,去除外固定后易致再次骨折。而运动可以明显缓解骨质疏松的产生,减少骨量的丢失。

（2）适量运动可刺激骨痂生长,有利于加速骨折愈合:除减少骨量丢失外,运动所产生的应力会对骨细胞形成应力刺激。由成骨细胞演变而来的早期骨细胞对力学刺激较为敏感,成熟骨细胞对应力刺激几乎不产生反应。在骨组织中有可能感知刺激信号的细胞仅占整个细胞群体的一小部分,而其余大部分细胞主要执行应答任务。骨组织中 95% 的细胞为骨细胞,位于骨陷窝内伸出细长的突起,走行于骨小管中。通过细胞突起间的缝隙联合,骨细胞相互及其与衬里细胞、成骨细胞和破骨细胞相连接,从而构成细胞感受刺激信号和相互传递信息的网络结构。当负荷施加于骨组织时,窝-管中的液体产生流动,被部分骨细胞感知,并经细胞间连接将刺激信号传递至成骨细胞、破骨细胞。接收力学刺激后的细胞,进一步将刺激信息转化为细胞内信号流,从而引起细胞的适应性反应,继发骨组织改建、重塑等。

因此,在骨折固定早期即应开始肌肉运动,这样可以减少骨量的丢失,避免再次骨折的发生。在骨折外固定的情况下早期进行适当运动,所形成的应力刺激能促进骨痂形成,对骨折愈合过程起到有效的加速作用。而严格、长期制动则推迟骨痂的形成。

5. 疲劳性骨折(fatigue fracture)　又称应力性骨折(stress fracture),是体育运动和军事训练中常见的过度使用性损伤,是由于低于骨骼强度极限的应力反复持久地作用于骨骼,引起的局部骨质累积性骨折。机体骨组织在承受运动负荷刺激时,其骨的破坏和修复是同时进行的,当骨组织承受不断增加的应力时,通过成骨活动使骨骼本身重新改造塑形,以适应增加的负荷。当破骨活动超出骨正常生理代谢速度,而成骨活动又不能及时加以修复时,局部会发生微细的骨折,微细骨折进一步发展导致疲劳性骨折。

在短时间内进行一系列的剧烈、高强度运动或长时间单一式的高强度运动,往往会导致疲劳性骨折的发生,不正确的运动方式更是其发生的重要原因,运动场地太硬或太粗糙也是引起疲劳性骨折的危险因素,另外,骨密度降低,如骨质疏松也易引起疲劳性骨折的发生。

笔记

疲劳性骨折可以发生在人体的许多骨骼上,如胫骨、腓骨、跟骨、距骨等,其中,第二跖骨是最为常见的发生部位。投掷运动员上肢亦会出现疲劳性骨折。疲劳骨折处由于经常出现骨坏死致使血供较差,故骨折愈合效果很差。临床上可用骨扫描做客观的鉴别诊断。更明确的诊断可借助于 CT、MRI 和超声波。运动员出现疲劳骨折后需经 6~8 周时间的治疗和康复才可投入正常训练比赛。

肌肉力量和疲劳在疲劳性骨折中亦起十分重要的作用。Fyhrie(1998)对 7 位自愿者进行了行走至肌肉疲劳,在比较疲劳前后的胫骨前外缘应力变化,结果发现疲劳后应力显著增大,青年人比老年人增加得更明显。该研究结果表明预防肌肉疲劳有助于预防疲劳性骨折。

6. 运动对骨质疏松的影响 骨质疏松症(osteoporosis,OP)是一种以骨量低下,骨微结构破坏,导致骨脆性增加,易发生骨折为特点的全身性骨骼疾病。运动是预防和治疗骨质疏松的有效方法之一,运动可对骨质疏松的多个方面产生影响:

(1)对骨密度产生影响:运动产生的应力刺激对骨的生成、改建有重要的作用。在缺乏应力作用时,人体骨骼会出现明显的骨钙丢失。适宜的运动负荷及强度所导致的骨应变会诱导骨量增加和骨的结构改善。骨细胞和骨小梁表面的成骨细胞能够在流体剪切力的刺激下释放一些细胞力学易感因子,从而感受机械负荷引起的骨的形变,进而刺激骨改建中的成骨过程。

(2)对骨代谢产生影响:骨代谢的过程是由破骨细胞、成骨细胞的活动及骨基质、骨矿物质的变化决定的。适宜的运动能降低血钙含量,增加机体对矿物质钙的吸收,同时提高雌激素和血睾酮水平,增加骨皮质血流量、促进骨的形成。

原发性骨质疏松症主要出现在绝经妇女及老年人。由于社会老龄化,预防骨质疏松无疑成为当前重要的科研课题。对有 10 年长跑历史的女性进行观察发现,在绝经前或刚到绝经时开始训练,有助于保存骨矿含量。绝经期后的妇女参加大强度运动后,跟骨的矿物含量明显大于对照组。但更多研究表明,绝经后运动锻炼可减缓骨质丢失,但仍不足以补偿因性激素缺乏而引起的骨量丢失。一旦间断运动,原本保持的骨量会最终丢失,因而长期不断的负荷运动在预防骨质疏松中至关重要。

骨质疏松性骨折一般发生在老年人和停经妇女,但骨折又多发生在摔倒或滑倒的情况下。这也意味着骨质疏松的防治,还需改善外部起居环境,提高神经肌肉协调和平衡能力,参加适合老年人的体育运动有助于减少跌倒机会,从而减少骨质疏松性骨折的发生。Cooper 等研究表明,老年人经常坚持步行、爬楼梯、下蹲和负重等活动,可显著降低骨质疏松性骨折的危险性。国内学者近年来连续在国际刊物上报道了在华人地区流行的老年太极拳运动,有助于保持耐力,改善肌力,防止神经肌肉协调功能的减弱,从而有效防止骨质疏松和骨质疏松性骨折,并提高老年人的生活质量。

美国运动医学学会(American College of Sports Meeting,ACSM)在 1995 年发表了骨质疏松与运动锻炼的指导性报告,强调:①负重运动是骨骼正常发育和保持骨量的关键。能增加肌肉力量的运动对骨骼尤其是对非负重性骨骼都有积极作用。②女性可普通通过参加体育运动增加一定的骨量,但主要的益处是避免非运动性的骨量快速丢失。③不应以增加运动锻炼来取代停经初期的激素替代疗法(hormone substitution therapy)。④老年人最理想的运动锻炼应包括增加肌力、柔韧性和协调性的运动成分,从而可间接有效地减少摔倒和由其造成的骨质疏松性骨折。

可见,体育运动防止骨质疏松和骨质疏松性骨折的策略应是全身性的,包括力量和有氧运动练习。由于年老伴随肌力和骨强度下降、关节退化和反应速度减低等身体变化,年轻人可接受的大强度和高冲击性运动,如田径和某些具有跑跳投动作的球类运动就不再适宜于老年人。即使在年轻人中被证实具有显著增加骨应变的运动形式,在老年人中并不有效,即不足以平衡破骨造成的骨量下降。在此要强调的是,对老年人来讲,只宜进行与该老年人身体健康状况相吻合的力所能及的体育活动,如深受国人喜爱的太极拳运动,具有改善更年期妇女的肌肉力量、柔韧性,减少骨量丢失,提高生活质量。这也就要求我们研究制订符合个体化的运动处方,有效提高骨质疏松和骨质疏松性骨折的预防。

二、运动对关节软骨的影响

关节软骨覆盖于构成活动关节的两相对骨端的表面,具有传递、负重、缓冲和减少摩擦等作用,在维持正常的关节活动中起着重要作用。关节软骨是一种特殊的结缔组织,由软骨细胞和软骨基质组成,没有血管、神经和淋巴管。

关节软骨为透明软骨,呈乳白色,半透明,光滑富有光泽,正常成年人关节软骨厚1~5mm,由少量软骨细胞和大量的细胞外基质组成。因其不含血管、神经和淋巴组织,其营养主要来源于滑液的弥散。

(一)关节软骨的营养

关节软骨的营养来源途径有两种:

1. 软骨下骨 仅见于骺板尚未融合的少年。

2. 关节囊的滑液 成年后,这是关节软骨获得营养的唯一途径。关节囊的滑膜层有活跃的分泌功能和吸收功能。滑膜及其绒毛中有毛细血管袢;滑液中含有葡萄糖、盐类、低分子蛋白及滑膜细胞分泌的透明质酸,可通过弥散作用进入关节腔。关节活动在弥散机制中起到关键作用,它能使关节液中的营养物质进入软骨,又能使软骨的代谢产物受运动挤压而排出进入滑液。因此,关节活动实质上对弥散机制起着"泵"的作用。

(二)运动对关节软骨的影响

长期小至中等强度的周期性运动对关节软骨的结构和生物力学特性无明显影响,但长期大强度周期性运动则会引起关节软骨剪切模量(shear modulus)下降。对于非周期性运动项目,特别是篮、排、足球等综合项目,由于其非周期性运动的特点,关节软骨将承受冲击、扭转和剪切等载荷,长期从事这些运动项目将增加关节软骨损害的发生。

1. 大强度、大运动量引起关节软骨损伤 关节软骨有缓冲震荡,保护关节骨面的作用,但如果运动过度,运动强度太大或运动量太大,超过了软骨所承受的载荷就会引起关节软骨的损伤。人的关节面可以承受25MPa的冲击力,超过临界值的单次冲击或小于临界值多次大幅度的钝性刺激均可导致关节软骨的损伤。在传导载荷的过程中,如果压应力过度集中,压强过高,摩擦力也相应增高,从而破坏关节软骨基质中的"纤维拱形结构",拱形结构的塌陷将使局部压应力更高,进一步破坏基质和软骨细胞,使软骨细胞发生退变甚至坏死,基质合成受阻,软骨无法修复,加剧软骨细胞的破坏,形成恶性循环。

2. 制动会引起关节软骨退行性病变 制动引起关节软骨的退变与关节软骨的营养机制有关。有迹象表明,关节制动大于 30 天,关节软骨可出现退变。由于关节缺乏运动,滑液中的营养成分不能通过关节进入软骨内。另外,关节固定还能促使结缔组织增生,阻塞弥散作用的通道;同时关节周围软组织痉挛,使关节面压力增加,阻止滑液在细胞间质弥散。软骨营养缺乏性损伤,滑液与纤维蛋白原的相互作用,降低了趋化因子和促细胞分裂因子的作用,最终致使软骨细胞退化。

3. 运动与关节软骨的修复 钟汉馨、黄涛用光镜和扫描电镜观察发现,伸膝位制动 4 周后,膝关节软骨即发生退变性改变和功能障碍。施加适宜的运动后,这种改变无论从组织结构,还是在关节功能方面,都能获得完全恢复。而制动 8 周组的退变关节软骨只能获得部分恢复,但关节功能的改善相对比较理想。提示退变关节软骨早期可通过适宜运动完成符合正常生理结构和功能的自我改建过程,而晚期病变软骨重塑和修复能力有限,只能延缓关节软骨退变的病理过程,改善关节功能,由此推测运动可促进关节软骨的恢复,使负重关节表面应力重新分布,重建关节稳定性。由于运动可使退变关节软骨有限重塑,因此,应强调早期实施运动计划的重要性。

三、运动对肌肉的影响

肌细胞(又称肌纤维)是肌肉的基本结构和功能单位。每个肌细胞含有数百至数千条与肌纤维长轴平行排列的肌原纤维。肌原纤维由粗肌丝(主要由肌球蛋白组成)和细肌丝(主要由肌动蛋白组成)所组成,全都由暗带(A 带)和明带(I 带)呈交替规则排列,在显微镜下呈现有规律的横纹排列。

骨骼肌可表现出物理特性和生理特性。骨骼肌的物理特性有伸展性、弹性和黏滞性。骨骼肌的生理特性包括兴奋性和收缩性。

根据肌肉收缩时的长度变化,把肌肉收缩分为向心收缩、等长收缩、离心收缩和等动收缩。向心收缩时肌肉长度缩短、起止点相互靠近,因而引起身体运动。等长收缩时肌肉的长度不变。等长收缩有两种情况:其一,肌肉收缩时对抗不能克服的负荷;其二,当其他关节由于肌肉离心收缩或向心收缩发生运动时,等长收缩可使某些关节保持一定的位置,为其他关节的运动创造适宜的条件。肌肉在收缩产生张力的同时被拉长的收缩称为离心收缩。在整个关节运动范围内肌肉以恒定的速度,且外界的阻力与肌肉收缩时产生的力量始终相等的肌肉收缩称为等动收缩。等动收缩和等张收缩具有本质的不同,肌肉进行等动收缩时,在整个运动范围内都能产生最大的肌张力。

(一)肌纤维类型与运动能力

1. 肌纤维类型的划分 根据肌纤维的收缩速度可将肌纤维划分为快肌纤维(fast-twitch,FT)和慢肌纤维(slow-twitch,ST)。

2. 不同类型肌纤维的形态、功能及代谢特征

(1)不同肌纤维的形态特征:不同的肌纤维,其形态学特征也不同。快肌纤维的直径较慢肌纤维大,含有较多收缩蛋白。快肌纤维的肌浆网也较慢肌纤维的发达。慢肌纤维周围的毛细血管网较快肌纤维丰富。并且,慢肌纤维含有较多的肌红蛋白,因而导致慢肌纤维通常呈红色。与快肌纤维相比,慢肌纤维含有较多的线粒体,并且线粒体的体积较大。

（2）生理学特征

1）肌纤维类型与收缩速度：快肌纤维收缩速度快，慢肌纤维收缩速度慢。在人体的骨骼肌中，快肌运动单位与慢肌运动单位是相互混杂的，一般不存在单纯的快肌与慢肌。

2）肌纤维类型与肌肉力量：肌肉收缩的力量与单个肌纤维的直径和运动单位中所包含的肌纤维数量有关。由于快肌纤维的直径大于慢肌纤维，而且快肌运动单位中所包含的肌纤维数量多于慢肌运动单位。因此，快肌运动单位收缩力量明显地大于慢肌运动单位。

在人体中快肌纤维百分比较高的肌肉收缩时产生的张力较大。让受试者进行最大力量伸膝时发现，股外肌快肌纤维百分比较高的人，最大伸膝力量也较大；最大伸膝力量与快肌纤维百分比成正比关系。

肌肉收缩力量和速率均与肌肉中快肌纤维百分比有关，快肌纤维百分比较高的肌肉，其收缩速度和力量均大于慢肌纤维百分比较高的肌肉。运动员在完成某一动作时，如果参与工作的肌肉中快肌纤维百分比较高，则在同样的运动速度下能发挥较大的力量，若肌肉力量一样大时则能产生较大的收缩速度。

3）肌纤维类型与疲劳：不同类型的肌纤维抗疲劳能力不同。快肌纤维收缩快且能产生较大的力量，但容易疲劳；慢肌纤维收缩慢，但不容易疲劳。

慢肌纤维抵抗疲劳的能力比快肌纤维强得多。这是因为慢肌纤维中的线粒体体积大而且数目多，线粒体中有氧代谢酶活性较高，肌红蛋白的含量也比较丰富，毛细血管网较为发达，因而慢肌纤维的有氧代谢潜力较大。快肌纤维比较容易疲劳，这与快肌纤维的有氧代谢能力较低有关。快肌纤维含有较丰富的葡萄糖酵解酶，有氧代谢能力低，而无氧酵解能力较高；在收缩时所需的能量大都来自糖的无氧代谢，从而引起乳酸大量的积累，最终导致肌肉疲劳。

（3）代谢特征：慢肌纤维中氧化酶系统如细胞色素氧化酶（CYTOX）、苹果酸脱氢酶（MDH）和琥珀酸氢酶（SDH）等的活性都明显高于快肌纤维。慢肌纤维中作为氧化反应场所的线粒体大而多，线粒体蛋白（线粒体蛋白主要是各种氧化酶）的含量也较快肌纤维多；快肌纤维中线粒体的体积小，而且数量少，线粒体蛋白含量也少。

快肌纤维中一些重要的、与无氧代谢有关的酶，活性明显高于慢肌纤维。如镁-三磷酸腺苷酶（Mg-ATPase）活性为慢肌纤维的 3 倍；肌激酶（MK）活性为慢肌纤维的1.8 倍；磷酸肌酸激酶（CPK）活性为慢肌纤维的 1.3 倍；乳酸脱氢酶（LDH）的活性为慢肌纤维的 2~2.5 倍。

3. 运动时不同类型运动单位的动员　在以较低的强度运动时，慢肌纤维首先被动员，运动强度较大时，快肌纤维首先被动员。在运动训练时，采用不同强度的练习，可以发展不同类型的肌纤维。为了增强快肌纤维的代谢能力，训练计划必须包括大强度的练习；如果要提高慢肌纤维的代谢能力，训练计划就要由低强度、持续时间较长的练习组成。

4. 肌纤维类型与运动项目　运动员的肌纤维组成具有项目特点。参加时间短、强度大的项目的运动员，其骨骼肌中快肌纤维百分比较从事耐力项目运动员和一般人高；从事耐力项目运动员的慢肌纤维百分比高于非耐力项目运动员和一般人；既需要耐力又需要速度项目的运动员（如中跑、自行车等），其肌肉中快肌纤维和慢肌纤维百分比相当。

（二）运动对肌纤维的影响

运动训练从以下多个方面对肌纤维发生较大的影响：

1. 肌纤维选择性肥大　运动训练可以增加肌纤维收缩蛋白的含量，引起肌肉体积增加。耐力训练可引起慢肌纤维选择性肥大，速度、爆发力训练可引起快肌纤维选择性肥大。

2. 酶活性改变　耐力训练使肌纤维的有氧代谢酶活性增加，速度训练使肌纤维的无氧代谢酶活性增强。在长跑运动员的肌肉中，与氧化供能有密切关系的琥珀酸脱氢酶（SDH）活性较高，而与糖酵解及磷酸化供能有关的乳酸脱氢酶（LDH）及磷酸化酶（PHOSP）活性最低。短跑运动员则相反，乳酸脱氢酶和磷酸化酶活性较高，琥珀酸脱氢酶活性较低。

3. 肌纤维中线粒体数目增多、体积增大　有氧运动能够使快肌和慢肌纤维线粒体数量都有所增加，其中快缩肌纤维中线粒体数量增加尤为明显。没有长期坚持系统有氧运动的人，快肌中的线粒体数量较少，但经过系统的有氧运动，肌肉中线粒体的数量和体积都有所增加。

4. 毛细血管数量增加　长期静力性运动和动力性运动后，骨骼肌内毛细血管数量都会明显增加。长期静力性运动，骨骼肌内毛细血管数量增加更明显，毛细血管具有明显迂曲和丰富的分支吻合，毛细血管分支处出现扩张；长期动力性运动，如跑步和游泳运动，主要促进毛细血管分支吻合，对毛细血管形态影响不明显。肌肉的这些变化改善了骨骼肌的血液供给，提高了肌肉的运动能力，有利于肌肉持续长时间运动。

（三）运动导致的延迟性肌肉酸痛

从事不适应的运动负荷或大负荷运动，运动停止后 24～72 小时，运动肌会产生不同程度的酸痛，并伴随僵硬、肿胀和肌力下降等症状，肌肉酸痛不发生在运动期间或运动后即刻，而是在运动后 24 小时逐渐加剧，因而称之为延迟性肌肉酸痛（delayed onset muscle soreness，DOMS）。无论是普通人还是优秀运动员，从事不适应的运动负荷后，都会有延迟性肌肉酸痛的感受。

1. 延迟性肌肉酸痛症状　除了具有一般的疼痛症状外，往往伴随着身体疲劳、肌肉僵硬、酸胀、肌肉收缩力量和放松能力下降。延迟性肌肉酸痛一般持续 1～4 天，5～7 天后消失。

延迟性肌肉酸痛的出现与运动强度、运动形式和适应程度有关，而与人体的健康水平和身体功能状态关系不大。从事不习惯的中等强度的体育活动都可以造成 DOMS，有训练基础的人从事不习惯的运动，即使运动强度不大，也会出现 DOMS；高水平运动员在训练过程中，增加训练强度而使身体不适应时，延迟性肌肉酸痛同样出现。不适应的运动方式，特别是离心工作容易诱发 DOMS。

2. 延迟性肌肉酸痛对人体的影响　延迟性肌肉酸痛会造成肌肉收缩力量下降，特别是在 DOMS 的前 3 天，肌肉力量的下降，对运动训练产生不利影响；肌肉酸痛可直接影响运动成绩或竞技表现，还可能引发运动损伤。

延迟性肌肉酸痛并不会造成长期肌肉力量的下降，当症状消失时，肌肉力量重新恢复，即使损伤的肌肉也可能会修复、再生，而不致使肌肉力量长期保持较低水平。

延迟性肌肉酸痛是一种暂时性的亚临床疼痛症状,一般不用临床治疗,可自行康复,但由于其对运动功能的限制作用,可直接影响运动表现,甚至引发运动损伤。因此,减轻 DOMS 症状、缩短恢复时间对提高运动训练效果具有重要意义。

（四）运动导致的肌肉损伤

运动导致的肌肉损伤(exercise-induce muscle damage,EIMD)是由于从事不习惯的运动而导致的骨骼肌纤维超微结构出现损伤性变化,其时相性特征同 DOMS,一般出现在运动后 24~72 小时,又称延迟性骨骼肌纤维超微结构改变(delayed onset muscle ultrastructure change,DOMUC)。

运动导致的骨骼肌纤维超微结构改变主要表现为肌节缩短,Z 带扭曲、增宽,部分或全部消失,M 线模糊、扭曲或消失,肌丝排列改变,粗细肌丝相互位置紊乱,部分肌丝断裂或消失等。

EIMD 同 DOMS 变化时相一样,均表现为延迟性特征,运动后 24~72 小时症状最明显,一般持续 5~7 天,其症状表现为肌肉酸胀、牵拉性痛、肌肉紧张和僵硬。根据 EIMD 的发展过程可将其划分为 4 个阶段:初发阶段(initial stage)、自发阶段(autogenetic stage)、吞噬阶段(phagocytic stage)和再生阶段(regenerative stage)。

1. 初发阶段　初发阶段机制尚不十分清楚,此过程主要与 EIMD 的变化原因有关。

2. 自发阶段　是指紧接着初发阶段之后,肌纤维本身固有的蛋白水解系统和脂质过氧化系统对细胞结构的破坏过程,一般出现在吞噬细胞侵入损伤部位前几小时。在此阶段,主要是蛋白水解酶、溶酶体酶、溶血卵磷脂、前列腺素对局部组织的破坏作用。

3. 吞噬阶段　一般出现在运动后 4~6 小时,持续 2~4 天。在此阶段,血液吞噬细胞侵入损伤部位,损伤肌纤维的蛋白降解部分被吞噬细胞所吞噬。

4. 再生阶段　一般出现在运动后 4~6 天,受损肌纤维的收缩蛋白成分开始再生,10 天以后,肌肉结构基本恢复正常。

人体运动后,伴随着肌肉损伤的出现,运动后 24~48 小时代表细胞免疫过程的巨噬细胞侵入损伤组织。在同一时相,前列腺素分泌增多,且稍晚于巨噬细胞的变化。前列腺素是导致肌肉疼痛的 P 物质,P 物质增多可引起肌肉酸痛。在 72 小时之后,开始出现肌肉再生迹象,而延迟性肌肉酸痛则从运动后 24 小时出现,一直持续到运动后 3~4 天。EIMD 时还伴随着炎症反应的疼痛、肿胀、功能丧失及红热等变化。

（五）DOMS 和 EIMD 机制

1. 肌肉痉挛学说(muscle spasm theory)　该学说认为骨骼肌大负荷运动导致运动肌局部发生痉挛,肌纤维中的微血管因肌纤维而受到挤压,以致局部肌肉缺血,导致 P 物质等酸痛物质积累,这进一步刺激疼痛神经末梢,反射性地加剧了肌肉痉挛和局部缺血状态,进而形成恶性循环,最后导致 DOMS 和 EIMD。

2. 肌肉损伤学说(muscle damage theory)　该学说认为大负荷运动后骨骼肌纤维发生超微结构改变,细胞膜损伤或细胞膜通透性增加,引起肌细胞发生一系列变化,骨骼肌纤维损伤导致 DOMS 和 EIMD。人体在剧烈运动后血清肌酸激酶(CK)活性明显升高,在运动后第 2~3 天最高,后又逐渐降低,与 DOMS 和 EIMD 的变化时相极为相似。CK 酶是常用的评定运动后肌肉损伤的指标。

3. 氧自由基-脂质过氧化反应 运动过程中,氧自由基增多,攻击生物膜,造成膜脂质过氧化加强,影响细胞的代谢和正常功能,膜渗透性增加、Ca^{2+} 转运能力下降、线粒体功能异常及其他有害反应,引起肌肉超微结构变化和肌纤维损伤。

4. 钙离子损伤学说 大负荷运动产生的高张力使细胞膜受牵拉,激活 Ca^{2+} 通道,Ca^{2+} 顺浓度差进入细胞内;氧自由基-脂质过氧化反应造成细胞膜受损,导致 Ca^{2+} 内流;运动后肌浆网功能下降,摄钙能力下降也可导致胞浆内高钙。

肌细胞内异常高钙通过多种途径对肌纤维造成损伤:①高 Ca^{2+} 水平激活了钙依赖性蛋白酶,使肌纤维内结构蛋白质降解;②线粒体摄取超量的 Ca^{2+},抑制了细胞内呼吸和 ATP 生成,使 ATP 的再合成能力降低;③Ca^{2+} 是肌肉收缩的起动因子,肌细胞内 Ca^{2+} 增高,使肌纤维收缩丧失控制,处于痉挛状态。

（六）DOMS 和 EIMD 的防治

1. 按摩 按摩产生的机械压力可使肌肉放松,肌肉黏滞性减小,改善肌肉痉挛;促进血液循环、加速肌肉局部病变产物的代谢进程;按摩促使毛细血管扩张,增加局部肌肉供应,促进损害肌肉的修复;按摩使神经兴奋性改变。

2. 拔火罐 能够牵拉肌肉,提高痛阈,缓解酸痛疲劳,拔罐中的走罐手法,能拉长肌肉,增加血液灌流量,提高局部的耐痛阈值,进而使肌肉舒张,重新储备所需的能量。促进血液循环,加快新陈代谢,改善局部组织的营养状态,提供更多营养物质和氧气到细胞。

3. 热疗 运动后对肌肉进行热疗可使肌组织温度增加,改善结缔组织伸展性和关节活动范围,使肌组织抗损伤能力加强;热疗加快了血液流动速度,进而加快了肌组织炎性介质的清除速率,减轻了延迟性肌肉酸痛和肌肉损伤。

4. 电疗 运动后出现延迟性肌肉酸痛时,采用电疗方式可减轻 DOMS 症状。研究表明,在运动后分别进行 30 分钟的电刺激(2Hz 和 100Hz)可使延迟性肌肉酸痛症状明显低于非电刺激组,而且延迟性酸痛时间明显缩短。

5. 针刺 运动后采用斜刺针法治疗肌肉损伤可获得较好疗效。

6. 静力牵拉 大负荷运动后,对参加工作的肌肉进行静力牵拉,可有效减轻肌肉的延迟性酸痛和超微结构改变。静力牵拉可使损伤后的粘连组织分离,缓解肌肉痉挛,从而减轻 DOMS 和 EIMD 症状;静力牵拉可引起内啡肽释放,包括 β-内啡肽、亮氨酸脑啡肽和蛋氨酸脑啡肽,其止痛作用较吗啡更为明显,因此可减轻运动时和运动后 DOMS 和 EIMD 症状;静力牵拉可提高局部肌肉组织温度,改善血液循环,加速代谢物排出。

7. 准备活动和整理活动 准备活动可减少 α 纤维的活动,降低肌肉对牵拉的敏感度,降低结缔组织的硬度,减少撕伤的可能性,故运动前做好充分的准备活动可以减轻肌肉的损伤程度,使 DOMS 和 EIMD 症状减轻。运动后进行放松整理活动有助于加速血液循环、清除代谢产物,缓解疼痛症状。

第二节 运动对循环系统的影响

循环系统包括血液循环系统和淋巴循环系统。心脏和血管构成了机体的血液循环系统,又叫心血管系统。通过心脏的收缩,使血液在血液循环系统内周而复始流动的过程称为血液循环。血液循环的主要目的是保证体内 O_2、CO_2、各种营养物质、代谢产物及各种体液调节物质的运输,维持组织细胞的新陈代谢和内环境稳定,从而保证生命活动的正常进行。

心血管功能的调节是在复杂的神经活动、体液物质参与和局部调节共同作用下完成的。反映心血管系统功能状态的指标主要有心率、每搏输出量、心输出量、心指数、射血分数、心力贮备、心舒功能、心脏做功能力、动脉血压及心电图等。心脏不仅是血液循环的动力装置,同时还具有一定的内分泌功能。

肌肉运动可引起心率、心输出量和动脉血压的明显增高。过高的心率可能因静脉回心血量大大减少,每搏输出量急剧下降而导致心输出量的降低。

一、运动时心血管功能的变化

(一)运动时心率的变化

运动时机体代谢水平和耗氧量明显增加,心率明显增高,以提高心输出量满足肌肉组织的氧耗。机体进行一定强度负荷运动时,心率在运动初期迅速上升,可由安静时的 72 次/分迅速上升到 120 次/分以上;随着运动时间的延续,心率将继续增高直到达到最大心率。

对参与体育锻炼的运动者观察发现,即使在某一强度稳态下工作时,心率随着运动的进行而上升,这一现象称为心率漂移。训练水平高的运动员心率的漂移要小,这与心功能的潜在能力和运动时的代谢水平有关。

运动强度和心率之间存在着线性关系。随着运动强度的增大,心率也随之上升;也可利用心率或脉搏这一指标作为评定运动强度的生理指标。学者 Karvonen 建议发展有氧耐力时应当选用的心率为:安静心率+(最高心率−安静心率)×60%。

(二)运动时每搏输出量和心输出量的变化

运动时每搏输出量和心输出量均大幅增加,以满足机体代谢需求。运动时,血液循环加速,静脉回心血量增加;心交感神经兴奋及儿茶酚胺分泌增加,心肌收缩力增强,导致每搏输出量明显增加,每搏量和心率增加的共同结果使心输出量显著增加。

人们从安静状态开始运动时,心率随负荷增加而增加,每搏输出量也随心率加快而增加。当心率增加至一定水平时(如心率在 120~140 次/分),每搏输出量将达到峰值(称"心搏峰");此后,心输出量的增加将主要依赖心率的增加;当心率超过 150~160 次/分时,由于心舒期缩短导致静脉回心血量减少,心肌收缩力的增强程度有限,使得每搏输出量逐渐减少;心率增加到一定程度时(心率约在 180~200 次/分),由于异常自身调节(hetero metric autoregulation)的作用明显,心输出量反而减少。

(三)运动时动脉血压的变化

运动导致动脉血压的收缩压显著增高,在剧烈运动时收缩压可高达 190mmHg,甚至更高。不同运动形式动脉血压的舒张压变化情况不同。动力性运动时收缩压明显升高,舒张压的变化相对较小,甚至可能略有下降。主要原因是动力性运动导致心脏收缩增强,血流速度加快,使血压增高,但同时运动时交感舒血管神经兴奋使外周血管扩张,加之肌肉收缩的推挤加快静脉回流,使动静脉压力差增加,促进了动脉血外流,使得外周阻力相对下降,以上升压和降压两种因素的共同作用使得舒张压变化幅度较小。静力性运动时由于憋气使胸腔压力增大,后负荷增高,搏出量有所下降,心室余血量较多,静脉回流阻力亦增加,加之肌肉紧张性收缩对外周血管的静力性压迫,外周血流不畅,外周阻力显著增高,结果使收缩压的升高幅度相对较小,而舒张压十分明显的增高,对小血管造成很大的压力。中老年人由于血管硬化程度增加,弹性下降,脆性增加,因此在大强度静力性运动时因外周阻力过大易发生小血管的破裂,故应尽量少进行大强度静力性运动。

（四）运动对心肌耗氧与氧利用率的影响

心肌是严格需氧代谢的组织。心脏的耗氧量很大,从解剖学上看,心脏具有丰富的毛细血管,此外在心肌中还含有大量的肌红蛋白。肌红蛋白可视为氧的储库,在机体缺氧时,心脏仍可获得一些氧的供应。运动时心肌负荷增加,需氧量也随之增高,此时必须通过增加冠状循环血流量来维持。

剧烈运动时心肌缺血缺氧,心肌细胞受损,主要表现在心电异常、心律失常、心肌细胞线粒体肿胀和空泡样变性、自由基代谢活跃、肌酸激酶同工酶（CK-MB）明显增高。

（五）运动时冠状动脉血流量的变化

运动时,心肌需氧量依赖冠状动脉血流量的增加而成比例地增加。剧烈运动时,冠状动脉血流量可增加到安静时的 4～5 倍。冠状动脉血流量增加主要通过两种方式：①运动时增强的心肌代谢刺激：运动时引起心肌代谢加强、耗氧量增加而刺激心肌血流量增加。运动时的缺氧因素就是心肌血流量增加最强烈的刺激因素。心肌明显缺氧时,冠状血流量可增加 5 倍。②运动时动脉血压升高,而主动脉压的升高可影响冠状动脉血流量,使大量的血液流入冠状动脉。

二、运动心脏的特点

1899 年,瑞典医师 Henshen 通过叩诊发现滑雪运动员心脏肥大,并将其称之为运动员心脏（athlete's heart）或运动心脏。运动员心脏（或运动心脏）是特指由于运动而引起的心脏适应性增大,这种心脏增大表现为形态上多以左室增大、室壁增厚为特征;功能上表现为运动时能持续较长时间高效率的工作,安静时出现功能节省化,心力储备增强。

（一）运动性心脏肥大

长期系统的运动训练使运动员心脏发生明显的增大,称为运动性心脏肥大。运动员心脏根据形态上的特点,分为心肌肥厚和心腔扩大两种不同类型。在 X 线检查时,两者均表现为心脏阴影肥大;但超声心动图上显示前者主要表现为心脏室壁增厚而形成的肥大,后者主要表现为心腔内径增大而形成的容积扩大。心肌肥厚主要指心肌细胞体积增大或心肌细胞数量增加使心室重量增加,而心容积和心室内径并无明显变化;心腔的扩大主要是心腔容积增加,而室壁厚度仅随内径扩大而成比例的增厚,心肌细胞体积和肌纤维数量相对不变。

运动员心脏形态的不同类型与所从事的项目有关。长期耐力性运动刺激的心脏肥大以心室腔内径扩大为主,心室肌的肥厚为辅;长期力量性运动刺激的心脏则以心肌肥厚为主,其心腔内径的改变相对较小甚至无改变。

运动心脏肥大的发生不仅是由于血液动力学超负荷所致的细胞体积增大及相应

亚细胞结构改变的简单过程,而且是在神经体液因素调节下,尤其在心脏自身的自分泌、旁分泌及胞内分泌机制调控下的一类结构、功能及代谢诸方面的心脏重塑过程。

(二) 运动性心动徐缓

长期运动训练实践使运动者安静心率明显低于正常值的现象,称为运动性心动过缓。运动员中运动性心动徐缓发生率较高,约为55%,在优秀耐力性运动员中特别明显,心率常降到40~50次/分,国外报道睡眠状态最慢心率为21次/分。

运动性心动过缓是长期训练产生的适应性反应,是心功能改善的表现。由于安静状态心率减慢,心肌耗氧量降低,出现心肌能量节省化现象。当进入运动状态时,心脏动员快,可以在较短时间内达到心率最高值;运动结束后又可以较快恢复到安静状态的心率。

(三) 心脏泵血功能改善

运动员心脏的功能改变主要表现为:安静时,心率减慢,通常为40~50次/分,每搏量明显增大,心输出量变化不大。说明在安静状态下运动员心脏保持着良好的能量节省化状态,心肌耗氧、耗能维持在较低水平,保持着良好的心力储备。运动时,心力储备可充分动员,主要表现为:

1. 心率增快,可达180~200次/分,构成了心脏储备的重要部分——心率储备。

2. 心脏收缩时尽量排空,使心脏收缩末期容积明显降低。而心脏舒张期回心血量增加,心脏舒张末期容积增大,心脏前负荷增大,构成了心脏储备的重要部分。

3. 每搏量和心输出量明显增大,可达35~45L/min,相当于安静状态的8~10倍,可见心脏泵血功能明显增强。

运动员心脏的结构与功能的适应性重塑使其具备良好的功能储备,以胜任运动时能量代谢的需求;而病理心脏的形态结构重塑与其功能代谢不相匹配。运动员心脏具有可恢复性,一旦停止运动训练,运动心脏肥大及其功能结构的改变可以消退与恢复。病理性心脏肥大的发展与转归是进行性的、不可逆的。

第三节　运动对呼吸系统的影响

人体不断从外界摄取氧,同时将体内产生的二氧化碳排出,这种人体与外界环境之间进行的气体交换,称为呼吸。呼吸系统包括呼吸道和肺泡,呼吸道由鼻、咽、喉、气管及各级支气管组成。呼吸的全过程由外呼吸、内呼吸,以及连接内、外呼吸气体的血液运输三个环节组成。

肺通气的动力是呼吸运动,吸气肌、呼气肌的收缩、舒张活动,完成吸气、呼气过程。肺通气的容量中肺通气量(VE)、肺泡通气量(VA)、肺活量(VC)是运动中常用的指标。

气体的交换与扩散依赖于气体间的分压差;O_2的运输主要是与血液中 Hb 的结合而进行的,CO_2的运输主要是在血液中以 HCO_3^- 和 HbNHCOOH 的形式进行。运动过程中各种因素的影响能使"氧离曲线"右移,氧饱和度下降,从而使更多的 O_2 解离参与代谢。运动时神经和化学反射性的调节使得呼吸加深、加快,肺通气量增加。

一、运动时肺通气功能的变化

运动时随着运动强度的增大,需要消耗更多的 O_2 和排出更多的 CO_2,机体表现为呼吸加深加快,肺通气量增加。潮气量可从安静时的 500ml 上升到 2000ml 以上,呼吸频率也随运动强度而增加,可由每分钟 12~18 次增加到每分钟 40~60 次。结合潮气量与呼吸频率的变化,运动时的每分通气量可从安静时的每分钟 6~8L 增加到 80~150L,较安静时可增大 10~12 倍。

在中等强度运动中,肺通气量的增加主要是靠呼吸深度的增加。在进行剧烈运动时,肺通气量的增加则主要靠呼吸频率的增多来实现。肺的通气功能与肺容量紧密相关,横向研究表明,有训练者的肺容量的各个成分(主要是深吸气、补呼气)都比无训练者的大,这是呼吸功能良好适应运动训练的结果。

由于无效腔(dead space)气量的存在,肺通气量并不等同于肺泡通气量。在加大呼吸频率的过程中,呼吸变得表浅,虽然肺通气量基本保持不变,但肺泡通气量却持续降低。从气体交换的角度来讲,在运动中提倡深呼吸,而非浅而快的呼吸,这样更有利于机体 O_2 的供给和运动的维持。

二、运动时肺换气功能的变化

运动时,肺换气功能发生一系列的变化。随着运动的进行,氧气的扩散和交换使流经肺部血液的氧气分压降低;同时血液中儿茶酚胺含量增加,呼吸性细支气管扩张,通气肺泡数量增加;肺泡毛细血管前括约肌扩张,开放的肺毛细血管增加,使得呼吸表面积增大。上述因素共同作用使组织扩散率增加,毛细血管开放数量增加,从而增加了组织血流量和气体交换面积。

三、合理运用憋气

体育运动中通常在完成最大静止用力的动作时,需要憋气来配合。如大负荷的力量练习、举重运动、角力、拔河、"掰手腕"等。憋气对运动良好的作用有:①憋气时可反射性地引起肌肉张力的增加,如人的臂力和握力在憋气时最大,呼气时次之,吸气时较小;②可为有关的运动环节创造最有效的收缩条件,如短跑时憋气一方面可控制胸廓起伏,使快速摆臂动作获得相对稳定的支撑点;另一方面又避免腹肌松弛,为提高步频、步幅提供更强劲的动力。

憋气虽然对运动有较好的一面,但也应该清醒地认识到,憋气也会对人体产生负面的影响。憋气的不良影响主要有:①长时间憋气压迫胸腔,使胸内压上升,造成静脉血回心受阻,输出量锐减,血压下降,产生头晕、恶心、耳鸣、眼黑等感觉。②憋气结束后出现反射性的深呼吸,造成胸内压骤减,原先潴留于静脉的血液迅速回心,冲击心肌并使心肌过度伸展,心输出量大增,血压也骤升。这对心力储备差者,十分不利,特别是儿童的心脏因承受能力低而易使心肌过度伸展导致松弛;老年人因血管弹性差、脆性大而容易使心、脑、眼等部位的血管破损,带来不良后果。对于运动员和健康人来说,一般的憋气属于正常生理现象,合理运用便可。

第四节 运动对消化系统的影响

一、消化系统基础生理

消化系统的主要功能就是消化和吸收，为机体新陈代谢提供必不可少的物质和能量来源。胃肠道除了消化和吸收功能外，还有重要的内分泌、免疫和构成人体胃肠道的生物学屏障等更为复杂的功能。

胃肠道具有内分泌功能，它分泌的胃肠激素可调节消化腺的分泌和消化道的运动及其他激素释放，刺激消化道组织的代谢，并有促进生长的作用。

胃肠道还具有重要的免疫功能，胃肠壁内存在大量的淋巴样组织，它们构成了肠道免疫的第一道防线，肠系膜淋巴结和肝脏构成了肠道免疫系统的第二道防线。

胃肠道的生物学屏障是指栖息在人体胃肠道中的微生物构成的一个具有独特的结构特征和重要生理功能的生物学系统。在正常情况下，机体与肠道菌群之间保持着动态的微生态平衡，而且正常菌群之间也保持着恒定的比例关系。肠道常驻菌和宿主的微空间结构形成一个相互依赖又相互作用的微生态系统。这样，胃肠菌群与胃肠道黏膜结合，或黏附，或嵌合，形成有一定规律的肠道菌群，构成了胃肠道的生物学屏障。

良好的胃肠功能不仅为人体提供必要的物质来源，而且可以通过胃肠免疫系统以及积极的免疫活性使运动员抵御有害病原体的侵害。

二、运动对消化系统的影响

长期进行系统的运动锻炼对消化系统功能有着良好的影响，能使胃肠蠕动能力增强，消化液分泌增多，从而提高消化和吸收的能力。近年有报道，长期的相对低强度的运动会对人体的胃肠道起到保护性作用。研究发现，经常从事小强度运动的人不仅患胃肠疾病的可能性较一般人小，而且还可能使结肠癌的患病率降低50%左右，并且认为这种影响是不依赖于饮食等因素的。

就单次运动而言，肌肉运动产生骨骼肌血管扩张、血流量增加，内脏血管收缩、血流量减少的效应，导致胃肠道血流量明显减少（较安静时减少2/3左右），消化腺分泌消化液量下降；运动应激亦可致胃肠道机械运动减弱，使消化能力受到抑制。

在剧烈的运动过程中，机体所发生的一系列变化将会导致胃肠系统的功能及结构的变化。这些变化均会降低胃肠道对体液及营养物质的吸收，导致脱水和能量贮存不足，从而影响运动员的运动能力。

为了解决运动与消化功能的矛盾，一定要注意运动与进食之间的间隔时间。饱餐后，血液主要流向胃肠道，此时立即运动，将会影响消化，甚至可能因食物滞留造成胃膨胀，出现腹痛、恶心及呕吐等运动性胃肠道综合征。剧烈运动结束后，亦应经过适当休息，待胃肠道供血量基本恢复后再进餐，以免影响消化吸收功能。

经常从事适量的体育锻炼，会使胃肠蠕动增强，消化液分泌加多，食欲增加，对胃肠道功能有着良好的促进作用。然而，在一些大强度的运动训练及比赛中，运动员经常会出现腹泻、腹痛、呕吐、恶心和吐酸水等胃肠症状，运动医学中将这种由运动引起的胃肠系统功能紊乱现象称为运动性胃肠综合征。运动性胃肠综合征的发病范围广、频率高,已成为影响运动员正常训练和比赛的一个较为突出的问题。运动性胃肠综合征发病的可能机制有:胃肠道血流量的改变;胃肠道流动力的改变;胃肠道机械性震动;神经-内分泌-免疫功能的变化;胃肠道菌群区系结构的改变。

第五节 运动对泌尿系统的影响

一、泌尿系统基础生理

泌尿系统由肾、输尿管、膀胱和尿道组成,主要功能是排出机体内的代谢产物,维持机体的水盐代谢和酸碱平衡,对保持机体内环境的相对稳定起重要作用。

肾脏是维持机体内环境相对稳定的重要器官之一,通过尿的生成和排出,可实现以下功能:排泄机体的代谢终产物和进入人体内的异物(如药物);调节体内水和电解质的平衡并维持体液渗透压的稳态;保留体液中的重要电解质如钠、钾以及氯离子等,排出氢离子,调节酸碱平衡;生成与分泌激素,如肾素、促红细胞生成素(EPO)、激肽和前列腺素等。因此,肾脏参与了心血管活动的调节、造血、骨代谢等生理活动。

肾脏保持体内水平衡,主要是通过血浆晶体渗透压和循环血量的改变,引起的反射活动而实现对水代谢的调节。肾脏调节体内酸碱平衡是通过"排氢保钠"("排酸保碱"),使血浆和尿 pH 值保持在一定范围内。H^+-Na^+ 交换的方式有三种表现,即肾小球滤液中 $NaHCO_3$ 的重吸收、尿的酸化、铵盐的形成。

二、运动对泌尿系统的影响

1. 适度运动对肾功能的影响 运动可引起肾脏功能的改变,适度运动会加强肾脏各方面功能的提高,达到健肾的目的。日本东北大学研究生院研究表明,长期运动对保护肾功能有一定的作用。他们通过对肾功能衰竭患者进行运动疗法(包括慢走、伸展操、力量训练等),发现肾病患者的生活质量有显著改善作用。即使是高血压合并 2 型糖尿病的患者,在使用医疗手段的基础上同时进行运动疗法,也能抑制肾病的恶化和改善持续显性的蛋白尿。

适度运动使肾脏超微结构发生良好变化,可防止不良变化的发生。如肾小球滤过膜增厚减轻,内皮细胞也恢复正常,足细胞足突融合消失,肾小球基底膜增厚减少,肾小球容量扩张减轻,白蛋白排泄率减少,蛋白尿减轻。

2. 激烈运动对肾功能的影响 激烈运动可使肾组织超微结构发生改变,如足细胞次级突膨胀,基膜增厚,内皮孔径增大,血管壁固定负电荷丢失,肾组织结构形态学变化和负电荷变化是白蛋白排量增多的原因之一;激烈运动时肾小动脉发生收缩,肾血流量减少,使血管壁通透性发生改变;激烈运动诱发肾素血管紧张素肽系统活性升高,提高了肾小球膜的通透性;激烈运动引起肾脏组织的脂质过氧化水平升高,引起肾小管滤过膜生理功能障碍,这些因素的变化可引起运动性蛋白尿和运动性血尿(详见第五章)。

3. 尿量的变化 运动后尿量主要受气温、运动强度、运动持续时间、排汗和饮水量等因素影响。如果在夏季进行强度较大、持续时间较长的运动,或强度虽大但时间长的运动时,由于大量排汗,故尿量减少。马拉松比赛时,一般每隔 5 公里设置一个饮水站,以保证运动员水的供给。短时间运动后,尿量不会发生明显变化。此外,运动时由于血液重新分配,肾脏血流量减少,故运动后一段时间内尿量减少。

4. 尿液成分的变化 激烈运动后尿量减少使尿液"浓缩",故在观察运动时尿中某一成分的变化时,用收集总尿量并计算该成分总含量,比起用浓度更能反映其变化的规律。

正常人尿中乳酸含量很少,大约 100ml 尿液中为 0.05mg。运动后尿乳酸含量增加,尿乳酸增多的程度与无氧糖酵解供能密切相关,随血乳酸的变化而变化。当运动强度增大时,血乳酸含量增高,尿液中的乳酸含量也增高。

第六节 运动对内分泌系统的影响

一、内分泌系统基础生理

内分泌系统是体内重要的调节系统,由内分泌腺体和具有内分泌功能的组织细胞组成,它们能够合成分泌激素。机体主要的内分泌腺包括下丘脑、垂体、甲状腺、甲状旁腺、肾上腺皮质、肾上腺髓质、睾丸、卵巢、胰岛等内分泌器官。大脑、胸腺、胃肠道、肾脏、肺、心脏、血管内皮等器官、组织均具有内分泌功能。在中枢神经系统内,特别是下丘脑存在着兼有内分泌功能的神经细胞。

激素在维持正常生命活动、影响生长发育、参与机体器官的功能调节等方面起着重要的作用。激素对机体没有"始动"作用,只能使已有的生理过程加快或减慢,不属于营养物质,不能产生能量。与运动关系比较密切的一些激素是:生长激素、促甲状腺素、促肾上腺皮质激素、催乳素、抗利尿激素、甲状腺素、肾上腺素、去甲肾上腺素、糖皮质激素、盐皮质激素、胰岛素、胰高血糖素、性激素等。这些激素调控了机体运动中、运动后的能量物质分解和合成,调控了机体运动过程中的体液平衡。

二、运动与内分泌功能

（一）运动时血激素变化应答类型

运动引起血中不同激素出现变化的时间不尽相同,主要有以下三种类型:

1. 快速应答型 在运动开始后几分钟血激素就出现升高变化,并在短时间内达到高峰。这些激素出现变化反应快,负荷强度对它们的影响大。如儿茶酚胺、皮质醇、促肾上腺皮质激素、睾酮等。

2. 缓慢应答型 运动开始后,血激素水平随运动时间的延长而逐步升高,这种变化能持续到运动结束后。这种血激素的变化缓慢、持续时间长,激素的变化受运动持续时间影响大。缓慢应答型激素的代表有肾素-血管紧张素-醛固酮系统激素、甲状腺素、抗利尿激素。

3. 滞后应答型 运动开始阶段,血激素并不立即出现明显变化,似有一停滞反应阶段,运动持续十几分钟或几十分钟后,血激素才会缓慢出现变化。会出现这种反应的激素有生长激素、胰高血糖素、胰岛素。由于这种血激素反应只在部分人中出现,因此,还不能肯定这类反应就是一种激素反应的普遍现象,比如,生长激素和胰高血糖素在许多受试者表现为快速应答型反应。

另外,一些激素对运动应激的反应与运动负荷的强度有关,当运动负荷达到一定强度才能激发出血激素的明显变化,这种一定负荷强度被称作血激素反应的阈强度。雌激素和胰岛素对低强度的运动就会出现反应,雄激素出现升高反应较晚,儿茶酚胺出现反应的负荷接近无氧阈负荷。

（二）激素对运动的基本反应和适应特征

运动对激素的影响分为两种情况:一种是急性运动的影响,一种是长期训练的影响。激素对前者会发生相应的应答性反应,对后者会产生相应的适应性变化。急性运动期间,激素水平,尤其是应激激素水平会发生剧烈的应答性反应。而在长期训练的影响下,内分泌功能必然也会通过自身形态、结构和功能的一系列适应性变化,对抗运动负荷对机体的强烈刺激。

血激素对运动的应激反应可表现为升高、降低和不确定。大多数激素对运动的反应表现为升高,如生长激素、促甲状腺激素、促肾上腺皮质激素、催乳素、内啡肽、抗利尿激素、皮质醇、醛固酮、儿茶酚胺(肾上腺素、去甲肾上腺素)、甲状腺素、三碘甲腺原氨酸、甲状旁腺素、雌激素、孕激素、睾酮、心钠素等。在各种形式的运动中,胰岛素几乎都呈现为下降。黄体生成素、卵泡刺激素等激素的变化不确定。

长期训练使内分泌系统功能呈适应性的变化,主要表现为安静状态下血激素在正常范围内,完成训练后血激素的应激性变化减小。

（三）内分泌轴与运动

与运动有关的内分泌轴主要是下丘脑-垂体-肾上腺(皮质)轴。在这条轴上,下丘脑和脑垂体分泌的促激素对运动应激起着非常重要的角色。

1. 下丘脑——运动应激行为的发动者　下丘脑中包括有调节垂体促激素分泌的各类分泌神经元,它可以通过调节这些分泌神经元的分泌活动性来影响腺垂体促激素的分泌。①它可影响下丘脑分泌神经元释放促肾上腺皮质激素释放激素(CRH),以调节腺垂体促肾上腺皮质激素(ACTH)的分泌活动;②它可影响下丘脑分泌神经元释放促生长激素释放激素(GHRH)和生长抑素(SS),以调节腺垂体生长激素(GH)的分泌活动;③它可影响下丘脑分泌神经元释放促甲状腺素释放激素(TRH),以调节腺垂体促甲状腺素(TSH)的分泌活动;④它可影响下丘脑分泌神经元释放促性腺激素释放激素(GnRH),以调节腺垂体促性腺激素(LH 和 FSH)的分泌活动;⑤它可影响下丘脑分泌神经元释放催乳素释放抑制因子(PIF,主要成分是多巴胺即 DA)以及催乳素释放促进因子(PRF,主要成分包括 TRH、5-HT 等),以调节腺垂体催乳素(PRL)的分泌活动。

在上述的整个调节链中,处于最上位的是下丘脑,最下位的是遍布全身的器官、组织与细胞,整个过程形成一个"金字塔",塔顶是下丘脑,从中可见下丘脑在神经-内分泌调节中的关键角色。

2. 促肾上腺皮质激素释放激素——运动应激行为的重要执行者　在运动应激一系列的调节过程中,尽管有大量激素参与,但主要调节者当属促肾上腺皮质激素释放激素,其他主要调节因子均直接或间接通过促肾上腺皮质激素释放激素发挥调节作用。它在运动应激过程中的重要作用和过程如下:

（1）促肾上腺皮质激素释放激素可通过激活蓝斑-去甲肾上腺素/交感系统,一方面激活交感神经,进而通过交感神经促进肾上腺髓质分泌肾上腺素与去甲肾上腺素,加强心血管、呼吸等器官的功能活动。

（2）促肾上腺皮质激素释放激素可通过弓状核、杏仁核-海马复合体以及中皮层/中边缘系统并借助多巴胺、强啡肽、5-羟色胺及乙酰胆碱等，激活并维持交感神经适宜的兴奋度。

（3）交感神经借助所分泌的儿茶酚胺，并通过弓状核等相同部位，同时也借助多巴胺、强啡肽、5-羟色胺及乙酰胆碱等相同信息物质，反作用于促肾上腺皮质激素释放激素，使促肾上腺皮质激素释放激素分泌活动维持在适宜水平，以便对运动应激过程进行更细致、更准确的调控。

（4）促肾上腺皮质激素释放激素作用于腺垂体，促进促肾上腺皮质激素（另一种关键的应激激素）的分泌活动；促肾上腺皮质激素进一步作用于肾上腺皮质，促进糖皮质激素分泌加强，并通过糖皮质激素，加强代谢活动，满足运动时的能量需求和水盐平衡。

综上所述，促肾上腺皮质激素释放激素是对运动应激反应过程中所产生的内分泌、代谢、心血管功能和行为等一系列变化的主要执行和调节者。它同其他调节因素一起，通过整合心血管功能、免疫系统及行为等，使机体更好地适应与调节应激变化。

三、运动对血激素变化的影响

（一）运动对生长激素的影响

生长激素（GH）能促进肌肉蛋白质的合成代谢，增加肌肉体积和肌肉力量；促进脂肪分解、抑制脂肪合成代谢，动员脂肪组织供能，脂肪氧化利用增多，以提供能源供应。运动时血液生长激素浓度升高，其升高幅度与运动水平有关。在相同的绝对强度运动时，有训练者生长激素的反应比无训练者低。在力竭运动后，身体功能较好者血液生长激素浓度下降速度快于身体功能较差者。

运动中生长激素的反应与运动强度、时间等并不成线性关系。如在低于个体乳酸阈强度运动时，生长激素并不出现上升，而在高于此强度下运动时生长激素才会出现明显的上升，即生长激素变化与运动强度存在一个阈值。一般75%~90%的最大吸氧量强度可以引起较为明显的生长激素的升高。

生长激素变化对运动持续时间也有明显的特征：一般在运动期间的前10分钟生长激素不会出现变化，10分钟以后才表现出上升，其峰值则出现在运动开始后的25~30分钟内，因此在实际测量生长激素的峰值时，有时出现于运动之后（如较短时间运动中），有时则出现于运动之中（较长时间运动中）。

（二）运动对儿茶酚胺的影响

儿茶酚胺是肾上腺素和去甲肾上腺素的统称，在运动应激下，儿茶酚胺分泌量升高。在运动中，肾上腺素和去甲肾上腺素升高的意义有一定的差异，血液肾上腺素浓度主要反映肾上腺对交感神经的反应水平，而去甲肾上腺素则反映交感神经的应激性。肾上腺髓质分泌的75%是肾上腺素，主要用于新陈代谢，而去甲肾上腺素主要是由分布在血管和组织中的交感神经末梢分泌的，主要调控心血管系统。

运动中血液儿茶酚胺的变化主要表现为升高。运动中儿茶酚胺的变化有强度依赖性，运动强度越大，则儿茶酚胺的变化越大，但在递增强度运动中血液儿茶酚胺的变化与运动强度不一定呈线性关系，当运动强度达到或超过阈强度时，儿茶酚胺会有更明显的变化,故有学者认为儿茶酚胺存在阈值。在小强度的运动时(强度小于50%最大摄氧量),儿茶酚胺就会出现升高,当进行最大负荷运动时,其可升高2~6倍。血液中儿茶酚胺的峰值出现在运动末期或运动后即刻。

长期的系统运动锻炼会使儿茶酚胺的分泌产生适应性,这种适应性的表现为随着机体运动训练水平的提高,在相同运动负荷刺激下,儿茶酚胺分泌量升高的幅度越来越小。这种分泌的适应会使儿茶酚胺分泌的贮备能力增强。运动时儿茶酚胺的分泌对运动能力的提高有很大的促进作用,若在完成同等负荷时儿茶酚胺的分泌量降低,则其分泌量上升的空间更大,最终所能完成的最大负荷量也将随之上升。

（三）运动对促肾上腺皮质激素（ACTH）和糖皮质激素（GC）的影响

运动能促进促肾上腺激素的释放,提高ACTH水平,同时加强脂肪的分解供能。由于ACTH是皮质醇的刺激物,运动中ACTH的影响将加强肾上腺的作用从而节省糖原。这必将有利于提高长时间运动的成绩。运动过程中,ACTH的分泌量可超出安静水平时分泌量的2~5倍。

糖皮质激素（GC）分泌增多是机体对刺激发生应答性变化的一般反应。因此,它的分泌活动与刺激的强度呈正相关。在完成小强度负荷时,由于该运动负荷对机体的刺激作用非常小,因而血中GC水平不会发生明显的改变。而在完成力竭性运动期间,由于刺激几乎达到最大,GC水平也就会相应升高。GC升高对于运动的重要贡献之一,在于它能促进肝脏的糖异生活动,即促进体内的非糖物质（如蛋白质）加速生成葡萄糖,使得运动时可供机体利用的能量底物增多。

（四）运动对胰岛素和胰高血糖素的影响

胰岛素分泌增多会引起细胞消耗的葡萄糖增多,从而导致血糖水平降低;此外,可抑制肝脏释放葡萄糖,抑制脂肪组织释放脂肪酸。胰高血糖素则相反,可加速肝脏糖异生过程中的脂动员,促进脂肪组织释放脂肪酸。运动时,葡萄糖和脂肪酸均需作为代谢燃料,故高血糖素升高而胰岛素降低。

胰岛素对运动应激的反应主要表现为降低。运动开始后胰岛素出现降低会有一个滞后期,如果运动强度小,这个滞后期会延长。

必须注意运动期间血糖水平与循环血中胰岛素、胰高血糖素水平之间的微妙关系。运动期间胰岛素水平降低,并非意味着肌细胞利用的葡萄糖有所减少,实际上反而有所增多。这可能与胰岛素的"敏感性"增加有关,即较少的胰岛素可以完成同样多的任务。这种"高敏感性"状态在1小时适量运动后,至少会维持48小时。

与无糖尿病的正常人相似,让未经训练的肥胖患者和1型糖尿病患者进行一次运动,通常也会导致受试者血胰岛素水平降低。在1型糖尿病患者和肥胖患者身上,血浆胰岛素可以高于健康人,并有胰岛素抵抗现象。这些人进行长时间运动时,可使血胰岛素的基础水平降低,而胰岛素基础水平的降低通常伴有胰岛素抵抗作用的降低。因此,运动锻炼能使糖尿病患者的血糖水平下降,使糖代谢趋于正常化。但是,若停止锻炼或训练,这种效果可能会逆转。如果1型糖尿病患者没有良好的代谢状态且合并酮症,那么,血糖、胰岛素及酮体浓度在运动中可能升高而不是下降,在这种情况下,运动不仅无益反而有害。

（五）运动对抗利尿激素及盐皮质激素的影响

抗利尿激素（ADH）由神经垂体分泌,盐皮质激素由肾上腺皮质释放。这两种激

笔记

素均参与体内水盐代谢的调控过程。运动时,人体大量丢失水和电解质,会刺激ADH、盐皮质激素的分泌,减少泌尿系统对水、盐的排泄,起到保持体内电解质平衡、维持体液容量的作用。运动中刺激ADH变化的因素是血容量与渗透压,所以在运动中出现脱水或血容量下降时,ADH的分泌增加有重要意义。

第七节 运动对神经系统的影响

神经系统是控制和协调全身各种功能活动的主要调节系统。肌肉运动主要由脊髓、脑干和大脑皮质三级调控,并由小脑和基底神经节进行监控,使人体运动功能和植物性神经系统的功能整合协调一致,对体内外环境变化做出迅速而完善的适应性反应,满足当时生理活动的需要,以维持整个机体的正常生命活动。

神经元是神经系统的基本结构和功能单位。神经系统活动的基本方式是反射,其活动的基本过程是兴奋与抑制。

一、脊髓对躯体运动的调控

脊髓是实现躯体运动的最低级中枢。脊髓神经元由感觉传入神经元、各类中间神经元及运动神经元组成。脊髓前角运动神经元支配骨骼肌,兴奋时产生肌肉收缩,它们是各种形式躯体运动的最后公路(final common path)。在脊髓灰质前角存在大量的运动神经元,即 α、β 和 γ 运动神经元。作为运动传出最后公路的脊髓运动神经元,许多来自高位中枢和外周的各种神经冲动都在此发生整合,最终发出一定形式和频率的冲动到达效应器官。会聚到运动神经元的各种神经冲动可能引起以下作用:①引发随意运动;②调节姿势,为运动提供一个合适而稳定的背景和基础;③协调不同肌群的活动,使运动得以平稳和准确的进行。

当脊髓与高位中枢的联系被切断后,仍可产生一些反射活动,如四足脊髓动物甚至还可以表现一定程度的行走运动。这说明有些反射性运动的中枢位于脊髓水平,如牵张反射。但在正常情况下,所有脊髓反射都接受高级中枢的下行调控。

牵张反射(stretch reflex)是指骨骼肌受外力牵拉时引起受牵拉的同一肌肉收缩的反射活动。牵张反射有腱反射和肌紧张两种类型。

1. 腱反射(tendon reflex) 是指快速牵拉肌腱时发生的牵张反射。例如,当叩击髌骨下方的股四头肌肌腱时,可引起股四头肌发生一次收缩,这称为膝反射。属于腱反射的还有跟腱反射和肘反射等。

2. 肌紧张(muscle tonus) 是指缓慢持续牵拉肌腱时发生的牵张反射,其表现为受牵拉的肌肉发生紧张性收缩,阻止被拉长。肌紧张是维持躯体姿势最基本的反射,是姿势反射的基础。例如,人体取直立姿势时,由于重力的作用,头部将向前倾,胸和腰将不能挺直,髋关节和膝关节也将屈曲,但由于骶棘肌、颈部以及下肢伸肌群的肌紧张加强,就能抬头、挺胸、伸腰、直腿,从而保持直立的姿势。

临床上常通过检查腱反射来了解神经系统的功能状态。腱反射减弱或消退提示反射弧损害或中断;而腱反射亢进则提示高位中枢有病变,因为牵张反射受高位中枢的调节。

笔记

二、脑干对躯体运动的调控

脑干包括中脑、脑桥和延髓。在脑干中轴部位有许多开关和大小各异的神经元组成的脑区,其间穿行着各类走向不同的神经纤维,呈网状,故称为脑干网状结构。脑干网状结构内有许多神经核团,它们获得来自高位中枢和脊髓各节段的传入信息,同时脑干中也存在直接支配某些肌肉的运动神经元,其作用特点与脊髓前角运动神经元相同。脑干控制运动的主要功能是把高级中枢的下行运动指令与脊髓的上行信息进行整合,再通过脑干下行通路来调节运动神经元(包括脑干运动神经元)的活动,起到承上启下的作用以实现对运动的控制。

脑干控制中心姿势反射可分为状态反射、翻正反射、直线和旋转运动反射等。

(一)状态反射

状态反射(attitudinal reflex)是头部空间位置改变时反射性地引起四肢肌张力重新调整的一种反射活动。如头部后仰引起上下肢及背部伸肌紧张性加强;头部前倾引起上下肢及背部伸肌紧张性减弱,屈肌及腹肌的紧张性相对加强;头部侧倾或扭转时,引起同侧上下肢伸肌紧张性加强,对侧上下肢伸肌紧张性减弱。

状态反射在完成某些运动技能时起着重要作用。例如,在做体操的后手翻、空翻及跳马等动作时,若头部位置不正,就会使两臂用力不均衡,身体偏向一侧,常常导致动作失误或无法完成。短跑运动员起跑时,为防止身体过早直立,往往采用低头姿势。这些都是运用了状态反射的规律。但是,在运动中也有个别动作需要使身体姿势违反状态反射的规律。例如,有训练的自行车运动员在快速骑车时,做出头后仰而身体前倾的姿势。

(二)翻正反射

当人和动物处于不正常体位时,通过一系列动作将体位恢复常态的反射活动称为翻正反射(righting reflex)。如将动物四足朝天从空中抛下,可清楚地观察到动物在下降过程中,首先是头颈扭转,然后前肢、躯干和后肢依次扭转过来,当下降到地面时由四肢着地。翻正反射包括一系列反射活动,最先是由于头部位置不正常,视觉与内耳迷路感受刺激,从而引起头部的位置翻正。头部翻正以后,头与躯干的位置关系不正常,使颈部关节韧带或肌肉受到刺激,从而使躯干的位置也翻正。在体育运动中,很多动作是在翻正反射的基础上形成的。例如,体操运动员的空翻转体,跳水运动中转体及篮球转体过人等动作,都要先转头以带动身体,使动作迅速协调完成。

(三)旋转运动反射

人体在进行主动或被动旋转运动时,为了恢复正常体位而产生的一种反射活动,称为旋转运动反射。当身体向任何一侧倾倒时,前庭感受器将受刺激而兴奋,通过传入神经到达中脑和延髓,反射性地引起全身肌肉张力重新调整,维持身体平衡。例如,在弯道上跑步时,身体向左侧倾斜,将反射性地引起躯干右侧肌张力增加,以保持身体姿势。

(四)直线运动反射

人体在主动或被动地进行直线加、减速运动时,即发生肌张力重新调配,恢复常态现象,这种反射称为直线运动反射。包括升降反射和着地反射。体育运动中,人从体操器械掉下来时用手撑地就是一个明显的直线运动反射。但这种着地姿势容易引起尺骨鹰嘴骨折,因而在体育运动中应克服这种先天的非条件反射,即当身体从高处落下时做滚翻动作,才能起保护作用而避免出现伤害事故。

三、小脑对躯体运动的调控

小脑和基底神经节都是与躯体运动协调有关的脑的较高级部位。由大脑下行控制躯体运动的锥体外系包括两大途径:一是经小脑下行;二是经基底神经节下行。这两条途径最后都通过脑干某些核团调节运动神经元实现对运动的控制。

小脑在躯体运动调节中的作用表现在程序预编与实时校正,稳定作用,眼-手协调动作的校准等,对保持躯体平衡、调节肌张力、协调随意动作和参与运动学习起重要作用。

当小脑损伤时,常见的症状为随意运动障碍,出现运动过度或不足、乏力、方向偏移,失去运动的稳定性,不仅表现出共济失调性震颤,同时还使运动学习的编程受到很大影响。如原始小脑遭到破坏,会出现躯干摇摆不停,步态不稳,容易跌跤,眼球震颤;小脑半球损伤,可出现肌紧张减退和运动不协调的症状,表现为运动的协调与准确性障碍(如不能准确地用手指指鼻,指物不稳),动作不能快速转换(如不能快速翻手或伸展手指等)。

四、大脑皮质在运动调控中的作用

(一)基底神经节在运动中的调控作用

大脑皮质下的基底神经节是大脑皮质的一个主要传出机构,其投射路径的神经递质有 γ-氨基丁酸(γ-aminobutyric acid, GABA)、谷氨酸(glutamate, GLU)、多巴胺(dopamine, DA)。基底神经节与随意运动的产生和稳定、肌紧张的调节、本体感受传入冲动信息的处理等都有关系。

基底神经节病损后,人或动物的运动产生严重缺陷。当基底神经节病变时可表现出两类症状:一类是具有运动过少而紧张过强的综合征,如帕金森病,患者启动运动困难,随意运动的速度变慢,运动徐缓和幅度变小,震颤麻痹。帕金森病由于黑质致密部内多巴胺能神经元大量死亡,基底神经节间接通路中纹状体 γ-氨基丁酸/脑啡肽(GABA/ENK)能神经元活动增强而抑制苍白球外侧部的活动,丘脑底核脱抑制而促进苍白球内侧部和(或)黑质网状部的活动,导致丘脑皮质通路的更大抑制,运动皮质易化减弱,出现运动不能和运动徐缓。另一类是具有运动过多而肌紧张不全的综合征,如舞蹈病与手足徐动症等。

(二)大脑皮质的运动区

大脑皮质的运动区主要位于中央前回和中央旁小叶前部分。运动区的锥体细胞投射至脊髓前角或脑干脑神经运动核的神经元,这些锥体细胞仅在个体计划或执行随意运动时激活,在其他情况下基本保持静息。大脑皮质运动区的细胞呈纵向柱状排列,组成大脑皮质的基本功能单位,称为运动柱。一个运动柱可控制同一关节几块肌肉的活动,而一块肌肉可接受几个运动柱的控制。

大脑皮质运动区有下列功能特征:①交叉性。除头面部多数肌肉以外,对躯体运动的调节支配具有交叉的性质,即一侧皮质主要支配对侧躯体运动。②精细定位性。具有精细的功能定位,即一定部位皮质的刺激引起一定肌肉的收缩。功能代表区的大小与运动的精细复杂程度有关,运动愈精细而复杂的肌肉,其代表区愈大,如手与五指以及发声部位所占的区域很大,而躯干所占面积则很小。③倒置性。即下肢代表区在皮质顶部,膝关节以下肌肉代表区在半球内侧面,上肢肌肉代表区在中间部,头面部肌肉的代表区在底部,但头面部代表区在皮质的安排仍是正立的。

（三）运动传出通路

1. 锥体系及其功能　锥体系是指起源于大脑皮质运动区,经内囊和延髓锥体而下行到对侧脊髓前角的传导束,也包括大脑皮质层发出到达脑干运动神经元的传导束（皮质脑干束）。

锥体系主要支配对侧肢体的随意运动,特别是远端关节肌肉的精细运动。实验表明只切断一侧锥体束而不损伤锥体外系,则对侧随意运动发生障碍,精细运动完全丧失,同时出现对侧肌肉张力减退。

2. 锥体外系及其功能　除锥体系以外,参与运动调节、控制的神经元和纤维束统称为锥体外系。锥体外系对脊髓反射的控制常具双侧性。其主要功能是调节肌紧张、维持姿势和协调肌群的收缩活动。

锥体系与锥体外系是人体运动调节机构中两个密切协作的系统。在锥体外系保持肌紧张适宜与稳定的条件下,使锥体系进行精确的随意运动。

五、运动对神经递质的影响

运动可诱导多巴胺（dopamine,DA）、5-羟色胺（serotonin 5-HT）、乙酰胆碱（acetylcholine,Ach）和氨基酸类等神经递质（neurotransmitter）的代谢变化。运动时5-羟色胺增多可能是导致中枢疲劳的因素之一,适当补糖可减缓5-羟色胺的致疲劳作用。多巴胺是控制人体运动的重要神经递质,并与中枢疲劳有关。海马对下丘脑-垂体-肾上腺皮质轴（hypothalamic-pituitary-adrenocortical axis,HPA axis）有抑制作用,过度运动使海马的结构发生变化,从而影响其对下丘脑-垂体-肾上腺皮质轴的抑制作用。

运动能诱导脑源性神经营养因子（brain-derived neurotrophic factor,BDNF）的增加,脑源性神经营养因子是维持脑神经元正常生理功能的重要因子。神经元及其递质、雌激素、应激、IGF-1能影响运动时脑源性神经营养因子的变化。运动能改变海马众多基因的表达,有些基因对脑具有良好作用。运动能促进脑神经元的再生。

第八节　运动对免疫系统的影响

免疫指机体接触"抗原性异物"或"异己成分"后所引起的一种特异性生理反应,其作用是识别与排出抗原性异物,以维持机体的生理平衡。这些反应通常对机体有利,但在某些条件下也可能是有害的。

人体免疫系统由免疫器官、免疫细胞与免疫分子共同组成。它们是机体免疫功能发生免疫反应的物质基础。

一、运动对免疫系统的影响

运动与免疫功能的关系较为复杂,并非是只要运动必然有益于免疫功能。研究表明,不同运动负荷对免疫功能会产生不同的影响。适中运动负荷可提高免疫功能,降低感染性疾病的风险,而大强度运动训练对免疫功能有抵制作用。

(一) 中等运动负荷对免疫功能的影响

长期进行中等负荷的体育锻炼能增强机体的抗感染能力,特别是系统的进行中等负荷有氧运动能明显提高机体免疫力、减少呼吸道感染的发生。实验研究表明,一组60岁以上老人参加一个为期3个月的运动锻炼,运动负荷为中等、适度的运动,3个月训练计划结束后,参加锻炼的老人因呼吸道感染而住院的天数比同龄对照组明显减少。

适中负荷运动期间,免疫系统会产生积极的有益反应:适中负荷运动能改善免疫功能,增加全身免疫和T细胞、B细胞的数目和功能,增加杀伤细胞的数目和能力。有学者研究了老年妇女的身体锻炼与免疫功能,12名67~85岁的老年妇女进行为期12周的锻炼,以60%的储备心率进行走步锻炼,每天30~40分钟,每周5天,结果NK细胞和T细胞功能较对照组显著增强。每一次适中负荷运动对人体的免疫功能都起一定的促进作用,并且似乎会在较长时间内降低机体感染的危险。有规律而不过量的体育活动能够增强免疫功能,降低患病风险。

(二) 大强度过量运动对免疫功能的影响

大强度过量运动可使运动员出现运动性免疫功能低下,导致对疾病的抵抗力削弱,上呼吸道感染的发生率增高,这很可能与机体黏膜防御系统的改变有关,即与分泌型免疫球蛋白IgA(s-IgA)的降低有关。

经常参加激烈运动的人群在某些传染病流行时发病率显著高于一般人,尤以耐力运动员上呼吸道感染的发生率为高。耐力运动员经过一段大运动量训练后或1~2周的马拉松或相似项目的运动,其患呼吸道感染的危险增加。统计资料显示,优秀运动员在大强度训练期、比赛期上呼吸道感染的发生率显著提高。运动员易发生呼吸系统感染,包括持续性感冒、咽喉疼痛、低热、流行性疾病发病率高和反复感染等。

大强度过量运动导致淋巴细胞数量减少,免疫球蛋白IgA、IgG以及重要补体C3和C4含量显著降低;对T细胞、IL及NK细胞系统产生抵制作用等,上述结果表明,大强度过量运动训练会产生比较强烈的免疫抑制现象,对免疫功能有明显的负性影响。

二、运动性免疫模式

目前,较为成熟的运动性免疫模式(exercise-induced immunity models)有"开窗"(open window)理论模式,该理论模式主要与运动训练引起的免疫抑制有关。

"开窗"理论认为,大强度急性运动时,应激激素的急剧升高以及血流动力学发生的急剧变化,导致淋巴细胞等免疫细胞快速动员入血,使得淋巴细胞的数量在运动期间急剧升高,淋巴细胞亚群比例发生明显改变。大强度运动后,淋巴细胞浓度下降,增殖分化能力及活性降低,免疫球蛋白含量及功能也受到影响,出现免疫低下期,表现为对疾病的易感率升高。据研究,受一次性急性运动影响,免疫低下期可持续3~72小时不等。在这一免疫低下期,各种细菌、病毒等病原体极易侵入人体并导致疾病发生。故一般形象地将这段免疫低下期称为"开窗"期,意为"免疫系统被打开了窗户,病原体可较自由地进入"。因为这时机体的"窗户"未像平常那样"关闭"着将病原体拒之门外,而是将其"打开"放任它们进入人体,故此段期间运动员易感率明显上升。

三、运动性免疫抑制的调理

（一）营养调理

营养调理主要是针对影响免疫功能的重要营养因素来进行。

1. 补糖　补糖是目前国内外应用较为广泛的免疫调理手段。在补糖时要注意以下几个问题：①运动前补糖时间不宜距离开始训练的时间过近，以免引起胰岛素效应，反而导致运动时血糖浓度降低；②运动中补糖要少量多次，浓度不宜过高；③运动后补糖应在训练后抓紧进行，以便既有利于维持血糖水平，促进免疫功能恢复，又有利于糖原的再合成。

2. 补充谷氨酰胺　补充谷氨酰胺主要应用药物制剂，多在运动后补充。

3. 补充缺氧化物　服用一些抗氧化物（如维生素 C、维生素 E、胡萝卜素及乙酰半胱氨酸等）来提高机体的抗氧化能力。自由基不仅可以抑制免疫功能，而且是重要的致疲劳物质。因此，补充抗氧化物可谓双重功效，不仅有利于调理免疫功能，而且有助于促进疲劳的消除和身体功能的恢复。

4. 补充微量元素　微量元素硒、铁、锌、铜等，具有保护细胞膜（包括免疫细胞），并促进身体功能恢复的作用。

（二）中医药调理

中医理论认为，免疫功能降低主要归因于正不压邪、阴阳失调所致。因此，对免疫功能进行调理的基本思路是扶正祛邪，调整阴阳。利用补益法从补气、补血和补阳入手，扶持正气，提高免疫功能。有学者以优秀赛艇运动员作为免疫调理对象，在运动员完成正常训练的同时，服用中药（补气、补血、补肾中药）进行免疫调理。结果发现，与调理前免疫指标相比，白细胞总数上升了31%，中性粒细胞上升了18%，淋巴细胞上升了59%；IgA 上升了 5.1%，IgG 上升了 13.95%，C3 上升了 15.4%。

（三）自我保护调理

运动员自我保护调理措施包括：①将训练之处的生活和精神压力降低到最低限度；②进食多样化的平衡膳食；③避免过度训练和慢性疲劳；④生活要有规律，保证睡眠充足；⑤降体重的速度不宜过快；⑥重大比赛之前，尽可能避免与患者接触，尽可能不到人多之处，减少感染机会；⑦运动员到异地参加比赛，尤其是冬季比赛时，有条件时建议接种流感疫苗；⑧如果患轻微感冒，待症状消失后再进行大强度训练比较安全；⑨感冒较重，兼有发热、极端疲乏、肌肉疼痛以及淋巴结肿大等症状，应待彻底痊愈后再恢复大强度训练。

第九节　运动对机体代谢的影响

为了维持正常生命活动，机体必须不断地从外界环境中吸收各种营养物质，以构筑机体的组成成分或更新衰老的组织。同时机体必须不断地将这些营养物质在体内的分解代谢产物排出体外。新陈代谢（metabolism）是指生物体与外界环境之间的物质和能量交换，以及生物体内物质和能量的转变过程，是机体生命活动的基本特征。新陈代谢包括物质代谢和能量代谢，两者是紧密相连的。

笔记

一、运动对糖代谢的影响

(一)运动对糖代谢的影响

人体的糖以血糖、肝糖原和肌糖原的形式存在,并以血糖为中心,使之处于一种动态平衡。正常人空腹血糖浓度为 4.2~6.6mmol/L。血糖浓度是人体糖的分解及合成代谢保持动态平衡的标志。饥饿及长时间运动时,血糖水平下降,运动员会出现工作能力下降及疲劳的征象。肝糖原可以迅速分解入血以补充血糖,维持血糖的动态平衡。

糖在人体的主要分解途径有两条:在不需氧的情况下进行无氧酵解(glycolysis)和在耗氧情况下进行有氧氧化(aerobic oxidation)。运动过程中,机体缺氧或供氧不足,糖酵解生成乳酸,并生成 2 分子 ATP。糖酵解过程 ATP 的生成量少,但酵解酶浓度高,反应速度快,在剧烈运动中可以快速提供肌肉能量。糖在氧充足条件下彻底氧化,产生能量较多,1 分子葡萄糖完全氧化产生 38 分子 ATP,为糖酵解产能的 19 倍。糖的有氧氧化是机体正常生理条件下及长时间运动中供能的主要方式。

(二)运动与补糖

1. 糖原填充法　运动过程中,肌糖原的消耗会导致运动能量输出下降,进而出现有效运动的终止。而利用糖的超代偿(supercompensation),在运动前使糖原储备达到最大值,对超过 90~120 分钟的耐力运动有积极意义。

在经典糖原填充法(carbohydrate-loading)中,赛前一周一次或两次力竭性运动,如马拉松、亚极量强度自行车运动、长距离游泳等和 3 天低糖膳食(250~350g 高脂、高蛋白饮食)便会使糖原大量消耗;糖原填充则是在随后 2~4 天进行高糖膳食(>90%的热量或 500~600g),赛前一天肌糖原贮量的增加为正常值的 2~4 倍,从而可以提高耐力。当然,经典的糖原填充法在目前的运动实践中已不多见,因为在经典糖原填充法中,在糖原大量消耗阶段,有 3 天的低糖饮食便会导致运动员赛前出现低血糖和疲劳现象。而在糖原大量消耗阶段,仅在赛前几天内进行两次力竭性运动也可能导致运动损伤、肌肉酸痛、免疫抑制和疲劳现象。

改良的糖原填充法:不采用前三天的力竭性运动和低糖膳食,而采用运动前 6 天的渐减性运动模式和渐增式糖饮食以达到相似的糖原填充效果。6 天亚极量运动的强度为 75%VO_2max;时间为 90 分钟、40 分钟、40 分钟、20 分钟、20 分钟,直到休息,并通过渐增的模式把膳食中糖含量从 350g 增到运动前 3 天时的 550g 或 70%的热量。

在特定情况下,糖原填充对短时间、高强度运动可能有积极作用,但对比赛持续时间短于 60 分钟的运动来说,糖原不会耗竭,正常的饮食和正常的糖原储备足以提供运动所需的能量。所以赛前或连续比赛期间采用糖原补充法,主要是在耐力性项目的运动员中进行,力量性、速度性项目则较少采用。

2. 补糖时间与补糖量　运动前补充糖和加强膳食中碳水化合物等措施,可使体内有充足的肝糖原和肌糖原贮备;运动中补充糖,通过提高血糖水平来增加运动中糖的供给,节约肌糖原消耗,减少蛋白质和脂肪酸供能的比例,这样可使持续运动的时间延长,延缓疲劳的发生;运动后补充糖,可使消耗的肌糖原尽快得到补充和恢复。

运动前及运动中补糖,将有助于长时间运动中保持足够的血糖和肌糖原水平,预防低血糖的发生,延长肌肉利用糖作为能源的时间。目前一般认为,运动前 2~4 小时补糖可以增加运动开始时肌糖原的贮量。运动前 5 分钟内或运动开始时补糖效果较理想。一方面,糖从胃排空→小肠吸收→血液转运→刺激胰岛素分泌释放,需要一定时间;另一方面,运动可引起某些激素如肾上腺素的迅速释放,从而抑制胰岛素的释放,使血糖水平升高;同时可以减少运动时肌糖原的消耗。应当注意的是,在比赛前1小时左右不要补糖,以免因胰岛素效应反而使血糖降低。进行一次长时间耐力运动时,以补充高糖类食物作为促力手段,需在运动前3天或更早些时间食用。

运动中补糖,多采用含糖的方法少量多次饮用,也可以在运动中食用易消化的含糖食物。在长时间运动中,如马拉松比赛,可以通过设立途中饮料站适量补糖。

运动后补糖将有利于糖原的恢复,而且时间越早越好。理想的是在运动后即刻、运动后2小时及每隔1~2小时连续补糖。耐力运动员在激烈比赛或大负荷量训练期,膳食中糖类总量应占其每日能量消耗的70%,有利于糖原的恢复。

3. 补糖的类型、频率及其他　与葡萄糖、蔗糖(sucrose)相比,果糖(fructose)在运动中吸收的速度较慢,它首先在肝里,而不是在肌肉里直接参与代谢。因此,果糖是各种糖类里产生胰岛素反应较小的、葡萄糖氧化较少的糖类之一。因此,有人认为运动前补充果糖优于补充葡萄糖,因果糖产生的胰岛素和葡萄糖反应较小。但就运动前补充果糖和葡萄糖对运动成绩的影响来说,二者并没有显著差别。所以推荐运动前进食果糖的理论依据似乎并不充分,因为即使中等剂量的糖补充(50g),果糖也比葡萄糖更难消化,而且易引起腹泻。

低聚糖(oligosaccharide)在其含糖浓度高达20%时仍具有低渗透压和低甜度等优点,同时由于低聚糖主要由3~8个单糖组成,其分解吸收速度比单糖和双糖慢。因此,低聚糖对延长耐力运动中糖的供应有独特效果,糖氧化时耗氧量小、供能效率高,耐力运动比赛时,它是决定体内糖原水平的重要因素。正因为低聚糖有这些特殊优点,在国外,多应用低聚糖饮料以节省人体在长时间运动中的肌糖原损耗、提高耐力,已获得显著效益。在国内,陈吉棣等在研究中观察到,运动中补充低聚糖饮料可以使人体在长时间运动中的血糖保持较高水平,不引起血液浓缩或血清胰岛素浓度增高,并且有利于降低运动中血乳酸水平,延长耐力时间,增加做功量。

运动前或赛前补糖可采用稍高浓度的溶液(35%~40%),服用量约为40~50g糖。运动中或赛中补糖应采用浓度较低的糖溶液(5%~8%),因为当摄入的饮料糖浓度超过10%时,胃的排空速率就会明显下降。糖的补充应有规律地间歇进行,一般每20分钟补给15~20g糖为宜。在运动中补糖要与补充适量无机盐相结合,以防止脱水(dehydration)。

二、运动对脂肪代谢的影响

脂肪是人体内最大的储能和供能物质,在人体安静和运动时都具有很重要的供能意义。脂肪动员、分解速度较慢,输出功率不高,不是短时间、极量强度运动的能源物质,只能作为长时间、中低强度运动时的主要能源物质。

(一)运动对脂肪代谢的影响

运动中糖和脂类是骨骼肌细胞的主要供能物质。糖供能的输出功率较大,启动速度较快,运动开始后,骨骼肌细胞更多地利用糖来供能。随着运动的持续,体内糖的贮量相对减少,脂肪分解代谢供能逐渐增多。因此,尽可能多的脂肪酸供能,可以节约利用糖,使有限的糖贮备维持较长的运动时间。长时间、低强度的运动训练可提高体内脂肪氧化的能力,减少脂肪合成的能力,有利于骨骼肌细胞更多地分解脂肪氧化供能。

运动训练可提高骨骼肌细胞有氧氧化的能力,如增加骨骼肌细胞内线粒体的体积和数量,提高有氧代谢酶的活性等,减少相同运动强度下乳酸的产生数量,削弱乳酸对脂肪动员的阻断或抑制作用。同时,训练还可提高机体对乳酸的耐受能力,即使在乳酸增加的情况下,也能保持较高的脂肪动员速度。因此,长期的有氧运动训练可提高人体动员的能力,消耗体内脂肪,达到减肥减脂目的。

长期的耐力训练,可改变食物脂肪在体内的流向。经过长期耐力训练的人,进食脂肪后,消化吸收的脂肪酸更多地储备在骨骼肌细胞中,以便运动时分解供能,而其吸收的食物脂肪较少进入脂肪组织。因此,长期进行耐力运动,对改善全身脂代谢和血脂成分,调整体脂分布和体成分,都是非常有益的。

（二）脂肪代谢与运动减肥

运动减肥可以增加机体的能量消耗,促进脂肪的分解氧化,降低运动后脂肪酸进入脂肪组织的速度,抑制脂肪合成而达到减肥的目的。因此,减肥的方式一是参加运动,二是控制食物摄入量。

近年的研究认为,采取单纯运动或单纯节食的方式减肥效果均不如采取运动与节食相结合的方式,因为运动加节食在减少体脂重量的同时,亦增加了瘦体重。应根据肥胖程度和个体体质,选择较适宜的运动方式,提倡采用动力型、大肌肉群参与的有氧运动,如快走、跑步、游泳、骑单车、健身操等运动,由于这些运动均具有负荷量小、有节律感、持续时间长等特点,可以有效地降低体脂水平。

由于水中运动可以减轻关节的负担(水有浮力),体热容易散发,水的静水压力可使中心血容量增加,通过水中运动减肥为近年来提倡的减肥方式。水中运动已发展到在水中行走、跑步、跳跃、踢水、水中球类游戏等多种运动。研究表明,水中运动时人的中心血容量可增高 700ml,中心静脉压增加 12~18mmHg,心输出量及每搏量增加 25%或更多,并可改善左心室功能,改善有氧运动能力。

减体重的运动量常根据要减轻体重的数量及减重速度决定。每周减轻体重0.45kg(1 磅)较适宜,每周减轻体重 0.9kg(2 磅)为可以接受的上限。具体措施为:每周运动 3~5 次,每次持续 30~60 分钟,运动强度为刺激体脂消耗的"阈值",即 50%~80%VO_2max 或 60%~70%最大心率。

三、运动对蛋白质代谢的影响

蛋白质是细胞的主要构成成分,生理功能是构成和修补机体组织,调节生理功能,增强机体抵抗力,影响高级神经系统活动和供给热能。机体内的蛋白质处于一种动态平衡,组织蛋白质及一些含氮化合物不断地分解与再合成。

人体无论处于安静或运动状态,蛋白质均不是能量的主要来源。但在某些特殊情况下,如食物中糖类供应不足或糖、脂肪大量消耗后,机体才会依靠由组织蛋白分解产生氨基酸的方式供能。蛋白质的分解代谢过程是生命活动中蛋白质合成和分解的动态平衡过程,在长时间运动中蛋白质分解代谢增加,促进了运动后合成代谢的加强,使得肌肉质量提高,肌肉粗壮有力。

运动时蛋白质分解代谢受运动项目特点和负荷性质的影响呈现不同变化。短跑和长跑后,丙氨酸、谷氨酰胺、精氨酸和门冬氨酸不同程度上升,其他氨基酸不同程度下降;在力量练习后,所有氨基酸都出现不同程度下降。运动时和运动后蛋白质合成代谢强度不同,空腹运动后,要经过 195 分钟后,合成代谢才高于分解代谢。

由于蛋白质在人体中具有特殊作用,在运动训练过程中,运动员特别是力量、耐力项目运动员的蛋白质非常重要。成年人蛋白质最少需要量为每天 30~45g 或每千克体重 0.8g;生长发育期的青少年蛋白质日需要量为每千克体重 2.5~3g;长期从事体力劳动或力量型运动的人群日需要量为每千克体重 1.2~2g;长期进行耐力型运动的人群日需量应达到每千克体重 1.5~1.8g。

四、水代谢与运动

(一)运动对水代谢的影响

水是维持生命活动的必需营养物质,是正常机体最大的组成成分。水是良好的溶剂,许多无机物和有机物都可以溶于水或分散在水中,经过血液循环或淋巴循环进行合成或分解代谢;水是调节体温的良好介质;水对促进代谢,维持组织形态,润滑关节,减少内脏器官摩擦等都有良好作用。

运动时代谢率增加,除 25% 的代谢产能用于参与外部工作外,其余的都以热量的形式散失。为避免体温升高的影响,机体的散热率也需相应增加。运动员主要通过排汗来调节体热平衡。一个 70kg 体重的人进行 2.5 小时的马拉松,仅以蒸发的形式维持产热与散热平衡,就会导致 5L 的水分丢失,相当于 7% 体重。

(二)运动员脱水及其复水

脱水是指体液丢失达体重 1% 以上。运动员在运动训练过程中,由于气温、运动强度、运动持续时间等因素的影响,可能产生程度不同的水分丢失,称为被动脱水。运动员的主动脱水指运动员有目的、有计划地在长期训练过程中缓慢减轻体重(主要为体脂)于较低的水平,或在赛前较短的时间内快速降低体重的过程。

无论耐力性有氧运动还是高强度无氧运动,脱水都会损害运动能力。研究表明,长时间运动使机体丢失约 2.5% 体重的体液,结果进行大强度运动的能力下降了近50%。但对于训练水平较高的运动员,失水即使超过 5%,摄氧量、心输出量和运动能力均无明显影响。

机体轻度脱水时(失水量为体重的 2% 左右),以丢失细胞外液为主,血容量减少,出现口渴、尿少、尿钾丢失;中度脱水时(失水量达体重的 4% 左右),细胞内外液的丢失程度相当,出现心率加快、体温升高、严重口渴、疲劳、血压下降;重度脱水时(失水量达体重的 6%~10%),主要丢失细胞内液,可出现呼吸加快、肌肉抽搐,甚至昏迷,严重威胁机体健康及生命安全。

为改善和缓解脱水状况所采用的补水方法称为复水。运动员的复水,应以补足丢失的水分、保持机体水平衡为原则。补液的关键在于三个方面:优化运动前的水合状态、运动中液体和代谢底物(可能还包括糖等其他营养素)的补充及运动后的恢复。水的供给量应以补足失水量,保持水平衡为原则。补水的同时适当补充盐分,目前多补充低浓度的糖-电解质溶液。研究证实,运动前、中、后补液措施相结合可以达到最佳效果。运动前 30 分钟补水 300~500ml,运动前 5 分钟补水 1~1.5L,可减少体温升高,延缓脱水发生;长时间耐力运动中,每隔 15~20 分钟补液 100~300ml,但每小时补液总量不宜超过 800ml;运动后补液,应该遵循少量多次的原则:饮水过多,容易增加心、肾负担,并影响食欲。所有补充饮料的温度以 6~12℃ 为宜。

五、运动对电解质代谢的影响

人体内的无机盐一般都以离子状态存在,所以又称为电解质。人体内主要的电解质包括:钾、钠、钙、镁、氯、磷酸根、碳酸根等。它们的主要功能是维持体内的渗透平衡、酸碱平衡及电解质平衡,和水代谢有密切关系。

运动时大量出汗,由于机体"保钾排钠"导致细胞内外不平衡,影响了细胞膜电位,神经传递减慢,导致肌肉运动能力下降。而细胞内 H^+ 的增加,HCO_3^-、$H_2PO_4^-$、Ca^{2+}、Mg^{2+} 等离子浓度的减少都会导致肌肉无力,甚至抽搐。因此长时间运动时须特别注意电解质的摄入,避免运动导致的电解质紊乱,影响运动能力。

一般认为,平衡膳食足以提供运动员所必需的无机盐。但在一些超长距离项目中,如马拉松、铁人三项比赛等,有必要适当补充电解质。因为在这类比赛中,单纯摄入水分,可能稀释体液中的 Na^+,引起低钠血症即水中毒。此外,对那些为比赛而控制饮食,以及不能从膳食中获得充足营养供给者,可以适当补充一些电解质。

六、人体运动时的能量供应与消耗

(一)三个能源系统的特征

1. 磷酸原系统 又称为 ATP-CP 系统。肌肉在运动中 ATP 直接分解供能,为维持 ATP 水平,保持能量的连续性供应,CP 在肌酸激酶作用下,再合成 ATP。CP 在肌肉中贮存量很少,约 76.8mmol/kg 湿肌。实际上,磷酸原在运动中的可用量只占 1% 左右。磷酸原系统作为极量运动的能源,虽然维持运动的时间仅为 6~8 秒,但却是不可替代的快速能源。运动训练中及恢复期,应设法提高肌肉内磷酸原的贮备量,重视提高 ATP 再合成的速率。

2. 酵解能系统 又称乳酸能系统。该系统尽管生成能量的数量不多,但在极量运动的能量供应中具有特殊的重要性。在极量强度运动的开始阶段,该系统即可参与供能,在运动 30~60 秒左右供能速率达最大,维持运动时间为 2~3 分钟。酵解能系统和磷酸原系统共同为短时间高强度无氧运动提供能量,中距离跑等运动持续时间在 2 分钟左右的项目,主要由酵解能系统供能。

3. 氧化能系统 又称有氧能系统。糖类、脂肪和蛋白质在氧供充分时,可以氧化分解提供大量能量。该能源系统以糖和脂肪为主,尽管其供能的最大输出功率仅达酵解能系统的 1/2,但其贮备量丰富,维持运动的时间较长(糖类可达 1.5~2 小时,脂肪可达更长时间),成为长时间运动的主要能源。

(二)运动时能源物质的动员

运动开始时骨骼肌首先分解肌糖原,如 100 米跑在运动开始约 3~5 秒,肌肉便通过糖酵解方式参与供能;持续运动 5~10 分钟后,血糖开始参与供能,当运动强度达到最大摄氧量强度时,可达安静时供能速率的 50 倍;运动时间继续延长,由于骨骼肌、大脑等组织大量氧化分解利用血糖,而致血糖水平降低时,肝糖原分解补充血糖,其分解速率较安静时增加 5 倍。脂肪在安静时期即为主要供能物质,在运动达 30 分钟左右时,其输出功率达最大。蛋白质在运动中作为能源供能时,通常发生在持续 30 分钟以上的耐力项目。随着运动员耐力水平的提高,可以产生肌糖原及蛋白质的节省化现象。

学习小结

1. 学习内容

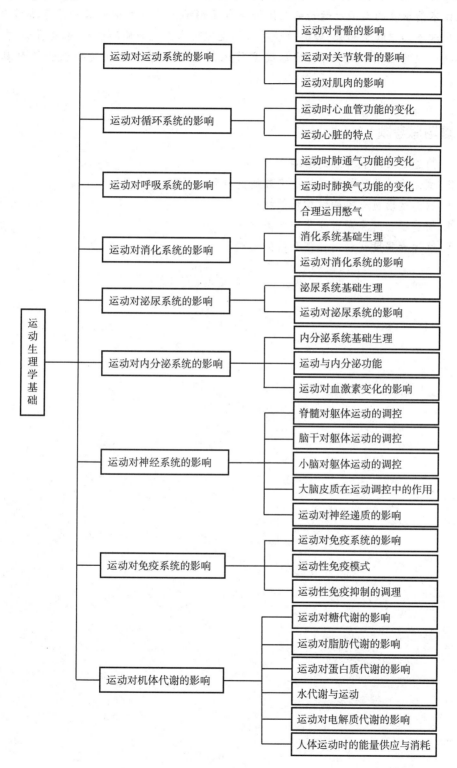

2. 学习方法

　　本章在对人体生命活动规律有了基本认识的基础之上,揭示体育运动对人体功能影响的规律及机制,阐明适宜的运动对人体功能产生积极的影响,不正确的运动方法或机体不能承受的大强度运动给人体带来负面影响。学习本章内容应将运动影响与人体生理学知识联系起来,理解运动对人体生理功能产生影响的机制,融会贯通,在运动实践中熟练应用理论知识,为后续章节以及运动医学其他相关知识的学习奠定基础。

(马校军)

复习思考题

1. 简述运动对肌纤维的影响。
2. 试述运动所致的延迟性肌肉酸痛的表现和机制。
3. 试述运动员心脏的结构功能特点。
4. 简述运动时血激素变化应答类型。
5. 试述大强度运动对免疫系统的影响。

第三章

运动医学检查与评估方法

学习目的

运动医学中的检查和评估是运动医学临床工作中非常重要的部分,通过本章的学习,不仅要了解和掌握各种常用检查和评估的基本原理和基本方法,更要切实提高动手实践能力,为后续章节的学习奠定必要的理论和技能基础。

学习要点

徒手肌力检查评定标准;肌肉骨骼系统临床检查;关节活动度测量方法;常用心血管运动试验的方案;通气功能测定;肌电图在运动医学中的应用;步态和耐力的评定基础。

第一节　人体姿势与形态评估

一、人体姿势的测定

姿势评估是对患者的静态观察。正常的姿势有赖于肌肉、韧带、筋膜、关节、平衡功能的正常以及良好的姿势习惯。通过对姿势的观察,可以获得结构方面的相关信息。姿势观察包括对头颈、肩胛骨、脊柱、骨盆、髋关节、足的观察。

评定人体姿势时,一般应用铅垂线进行观察或测量。即将铅垂悬挂在细线上,使它自然下垂,沿下垂方向的直线被称为铅垂线,它与水平面相垂直。姿势正常时,铅垂线与一系列或若干个标志点在同一条直线上。

（一）后面观

1. 正常所见　正常人跟骨底与跟腱在同一条与地面垂直的线上,双侧内踝在同一高度,胫骨无弯曲,双侧腘窝在同一水平线上,大粗隆和臀纹同高,双侧骨盆同高,脊柱无侧弯,双侧肩峰、肩胛下角平行,头颈无侧倾或旋转。

2. 检查方法与内容

（1）铅垂线通过的标志点:枕骨粗隆、脊柱棘突、臀裂、双膝关节内侧中心、双踝关节内侧中心。

（2）观察内容:从足部观察开始,足有无内外翻畸形、扁平足;双侧胫骨是否同高,胫骨是否弯曲;膝关节有无外翻,双侧腓骨头高度是否一致;双侧股骨大转子高度是否同高;观察骨盆、双侧髂峰是否在同一个高度;脊柱有无侧弯;双侧肩胛骨是否与脊柱距离相等,是否同高,是否一侧呈翼状;头颈部是否侧偏、旋转或向前。

（二）正面观

1. **正常所见** 双侧足内侧弓对称,髌骨位于正前面,双侧腓骨头、髂前上棘在同一高度。肋弓对称,肩峰等高,斜方肌发育对称,肩锁关节、锁骨和胸锁关节等高并对称。头颈直立。

2. **检查方法与内容** 从足部开始观察,有无足内翻、扁平足、足大趾外翻。胫骨有无弯曲,腓骨头、髌骨是否同高,是否有膝反张、膝内外翻。手放在双侧髂嵴上观察骨盆是否对称。如果脊柱侧弯,观察肋弓、旋转的角度和侧方隆起。肩锁关节和胸锁关节是否等高。头颈部有无向前或倾斜。

（三）侧面观

1. **正常所见** 足纵弓正常膝关节 0°~5°屈曲,髋关节 0°,骨盆无旋转。正常人脊柱从侧面观察有四个弯曲部位,称为生理性弯曲。即颈椎前凸、胸椎后凸、腰椎有较明显的前凸、骶椎有较大幅度的后凸。头、耳和肩峰在同一条与地面垂直的线上。

2. **检查方法与内容**

（1）铅垂线通过的标志点:外耳孔、肩峰、大转子、膝关节前面（髌骨后方）、外踝前约 2cm。

（2）观察内容:足纵弓是否减小、踝关节跖屈角度、膝关节是否过伸、髂前上棘与髂后上棘的位置关系。若髂前上棘高,提示骨盆后倾或髋骨向后旋转;若髂后上棘高,则提示骨盆前倾或髋骨旋前。腰椎前凸是否增大,腹部有否凸出;胸椎弯曲是否增大,躯干是否弯曲过度,背部形态。

（四）结果记录与分析

人体姿势测量内容较多,在测量时要根据疾病、对象的不同对相关内容予以详尽记录,并根据运动学原理给予相关分析。

二、身高、体重、肢体围测量

（一）身高、体重

身高和体重是衡量人体发育和营养情况的基本指标,也是衡量其他生理指标的基础。两者之间的比例可以辅助说明营养状况。

1. **身高** 身高分站高和坐高,采用身高坐高计测量。测站高时,被测者站在身高测量标尺的台板上,使脚跟、臀部和肩胛间的脊柱贴在身高测量标尺上,头部正直,保持外眼角及耳屏在同一水平线上,然后检查者将水平标尺沿垂直柱往下移,当触及头顶后固定,读出读数,以厘米为单位。坐高指人在坐位时,头顶至坐凳面的垂直距离。坐高是利用一般身高计和一个 40cm 高的板凳测得的。被检者坐于凳上测量,坐高等于身高计上数值减 40。坐高是反映躯干长短的指标。

2. **体重** 体重是指身体的净重,体重测量时要求站立在体重计的中央,身体不能与周围物体接触,不要晃动,待稳定后读数,读数单位为 kg。

我国男女标准体重可按下述公式计算:

$$体重(kg) = 身高(cm) - 100（身高在 165cm 以下）$$
$$-105（身高在 166~175cm）$$
$$-110（身高在 176~185cm）$$

笔记

标准体重±10%均为正常值,超过标准体重10%~19%为超重,超过标准体重20%为肥胖。

（二）肢体围

四肢的围度可以反映上下肢肌肉的发育情况。测量时应使用校准后的标准带尺。

1. 上臂围　上臂围能反映上臂骨骼和肌肉的发育情况。在肱二头肌隆起最高处,用力屈肘和放松下垂位各测一次。

2. 前臂围　前臂围可以反映前臂骨骼和肌肉的发育情况。前臂最粗处或鹰嘴下10cm处,上肢放松下垂位测量。

3. 大腿围　大腿围反映大腿部肌肉的发达程度,并可以作为大腿部肌力的参考指标。测量大腿围时,受测者两腿自然开立与肩同宽,平均支撑体重。测量人员站在其侧面,将校准后的带尺环绕大腿根部,后面带尺上缘置于臀纹处,前面位置与后面位置处于水平,读数即为大腿围。

4. 小腿围　小腿围可以反映小腿肌肉的发育程度,受测者的站立姿势与测大腿围时相同,测试人员将校准后的带尺在小腿腓肠肌最粗处水平环绕一周,读数即为小腿围。

5. 胸围　胸围反映胸廓及胸背部肌肉的发育状况,指胸廓的围度。

6. 骨盆宽　骨盆宽反映骨盆的发育情况,两侧髂嵴最宽处之间的距离。

7. 肩宽　肩宽反映身体横向发育的情况,两侧肩峰顶之间的距离。

第二节　运动器官功能检查

一、肌力测量

肌力（muscle power）是指肌肉或肌群收缩时所产生的最大力量。肌力测量是运动员体格检查的一个重点。它提供的资料对评定运动员的身体发育和训练水平等有重要的帮助。肌力测量的方法包括徒手肌力检查和器械肌力测量。

（一）徒手肌力检查

徒手肌力检查是通过被检查者自身重力和检查者用手施加阻力而产生的主动运动来评定肌肉的力量和功能的方法。评定标准见表3-1。

表3-1　徒手肌力检查评定标准

级别	评级标准
0	不能触及任何肌肉收缩
1	触诊能发现有肌肉收缩,但不能引起任何关节运动
2	解除重力影响后能做全范围运动
3	能对抗重力的运动,且能完成100%的全关节活动范围,但不能对抗任何阻力
4	能对抗重力和轻度阻力,完成全关节活动范围的活动
5	能对抗重力和最大阻力,完成全关节活动范围的活动

笔记

（二）器械肌力测量

肌力>3级时,可用专门的器械检查,可取得较精确的定量数据,分为以下几种方法:

1. 握力测定　测试时上肢在体侧下垂,握力计表面向外,将把手调节至适当宽度,测2~3次,取最大值。握力可用握力指数评定。

$$握力指数 = \frac{握力(kg)}{体重(kg)} \times 100\%$$

正常握力指数>50%。

2. 捏力测定　用拇指与其他手指相对捏压握力计或捏力计,反映拇对掌肌及屈曲肌的肌力,正常值约为握力的30%。

3. 背拉力测定　测试时两膝伸直,将把手调节到膝关节以上高度,然后做伸腰动作,用力向上拉把手。背拉力可用拉力指数评定。

$$拉力指数 = \frac{拉力(kg)}{体重(kg)} \times 100\%$$

拉力指数正常值:男性为105%~200%,女性为100%~150%。

4. 等速肌力测定　等速测力系统是唯一可以精确测定运动中全关节活动幅度内各个瞬间肌肉最大力量的设备,可以测定等速向心、等速离心、等张、等长各种不同肌力。但由于设备价格昂贵,尚不能普遍使用,多用于科学研究。

二、关节活动度测量

关节活动度(range of motion,ROM)是指关节运动时所通过的运动幅度,常以度数表示,亦称关节活动范围。ROM检查是评定运动器官功能是否正常的重要指标。关节活动范围的测定是评定肌肉、骨骼病损患者的基本步骤,是评定关节运动功能损害的范围与程度的指标之一。其主要目的是:确定是否有关节活动受限,发现影响关节活动的原因;确定关节活动受限的程度;确定适宜的治疗目标,判定可能康复的程度;为选择适当的治疗方式、方法提供客观依据;客观测量关节活动范围的进展情况,以评价运动治疗、训练的效果;为患者提供动力,为科研提供客观资料等。

关节活动范围异常的常见原因包括:关节、软组织、骨骼病损所致的疼痛与肌肉痉挛;制动、长期保护性痉挛、肌力不平衡及慢性不良姿势等所致的软组织缩短与挛缩;关节周围软组织瘢痕与粘连;关节内损伤与积液、关节周围水肿;关节内游离体;关节结构异常;各种病损所致的肌肉瘫痪或无力;运动控制障碍等。

目测ROM较为粗糙,因此一般用量角器进行检查。采用标准的测量体位测量,患者有困难时,应在评价表格备注栏内加以说明。测量时,将量角器的轴心与关节的运动轴心对齐,固定臂与构成关节的近端骨长轴平行,移动臂与构成关节的远端骨长轴平行,并随之移动,测读角度。

各主要关节活动范围测量方法及正常参考值如下(表3-2~表3-4)。

表 3-2 脊柱主要关节活动度的测量

关节	运动	体位	量角器放置方法			正常参考值
			轴心	固定臂	移动臂	
颈椎	屈曲、伸展	坐位,胸腰椎紧靠在椅背上,颈椎无旋转及侧屈	两臂交点	与地面垂直	外耳道与鼻尖的连线	屈 0°~45° 伸 0°~45°
	侧屈	同上	第七颈椎棘突	沿胸椎棘突与地面垂直	以枕外粗隆为标志点与后头部中线一致	左右各 0°~45°
	旋转	同上	头顶中心点	与两侧肩峰连线平行	头顶与鼻尖连线一致	0°~60°
胸腰段	屈曲、伸展	立位,胸、腰椎无屈曲及旋转	第五腰椎棘突	通过第五腰椎棘突的垂直线	第七颈椎棘突与第五腰椎棘突连线的平行线	屈 0°~80° 伸 0°~30°
	侧屈	同上	同上	髂嵴连线中点的垂直线	第七颈椎棘突与第五腰椎棘突连线	各 0°~35°
	旋转	坐位,颈椎、胸椎、腰椎均无屈曲、伸展、侧弯	头顶部中点	双侧髂嵴上缘连线的平行线	双侧肩峰连线的平行线	0°~45°

表 3-3 上肢主要关节活动度的测量

关节	运动	体位	量角器放置方法			正常参考值
			轴心	固定臂	移动臂	
肩	屈、伸	坐或立位,臂置于体侧,肘伸直	肩峰	与腋中线平行	与肱骨纵轴平行	屈 0°~180° 伸 0°~50°
	外展、内收	坐或立位,臂置于体侧,肘伸直	肩峰	与身体中线平行	与肱骨纵轴平行	展 0°~180° 内收 0°~45°
	内、外旋	仰卧,肩外展 90°,肘屈 90°	鹰嘴	与腋中线平行	与前臂纵轴平行	内旋 0°~70° 外旋 0°~90°
肘	屈、伸	仰卧或坐或立位,臂取解剖位	肱骨外上髁	与肱骨纵轴平行	与桡骨纵轴平行	屈 0°~150° 伸 0°
前臂	旋前、旋后	坐位,上臂置于体侧,肘屈 90°,前臂中立位	尺骨茎突	与地面垂直	腕关节背面(测旋前)或掌面(测旋后)	各 0°~90°

笔记

47

续表

关节	运动	体位	量角器放置方法			正常参考值
			轴心	固定臂	移动臂	
腕	屈、伸	坐或站位,前臂完全旋前	尺骨茎突	与前臂纵轴平行	与第五掌骨纵轴平行	屈 0°~80° 伸 0°~70°
	尺桡侧偏移	坐位,屈肘,前臂旋前,腕中立位	腕背侧中点	前臂背侧中线	第三掌骨纵轴	桡偏 0°~25° 尺偏 0°~30°

表 3-4　下肢主要关节活动度的测量

关节	运动	体位	量角器放置方法			正常参考值
			轴心	固定臂	移动臂	
髋	屈	仰卧或侧卧,对侧下肢伸直	股骨大转子	与身体纵轴平行	与股骨纵轴平行	0°~125°
	伸	侧卧,被测下肢在上	股骨大转子	与身体纵轴平行	与股骨纵轴平行	0°~30°
	内收、外展	仰卧	髂前上棘	两髂前上棘连线	股骨纵轴	内收 0°~30° 外展 0°~45°
	内旋、外旋	仰卧,两小腿于床缘外下垂	髌骨下端	与地面垂直	与胫骨纵轴平行	各 0°~45°
膝	屈、伸	俯卧	股骨外侧踝	与股骨纵轴平行	与胫骨纵轴平行	屈 0°~135° 伸 0°
踝	背屈、跖屈	仰卧,踝处于中立位	腓骨纵轴线与足外缘交叉处	与腓骨纵轴平行	与第五跖骨纵轴平行	背屈 0°~20° 跖屈 0°~45°
	内翻、外翻	俯卧,足位于床缘外	踝后方,两踝中点	小腿后纵轴	轴心与足跟中点连线	内翻 0°~35° 外翻 0°~25°

三、骨骼肌肉系统临床检查

骨骼肌肉系统的临床检查是康复治疗的基础,主要通过对患者病史的询问,体格检查,辅助检查等进行损伤的定性、定量、定位分析,寻找病因,了解病损性质、部位、范围、程度和病理过程,并对疾病作出正确的临床诊断。只有在正确的临床诊断基础上,才能进一步进行正确的功能评定和康复治疗。

（一）脊柱区检查

1. 脊柱弯曲检查　正常人直立时,脊柱从侧面(矢状面)观察有四个生理弯曲,从上到下分别是:颈段稍向前凸,胸段稍向后凸,腰椎明显向前凸,骶椎则明显向后凸。

检查时让患者取中立站位或坐位,从后面观察脊柱有无侧弯。轻度侧弯时需借助触诊确定,检查方法是检查者用示、中指和环指沿脊椎的棘突以适当的压力往下滑压,滑压后在皮肤上出现一条红色充血痕,以此痕迹的连续走向观察脊柱有无侧弯。正常人脊柱无侧弯。除以上方法检查外还应侧面观察脊柱各部形态,了解有无前后突出畸形。

脊柱区常见病理性变形主要有:

(1)颈椎变形:颈部检查需观察自然姿势有无异常,患者正常站立位时有无侧偏、前屈、过度后伸和僵硬感。颈椎部侧偏多见于先天性斜颈,可见患者头向一侧倾斜,患侧胸锁乳突肌隆起。

(2)脊柱后凸(驼背):脊柱过度后凸多发生于胸椎段。过度后凸时可见前胸凹陷,头颈部前倾。脊柱后凸的常见病因如下:佝偻病、结核病、强直性脊柱炎、脊椎退行性变等。

(3)脊柱前凸:脊柱过度向前凸出性弯曲,称为脊柱前凸。多发生在腰椎部位,患者腹部明显向前突出,臀部明显向后突出,多见于晚期妊娠、大量腹水、腹腔巨大肿瘤、第5腰椎向前滑脱、水平骶椎、髋关节结核及先天性髋关节后脱位等所致。

(4)脊柱侧凸:脊柱向左或向右偏离后正中线称为脊柱侧凸。侧凸严重时可出现肩部及骨盆畸形。根据侧凸发生部位不同,分为胸段侧凸、腰段侧凸及胸腰段联合侧凸;并根据侧凸的性状分为姿势性和器质性两种。

2. 脊柱活动度检查

(1)正常活动度:正常人脊柱有一定活动度,但各部位活动范围明显不同。已有脊柱外伤可疑骨折或关节脱位时,应避免脊柱活动,以防止损伤脊髓。活动度检查内容和方法参考本节"关节活动度测量"的相关内容。

(2)活动受限

1)脊柱颈椎段活动受限常见于:①颈部肌纤维织炎及韧带受损;②颈椎病;③结核或肿瘤浸润;④颈椎外伤、骨折或关节脱位。

2)脊柱腰椎段活动受限常见于:①腰部肌纤维织炎及韧带受损;②腰椎椎管狭窄;③椎间盘突出;④腰椎结核或肿瘤;⑤腰椎骨折或脱位。

3. 脊柱压痛与叩击痛

(1)压痛:脊柱压痛的检查方法是嘱患者取端坐位,身体稍向前倾。检查者以右手拇指从枕骨粗隆开始自上而下逐个按压脊椎棘突及椎旁肌肉,正常情况下每个棘突及椎旁肌肉均无压痛,如有压痛,提示压痛部位可能有病变。

(2)叩击痛:常用的脊柱叩击方法有两种。

1)直接叩击法:多用于检查胸椎与腰椎,检查者用中指或叩诊锤垂直叩击各椎体的棘突,观察患者是否存在疼痛。颈椎疾病,特别是颈椎骨关节损伤一般不用此法检查。

2)间接叩击法:嘱患者取坐位,医师将左手掌置于其头部,右手半握拳以小鱼际肌部位叩击左手背,了解患者脊柱各部位有无疼痛。叩击痛的部位多为病变部位,如有颈椎病或颈椎间盘脱出症,间接叩诊时可出现上肢的放射性疼痛。疼痛常见于脊柱结核、脊椎骨折及椎间盘突出等损伤。

(二)上肢区检查

上肢长度可用目测,嘱被检者双上肢向前,手掌并拢比较其长度,也可用带尺测量肩峰至桡骨茎突或中指指尖的距离为全上肢长度。上臂长度则从肩峰至尺骨鹰嘴的距离。前臂长度测量是从鹰嘴突至尺骨茎突的距离。双上肢长度正常情况下等长,长度不一见于先天性短肢畸形,骨折重叠和关节脱位等,如肩关节脱位时,患侧上臂长于健侧,肱骨颈骨折患侧短于健侧。

1. 肩关节

(1)形态:被检者自然端坐,充分暴露肩部,检查者观察双肩姿势外形有无倾斜。正常双肩对称,双肩呈弧形,如肩关节弧形轮廓消失肩峰突出,呈"方肩",见于肩关节脱位或三角肌萎缩;两侧肩关节一高一低,颈短耸肩,见于先天性肩胛高耸症及脊柱侧弯;远端下垂,使该侧肩下垂,肩部突出畸形如戴肩章状,见于外伤性肩锁关节脱位,锁骨外端过度上翘所致。

(2)活动度:检查者固定患者肩胛骨,另一手持前臂进行多个方向的活动。正常情况下,肩关节活动范围详见本书第三章第二节。

(3)压痛:肩关节周围不同部位的压痛点,可作为鉴别诊断依据,如:肱骨结节间的压痛见于肱二头肌长头腱鞘炎,肱骨大结节压痛可见于冈上肌腱损伤。肩峰下内方有触痛,可见于肩峰下滑囊炎。

2. 肘关节

(1)形态:正常肘关节双侧对称、伸直时肘关节轻度外翻,称提携角,生理范围约为 5°~15°。检查时嘱患者伸直两上肢,手掌向前,左右对比。此角>15°为肘外翻;<15°为肘内翻。肘部骨折,脱位可引起肘关节外形改变,如髁上骨折时,可见肘窝上方突出,为肱骨下端向前移位所致;桡骨头脱位时,肘窝外下方向桡侧突出;肘关节后脱位时,鹰嘴向肘后方突出,Hüter 线及 Hüter 三角(肘关节伸时肱骨内外上髁及尺骨鹰嘴形成的连线,和屈肘时形成的三角)解剖关系改变。检查肘关节时应注意双侧及肘窝部是否饱满、肿胀。肘关节积液和滑膜增生常出现肿胀。

(2)活动度:正常情况下,肘关节活动范围详见本书第三章第二节。活动范围受限多由于局部创伤,患肢长时间固定等导致的关节粘连,挛缩,僵硬等原因,是骨折后期常见的并发症。

(3)触诊:检查者重点观察肘关节周围皮肤温度,有无肿块,肱动脉搏动,桡骨小头是否压痛,滑车淋巴结是否肿大。

3. 腕关节及手部

(1)形态:手的功能位置为腕背伸 30°并稍偏尺侧,拇指于外展时掌屈曲位,其余各指稍屈曲,呈环握姿势。手的自然休息姿势呈半握拳状,腕关节稍背伸约 20°,向尺侧倾斜约 10°,拇指尖靠达示指关节的桡侧,其余四指呈半屈曲状,屈曲程度由示指向小指逐渐增大,且各指尖均指向舟骨结节处。

(2)局部肿胀与隆起:腕关节肿胀可因外伤、关节炎、关节结核而肿胀,腕关节背侧或旁侧局部隆起见于腱鞘囊肿,腕背侧肿胀见于腕伸肌腱腱鞘炎或软组织损伤。下尺桡关节半脱位可使尺骨小头向腕背侧隆起。手指关节出现梭形肿胀见于类风湿关节炎,骨性关节炎也出现指关节梭形肿胀,但有特征性的 Heberden 结节。如单个指关节出现梭形肿胀,可能为指骨结核或内生软骨瘤,手指侧副韧带损伤可使指间关节侧方肿胀。

(3)畸形:腕部手掌的神经、血管、肌腱及骨骼的损伤或先天性因素及外伤等均可引起畸形,常见的有腕垂症、猿掌、爪形手、餐叉样畸形、杵状指(趾)、匙状甲等。

(4)活动度:检查内容和方法参考本书第三章第四节。

(三)下肢区检查

下肢区包括臀、大腿、膝、小腿、踝和足。检查下肢时应充分暴露以上部位,特别注意双侧对比,先做一般外形检查,如双下肢长度是否一致,可用尺测量或双侧对比,一侧肢体缩短见于先天性短肢畸形、骨折或关节脱位。并观察双下肢外形是否对称,有无静脉曲张和肿胀。一侧肢体肿胀见于深层静脉血栓形成;肿胀并有皮肤灼热、发红,见于蜂窝织炎或血管炎。观察双下肢皮肤有无出血点,皮肤溃疡及色素沉着,下肢慢性溃疡时常有皮肤色素沉着,然后做下肢各关节的检查。

1. 髋关节

(1)步态:髋关节部位出现异常或病损,往往体现在异常步态表现,根据不同步态表现形式和特征,有助于提高临床检查的准确性。常见异常步态主要有:①臀大肌(髋伸肌)步态(gluteus maximus gait);②臀中肌步态(gluteus medius gait);③股四头肌步态(quadriceps gait);④跨越步态(steppage or footdrop gait);⑤减痛步态(antalgic gait);⑥痉挛性截瘫步态(spastic paraplegic gait);⑦短腿步态(short leg gait)。

(2)畸形:患者取仰卧位,双下肢伸直,使病侧髂前上棘连线与躯干正中线保持垂直,腰部放松,腰椎放平贴于床面,观察关节是否存在以下畸形情况:

1)内收畸形:正常时双下肢可伸直并拢,如一侧下肢超越躯干中线向对侧偏移,而且不能外展为内收畸形。

2)外展畸形:下肢离开中线,向外侧偏移,不能内收,称外展畸形。

3)旋转畸形:仰卧位时,正常髌骨及𧿹趾指向上方,若向内外侧偏斜,为髋关节内外旋畸形。

如存在上述畸形情况,则多为髋关节脱位,股骨干及股骨头骨折错位。

(3)肿胀及皮肤皱褶:腹股沟异常饱满,提示髋关节肿胀;髋关节病变时臀肌萎缩;臀部皱褶不对称,提示一侧髋关节脱位。注意髋关节周围皮肤有无肿块、窦道及瘢痕,髋关节结核时常有以上改变。

(4)压痛:髋关节位置深,只能触诊其体表位置。腹股沟韧带中点后下1cm,再向外1cm,触及此处有无压痛及波动感,髋关节有积液时有波动感,如此处硬韧饱满时,可能为髋关节前脱位,若该处空虚,可能为后脱位。

2. 膝关节

(1)外观

1)膝外翻:患者暴露双膝关节,站立位及平卧位进行检查,直立时双腿并拢,两侧股骨内髁及胫骨内踝可同时接触,如两踝间距离增宽,小腿向外偏斜,双下肢呈 X 状,称"X 形腿",多由于先天遗传,后天营养不良,幼儿时期坐、走姿势不正确等因素引起的股骨内收、内旋和胫骨外展、外旋所致。

2)膝内翻:患者暴露双膝关节,站立位及平卧位进行检查,直立时双腿并拢,患者两侧股骨内髁间距增大,小腿向内偏斜,膝关节向内形成角度,双下肢形成 O 状,称"O 形腿"。膝关节内外侧副韧带是膝关节内外侧角度的稳定结构,当外侧副韧带松弛的情况下,内侧副韧带偏大的力量就会牵拉小腿胫骨向内侧旋转,形成膝内翻,以维生素 D 缺乏性佝偻病为多。

3）膝反张:膝关节过度后伸形成向前的反屈状,称膝反屈畸形,见于小儿麻痹后遗症、膝关节结核。

4）肿胀:膝关节匀称性胀大,双侧膝眼消失并突出,见于膝关节积液。髌骨上方明显隆起见于髌上囊内积液;髌骨前面明显隆起见于髌前滑囊炎;膝关节呈梭形膨大,见于膝关节结核;关节间隙附近有突出物常为半月板囊肿。检查关节肿胀的同时应注意关节周围皮肤有无发红、灼热及窦道形成。

5）肌萎缩:膝关节病变时,因疼痛影响步行,常导致相关肌肉的失用性萎缩,常见为股四头肌及内侧肌萎缩。

（2）压痛:膝关节发炎时,双膝眼处压痛;髌骨软骨炎时髌骨两侧有压痛;膝关节间隙压痛提示半月板损伤;侧副韧带损伤,压痛点多在韧带上下两端的附着处,胫骨结节骨骺炎时,压痛点位于髌韧带在胫骨的止点处。

（3）肿块:对膝关节周围的肿块,应注意大小、硬度、活动度,有无压痛及波动感。髌骨前方肿块,并可触及囊性感,见于髌前滑囊炎,膝关节间隙处可触及肿块,且伸膝时明显,屈膝后消失,见于半月板囊肿;胫前上端或股骨下端有局限性隆起,无压痛,多为骨软骨瘤;腘窝处出现肿块,有囊状感,多为腘窝囊肿,如伴有与动脉同步的搏动,见于动脉瘤。

（4）摩擦感:医师一手置于患膝前方,另一手握住患者小腿做膝关节的伸屈动作,如膝部有摩擦感,提示膝关节面不光滑,见于炎症后遗症及创伤性关节炎。推动髌骨做上下左右活动,如有摩擦感,提示髌骨表面不光滑,见于炎症及创伤后遗留的病变。

3. 踝关节与足　踝关节与足部检查一般让患者取站立或坐位时进行,特殊检查时需患者步行,从步态观察是否正常。

（1）肿胀

1）匀称性肿胀:正常踝关节两侧可见内外踝轮廓,跟腱两侧各有一凹陷区,踝关节背伸时,可见伸肌腱在皮下走行,踝关节肿胀时以上结构消失,见于踝关节扭伤、结核、化脓性关节炎及类风湿关节炎。

2）局限性肿胀:足背或内、外踝下方局限肿胀见于腱鞘炎或腱鞘囊肿;跟骨结节处肿胀见于跟腱周围炎,第二、三跖趾关节背侧或跖骨局限性肿胀,可能为跖骨头无菌性坏死或骨折引起,足趾皮肤温度变冷、肿胀,皮肤呈乌黑色见于缺血性坏死。

3）局限性隆起:足背部骨性隆起可见于外伤,骨质增生或先天性异常,内外踝明显突出,见于胫腓关节分离,内外踝骨折;踝关节前方隆起,见于距骨头骨质增生。

（2）畸形:足部常见畸形有如下几种:扁平足、弓形足、马蹄足、跟足畸形、内翻足、外翻足。

（3）压痛:内外踝骨折,跟骨骨折,韧带损伤局部均可出现压痛,第二、三跖骨头处压痛,见于跖骨头无菌性坏死;第二、三跖骨干压痛,见于疲劳骨折;跟腱压痛,见于跟腱腱鞘炎;足跟内侧压痛,见于跟骨骨刺或跖筋膜炎。

（4）其他:踝足部触诊应注意跟腱张力,足底内侧跖筋膜有无挛缩,足背动脉搏动有无减弱。方法是医师将示、中和环指末节指腹并拢,放置于足背1～2趾长伸肌腱间触及有无搏动感。

第三节　运动负荷试验

运动试验(exercise testing)是指在一定量的负荷下,使心脏储备力全部动员进入失代偿状态,产生一定的异常反应,从而掌握心脏储备力的大小和病变的程度。评定运动员的运动水平时,利用一定的运动负荷进行检查,是运动员综合体格检查中的一项重要内容。心血管系统的功能与人体所处的状态有着密切的关系。要对心血管系统的功能作出较全面的评价,应当测量在相对安静状态、定量负荷状态及最大负荷状态下的功能反应(即三态反应),而不能只测量安静状态时的心血管功能。这是因为一般人和运动员处于安静时的心脏功能无显著差异,只有在进行强度较大的负荷时才能表现出明显的差异。运动员做运动试验的目的主要是:了解机体运动的功能水平;早期发现功能紊乱;了解和评定运动员对运动负荷的反应及其适应能力;动态比较运动员的功能水平。避免空腹、饱餐后即刻进行运动试验。

一、运动试验的禁忌证

由于运动是导致心绞痛发作或心源性猝死的主要原因之一,人们常常担心运动试验能导致意外。在严格掌握适应证和禁忌证的基础上,运动试验是比较安全的,选择合适的运动试验方案,牢固掌握终止运动试验的标准,加强运动中的监护,并做好急救准备,一般是不会发生意外的。

（一）绝对禁忌证

1. 急性心肌梗死(2天内);

2. 高危不稳定型心绞痛;

3. 未控制的伴有临床症状或血流动力学障碍的心律失常;

4. 有症状的严重主动脉瓣狭窄;

5. 未控制的或急性心力衰竭;

6. 急性心包炎、心肌炎和心内膜炎;

7. 急性主动脉夹层分离;

8. 急性肺动脉栓塞或梗死、肺水肿;

9. 全身急性炎症、传染病和下肢功能障碍者;

10. 未控制的严重高血压等。

（二）相对禁忌证

1. 冠状动脉左主干狭窄;

2. 中度狭窄的瓣膜性心脏病;

3. 血清电解质紊乱;

4. 严重贫血;

5. 严重高血压(收缩压>200mmHg 或舒张压>110mmHg);

6. 快速性心律失常或缓慢性心律失常;

7. 肥厚型心肌病;

8. 高度房室传导阻滞;

9. 精神或体力障碍而不能进行运动试验。

二、常用运动试验的方式

目前常用的运动试验方式有活动平板、踏车运动、简易运动试验等。

(一)活动平板

活动平板(treadmill)又称踏板或跑台,是装有电动传送带的运动装置,通过调整速度和坡度的方式来调节运动量,测试者在上面步行或跑步。活动平板运动试验常采用 Bruce 方案或改良 Bruce 方案、Ellestad 方案、Naughton 方案、Balke-Ware 方案等进行测试。活动平板运动试验的优点是:试验为全身运动,容易测得最大强度;运动方式自然;可通过调节速度、坡度灵活掌握试验方案;受试者不能自行改变运动强度;诊断的灵敏性和特异性较高;可直接得到功能能力(functional capacity,F.C.)的代谢当量(METs)值;可供儿童测试等。缺点是:价格昂贵,占地面积大,噪声大,强度大时不易测定生理指标;不能用功、功率表示运动强度;安全性差,需要加强保护等。

(二)踏车运动

踏车运动(bicycle ergometer)是采用固定式功率自行车,测试者坐在自行车上进行踏车运动,可以用电磁刹车或机械刹车的方式逐步增加踏车的阻力,从而加大受试者的运动负荷。优点是运动时无噪声,运动中心电位记录较好,血压测量比较容易;缺点是对于体力较好者,往往不能达到最大心脏负荷。此外,由于局部疲劳,所测结果低于活动平板试验的结果。运动受试者易因意志原因而终止运动,一些老年人或不会骑车者比较难以完成。

(三)简易运动试验

简易运动试验是指采用定量步行(定时间或定距离)的方式进行心血管功能评定的试验方法。试验过程中可以没有心电图监护的条件。定时间行走试验主要包括6分钟或12分钟行走试验,定距离行走试验主要包括10m、20m 和200m 行走试验。

三、常用运动试验方案

运动试验方案是指采用不同的运动计量设备对运动试验的负荷进行分级操作的方案。运动试验方案的选择取决于受试者的个体情况和试验目的。常用的有以下几种。

(一)改良 Bruce 方案

Bruce 法又称多级跑台试验。Bruce 方案应用最早、最广泛,该方案是通过同时增加速度和坡度来增加运动负荷。该法负荷分为6级,每级持续3分钟。负荷方式有以下6级。

第一级:跑台速度为 1.7mph(英里/小时),坡度为 10%。

第二级:速度为 2.2mph,坡度为 12%。

第三级:速度为 3.4mph,坡度为 14%。

第四级:速度为 4.2mph,坡度为 16%。

第五级:速度为 5.0mph,坡度为 18%。

第六级:速度为 5.5mph,坡度为 20%。

由于该方案运动负荷增加不规则,起始负荷较大,代谢当量为 4~5METs,运动负荷增量也较大(2.5~3METs)。因此,年老体弱者往往不能耐受第一级负荷或负荷增量,从而难以完成试验。另外,此方案是一种走-跑试验,在试验中开始是走,以后逐渐增加负荷,并达到跑的速度,受试者往往难以控制自己的节奏,心电图记录质量难以得到保证。改良 Bruce 方案的负荷方式有以下 7 级(表 3-5)。

表 3-5 改良 Bruce 方案

| 分级 | 速度 | | 坡度 | 时间 | 代谢当量 |
	英里/小时	公里/小时	(%)	(分)	(MET)
1	1.7	2.7	10	3	5
2	2.5	4.0	12	3	7
3	3.4	5.5	14	3	10
4	4.2	6.8	16	3	13
5	5.0	8.0	18	3	16
6	5.8	8.8	20	3	19
7	6.0	9.7	22	3	22

(二)哈佛台阶试验

哈佛台阶试验是一种用于测定心功能的简便易行的定量运动试验方法。测试时要求受试者在高度为 50.8cm(男性)或 42.6cm(女性)的台阶上以 3 分钟 30 次的速度,持续运动 5 分钟。试验要求按照节拍上下台阶负荷,上台阶后膝关节、髋关节要充分伸直,下台阶要全脚掌着地,不允许测试者跳跃,左右脚上下台阶不分先后,负荷后测定第 2、3、5 分钟的 30 秒脉搏,将持续运动时间和所测 3 次心率数值代入下列公式进行计算:

$$台阶指数 = \frac{登台阶持续时间(s)}{2 \times 3 \text{ 次心率之和}} \times 100$$

评定标准:<55 为差,55~64 为中下,65~79 为中上,80~90 为良,>90 为优。

(三)改良联合功能试验

经典的联合功能试验过程包括 30 秒内 20 次蹲起、15 秒原地疾跑和 3 分钟原地高抬腿(跑速 180 步/分)跑,以及每次负荷后分别测量第 3、4、5 分钟恢复期的脉搏和血压。此试验时间长、第一项负荷量小,不能满足训练实践的需要,因此有人结合现代训练或比赛最后要"冲刺"的模式,提出在 3 分钟内先进行中速(180 步/分)原地跑 2 分钟 45 秒,接着进行 15 秒全速跑的负荷方法。然后每分钟测量 5 次恢复期的心率和血压,每分钟前 10 秒测心率,而后 50 秒测血压,根据心率、收缩压和舒张压的变化进行功能评定的方法。其反应类型可以分为 3 种。

1. 良好反应 心率、收缩压适度增高,舒张压下降,负荷后 5 分钟内恢复到安静水平,此为功能良好的表现。

2. 一般反应 心率、收缩压明显增高,但心率和收缩压变化曲线基本平衡,舒张压变化不大,负荷后 5~6 分钟恢复,此为训练水平差、功能不良的表现。

3. 不良反应 心率明显上升,收缩压升高不明显,舒张压上升或下降幅度较大,恢复时间延长至 8 分钟以上,此为机体疲劳、功能水平差的表现。

笔记

55

（四）PWC₁₇₀试验

PWC 是英语 physical work capacity 的缩写。PWC_{170}是指运动中心率达到 170 次/分时身体所做的功。这是一项评定身体工作能力的常用指标,反映的是机体在同样条件下输出功率的大小,即PWC_{170}的值越大,身体工作能力越好。PWC_{170}直接测定较复杂,因此一般采用间接测定。间接测定的原理是,运动过程中心率和功率在一定范围内(相当于心率 120~180 次/分)呈直线相关。让受试者完成两次不同功率的负荷,每次负荷 3~5 分钟(以负荷中心率相对稳定为准,一般 3 分钟即可)。两次负荷之间休息 5 分钟。第一次负荷后心率宜在 120 次/分左右。第二次负荷功率可根据第一次负荷后心率来确定,以达到 170 次/分心率的负荷为宜。此方法将负荷最后 3 秒的心率或负荷后即刻 10 秒的心率(乘以 6 换算为每分钟心率)及两次负荷量(单位是 kg·m)代入公式,即可计算出PWC_{170}值。

$$PWC_{170} = W_1 + (W_2 - W_1)\left(\frac{170 - P_1}{P_2 - P_1}\right)$$

其中,W_1:第一次负荷的功率(kg·m/min),W_2:第二次负荷的功率,P_1:第一次负荷的心率,P_2:第二次负荷的心率。

有条件的情况下应该采用功率自行车作为负荷手段,没有功率自行车时也可以用台阶作为负荷手段,但是其准确度会有所下降。教练员可利用不同时期队员PWC_{170}数值的变化作为评定训练效果,进行成绩预测及了解功能状况的客观指标。在训练方法不当或身体疲劳、有病的情况下,需要寻找具体原因。作为监督训练的手段,当队员"练不动"时,可进行PWC_{170}试验,如试验结果明显低于队员平时正常水平,说明该队员功能状况不良,需调整训练计划或进行治疗;反之,如试验结果正常,则应从思想或其他方面寻找队员"练不动"的原因。

四、运动试验终止的标准

各类运动试验在达到运动终点之前,凡出现下列情况之一均应立即终止试验。

1. 运动试验中收缩压下降超过基础血压 10mmHg,并伴有其他心肌缺血迹象。
2. 中重度心绞痛。
3. 逐渐加重的神经系统症状(如:共济失调、眩晕或晕厥前期)。
4. 低灌注体征(发绀或苍白)(如 S-T 段下降>0.2mV 或弓背向上、心律失常、传导阻滞等)。
5. 高血压反应[收缩压>250mmHg 和(或)舒张压>115mmHg]。
6. 仪器设备故障不能监测心电图或血压。
7. 持续性室性心动过速。
8. 受试者不愿意继续进行试验。

第四节 肺容量和通气功能实验

肺容量和通气功能检查主要反映呼吸过程机械性活动的状况,包括呼吸肌、气管、支气管与肺的顺应性评定。这是呼吸系统疾病中最常用的检查方法。

一、肺容量测定

肺容量测定包括四种基本容积和四种容量的测定,即潮气容积、补吸气容积、补呼气容积、残气容积、深吸气量、肺活量、功能残气量、肺总量8项指标。上述指标的关系见图3-1。这些指标都可用肺量计直接测定,其中又以肺活量最常用。

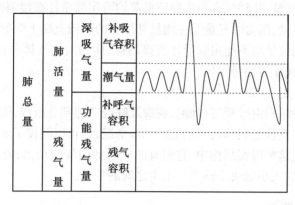

图 3-1　肺容量及组成

（一）测定指标

1. 潮气容积(tidal volume,VT)　指每次平静呼吸时吸入或呼出的气量。成人正常值为400~500ml。潮气容积受体内代谢率、运动、情绪变化的影响可增大或减小。

2. 补吸气容积(inspiratory reserve volume,RV)　为平静吸气后再用力吸气所能吸入的最大气量。正常成人为1.5~2.0L。

3. 补呼气容积(expiratory reserve volume,ERV)　平静呼气后再用力呼气所能呼出的最大气量。正常成人为0.9~1.2L。

4. 残气容积(residual volume,RV)　用力呼气后留在肺内的气量,即等于功能残气量减去补呼气容积。正常成人为1.0~1.5L。

5. 深吸气量(inspiratory capacity,IC)　平静呼气后所能吸入的最大气量,即等于潮气容积加补吸气容积。正常值:男性2.6L,女性1.9L。

6. 肺活量(vital capacity,VC)　是指一次尽力吸气后,再尽力呼出的气体总量。它是潮气量、补吸气量和补呼气量之和。正常成年男性约为3.5L,女性约为2.5L。肺活量有较大的个体差异。它反映了一次通气的最大能力,在一定意义上可反映呼吸功能的潜在能力。肺活量与性别、年龄、体表面积相关。

肺活量体重指数是人体测量复合指标之一,为重要的人体呼吸功能指数。在有关氧代谢项目运动员选材和学生体质综合评价中有一定参考作用。其计算公式为:

$$肺活量体重指数 = \frac{肺活量(ml)}{体重(kg)}$$

正常值:男性60以上,女性50以上。

7. 功能残气量(functional residual capacity,FRC)　平静呼气后留在肺内的气量,即等于补呼气容积加残气容积。足够的功能残气量使肺泡保持一定气量,稳定肺泡气体分压,能在呼气期继续进行正常的气体交换。正常成人约为2.5L。

8. 肺总量(total lung capacity,TLC)　深吸气后肺内所含的总气量,等于肺活量加残气容积。正常值:正常成年男性为 5.0~6.0L,女性为 3.5~4.5L。因肺活量与残气容积的增减可互相弥补,肺总量正常并不一定提示肺功能正常。

（二）测量方法

测量呼吸气量一般是用肺量计来进行,而肺量计的种类很多,以水封桶式最简单。呼吸时将浮筒升降幅度描绘在按一定速度水平走向的记录纸上,所得曲线称肺量图。潮气容积量、深吸气量、补呼气容积和肺活量等均可用肺量计直接测得,并作出容积变化图。而用力肺活量、用力呼气量是在测量肺活量的基础上加上时间限制测得的。残气容积量及功能残气量均不能用肺量计直接测得,而需应用气体分析方法间接测算,一般常用氯气、氮气作为测量气体。

（三）临床意义

实现肺通气的结构由呼吸道、肺泡、胸廓及呼吸肌等部分组成,因此肺容积和肺容量的测定不仅可以直接了解肺通气功能的基本情况,也可以间接了解这些组织结构的功能状态。然而在这些组织结构中,它们有的成为肺通气的动力,有的成为肺通气的阻力,因此肺通气的大小取决于动力与阻力之间的平衡。

二、通气功能测定

通气功能是指在单位时间内随呼吸运动出入肺的气量和流速,又称动态肺容积,可以反映通气功能,凡能影响呼吸频率、呼吸幅度和流速的生理、病理因素,均可影响通气量。一般用单筒肺量计测定。

（一）每分钟通气量

每分钟通气量(minute ventilation,VE)是指在静息状态下每分钟吸入或呼出的气体总量。正常值:男性约 6.6L;女性约 5.0L。超过 10L 为通气过度,低于 3L 表示通气不足。每分钟通气量中只有进入肺泡的气量才能进行气体交换,称为有效通气量;只存在于细支气管以上不参与气体交换的气量称死腔气量(VD),正常约 150ml。呼吸频率越快,则有效通气量越小。

（二）最大通气量

最大通气量(maximum voluntary ventilation,MVV)指在限定时间内(一般采用 15 秒)以最快的速度及最大的幅度进行呼吸的气量,所得值乘以 4,即为每分钟最大通气量。一般正常成人可达 70~120L。通常用通气贮备百分比表示,其计算公式如下:

$$通气贮备百分比 = \frac{(最大通气量 - 每分钟静息通气量)}{最大通气量} \times 100\%$$

正常值>93%,在正常预计值的±20%均为正常范围。最大通气量不仅反映机体呼吸肌和体力的强弱,还可以反映肺泡壁弹性回缩力和气道阻力等。最大通气量可以用来评价受试者的通气储备能力,肺通气储备低的人难以胜任剧烈运动。

（三）时间肺活量

时间肺活量(forced expiratory volume,FEV)又称用力肺活量,是尽力最大吸气后以最大用力、最快速度所能呼出的最大气量。通常以每秒钟呼出的气体量占肺活量的百分比来表示,可计算出不同时间所呼出的气量及占用力肺活量的百分比。如 1 秒、2 秒、3 秒的用力呼气容积即 FEV_1、FEV_2、FEV_3 等,以 FEV_1 最有意义。FEV_1 正常值:男性约(3719±117)ml;女性约(2314±48)ml。正常人 FEV_1、FEV_2、FEV_3 百分比分别为

83%、96%、99%,基本能在 3 秒钟全部呼出。阻塞性通气障碍时呼出时间延长,而限制性通气障碍时则往往提前呼完。时间肺活量是一种动态指标,不仅反映肺容量的大小,而且反映其所遇阻力的变化,所以是评定肺通气功能的较好指标。

第五节　神经肌肉电生理检查

神经肌肉电生理检查是运动医学中必不可少的检测、评定手段,涉及神经、神经肌肉接头、肌肉以至皮质功能的疾病均可以通过这种手段作出定性、定位诊断和功能评定。神经电生理检查通常指肌电图检查、神经传导速度检查、诱发电位检查和脑电图检查。

一、肌电图

通过记录分析肌肉产生的电活动以诊断疾病或评定功能的方法,称为肌电图检查法(electromyography,EMG)。肌电图主要包括针极肌电图和表面肌电图。

（一）针极肌电图

针极肌电图(needle electromyography)是将针电极插入肌肉中,记录神经和肌肉的生物电活动,是诊断和鉴别诊断神经源性、肌源性和神经肌肉接头处病变的重要方法。

1. 正常肌电图

（1）插入时:针的穿刺刺激引起肌纤维的活动,在肌电图上出现短阵电位波动,称插入电活动。

（2）放松时:当针的活动停止,电位波动亦消失。这种"针动电现、针停电止"的现象,是肌肉、神经正常与否的重要标志。在肌肉完全松弛时,无任何电位波动,称为电静息。

（3）轻用力时:出现一个个孤立的运动单位电位(MUP),是一个运动神经所支配的一群肌纤维同步兴奋的结果。

（4）最大用力时:参与活动的运动单位进一步增多,各电位互相干扰,基线已不可见,称干扰型肌电图。

2. 异常肌电图　插入电位延长或消失或显著减少,如插入后见纤颤波或正相棘波,肌强直放电等;安静时出现自发电位(纤颤电位、正相尖波、束颤电位),即失神经电位。收缩时运动单位出现异常,多相波增多,波幅降低或异常增高,波幅时程减少或加大,用力收缩时呈部分干扰相或单纯相。此外可有节律不规则及疲劳现象或二针距离较远亦出现同步化现象。周围神经受损时传导速度减慢,完全损伤时反应电位消失。

（二）表面肌电图

表面肌电图(surface electromyography,sEMG),也称动态肌电图或运动肌电图。相对于针电极肌电而言,其电极为表面电极,它将电极置于皮肤表面,无须刺入皮肤,使用方便、安全、无创,可用于测试较大范围内的肌电图信号。另外,它不仅可在静止状态测定肌肉活动,而且也可在运动过程中持续观察肌肉活动的变化;不仅是对运动功能有意义的诊断方法,而且也是一种较好的生物反馈治疗技术。

表面肌电图是从皮肤表面通过点击引导、记录下来的神经肌肉系统活动时的生物电信号,它与肌肉的活动状态和功能状态之间存在着不同程度的关联性,因而能在一定程度上反映神经肌肉的活动。表面肌电信号是一维时间序列信号,它是表面引导电极所触及的各个运动单位活动时所产生的电变化在时间上和空间上叠加的结果,与不同功能状态和活动状态下参加活动的运动单位数量、不同运动单位的放电频率、运动单位活动的同步化程度、运动单位募集模式和 sEMG 放置位置、皮下脂肪厚度、体温变化等因素有关。在人体工效学领域肌肉工作的工效学分析、康复医学领域的肌肉功能评价以及体育科学的疲劳判定、运动技术合理性分析、肌纤维类型和无氧阈值的无损伤性预测方面具有重要的实用价值。

1. sEMG 的基本构成和工作原理 sEMG 从解剖学上讲是反映脊髓神经冲动到肌肉收缩的过程,从生理模式上讲是脊髓发放运动神经冲动至多个运动单位、动作单位的代数和,产生生理学意义上的 EMG 信号。从仪器上讲,则是在记录部位,通过减少系统噪音,应用电极和记录装置,记录下 EMG 信号,单个神经冲动传递至一个运动单位时产生一活动电位差,当下传的冲动分别至多个运动单位然后分别传出信号,多个运动单位传出信号在记录装置上叠加则形成表面电极记录的 EMG。

2. sEMG 的操作 各种先进技术使 sEMG 的操作变得简单了很多,例如:遥测技术的应用,避免了需要较长导线的累赘,sEMG 的应用空间大大拓展,各种算法的应用,使得 sEMG 信号的分析变得简单明了。多通道 sEMG 使同步记录、分析多块肌肉肌电信号成为现实。可穿戴式 sEMG 扩大了信号收集的对象,使非实验室环境下的信号收集成为可能。阵列式 sEMG 的应用使 sEMG 信号收集和分析过程更为立体化,在空间和时间层面均可进行相关评估。

(1)常规操作程序:不同的 sEMG 可能具体操作有所不同,但大致操作程序如下:

1)根据测试目的选择测试肌肉,清理皮肤,贴敷表面电极。

2)选择储存模式。

3)设定取样率,选择取样期。

4)选择是否应用记忆卡的无线遥控或即时测量方式。

5)在测试肌肉活动或者静止状态下测试、记录数据。

6)数据传输,并根据测试目的应用相应软件进行分析。

(2)操作程序的关键技术

1)肌肉的选择:由于活动或功能型运动通常由肌群完成,但 sEMG 检查时并非能够评定肌群所有的肌肉,临床上常采用数个记录通道进行记录,一般选择肌群中有代表性的肌肉。若肌群中的肌肉位置较近,电极可以置于整个肌群,这时需确定哪些肌肉共同完成运动,并以整个肌群协调活动的综合模式解释结果。

2)基于对运动单位点位影响因素等方面的考虑,表面电极的选择和放置需注意以下几点:材料、大小、电极放置的位置、电极之间的间隔距离和皮肤的清洁度。①电极制作的材料:大部分电极使用氯化银制成。②电极的大小:小容积的肌肉需要用小的电极,且电极间的间隔距离宜小。③电极放置的位置:若电极放置的位置不当,会造成较强收缩时所测的肌电活动水平不准确。一般常用徒手肌力评定的方法来证实所记录的肌电信号来源于需要检查的肌肉,即采用施加适当阻力时观察是否有肌电信号的方法,但这一办法对不能孤立收缩的肌肉可能无效。为获得最大波幅,一般应将电极置于神经分布区域中心与肌腱之间的中点。④电极之间的间隔距离:即便是大容积的肌肉,电极之间的间隔距离也不宜过大,否则容易记录到附近其他肌肉的活动。

3）皮肤的准备:充分的皮肤准备可以极大地降低阻抗,避免两个电极之间的阻抗失衡。

4）操作的标准化:为了能够对不同时间段、不同肌肉之间和不同个体之间 sEMG 结果的比较,应采用一定的标准化措施。这些措施一方面是操作的标准化,另一方面是分析的标准化。并且两者密不可分,操作的标准化是分析标准化的基础。

5）注意事项:装有心脏起搏器等植入性医疗仪器者禁用。

3. sEMG 在运动医学中的应用　sEMG 的应用范围十分广泛,所有涉及肌肉功能方面的领域几乎都会有不同程度的应用。在运动医学领域可能有以下应用:在运动过程中间接测定肌力、疲劳度,以监测运动训练效果、指导制订训练计划、预防运动损伤。

（1）用于观察不同肌肉收缩时的生理变化。

等长收缩:肌肉保持一恒定长度收缩时,sEMG 变化与肌张力之间的关系可能是线性的,也可能是曲线的。在肌肉长度不变的情况下,随肌张力的增加,sEMG 数值增加。当肌肉拉长时,可见低 sEMG 而高张力;相反,肌肉缩短时,可见高 sEMG 而低张力。

等张收缩:在收缩产生相对恒定力量或力矩的等长收缩中,sEMG 与力量之间的关系不明确。

（2）量化评定肌肉疲劳程度:肌肉随着重复收缩可产生局部疲劳现象。在肌肉疲劳过程中可出现以下生理现象:运动单位的同步性、慢/快肌纤维的募集顺序改变、代谢方面的改变等。

（3）疼痛（扳机点）评定:原始 sEMG 可见到含有扳机点的肌肉运动后的应激性。正常肌肉在运动前处于静息状态;在运动过程中 sEMG 活动适当增高并变密;但在运动之后,sEMG 活动水平并非回到静息基线水平,而是保留较大的密集程度。

（4）受损肌肉的功能评定:通过测定受损害肌肉中位频率的转变可对受损肌肉的功能情况进行评定。若频率的降低可见于运动的初始,且在力量输出无明显降低的情况下,频率随之突然低平,则表明受损的肌肉可能停止参与运动,而由其他肌肉替代产生力量。

（5）指导或评价运动训练:判断被动运动时的放松程度,sEMG 可帮助确定是否运动真正地处于被动形式。正常人被动牵张放松的肌肉时,无论运动速度大小均不会引出可察觉的 sEMG 活动。患者若在被动运动时无 sEMG 活动,则表明患者处于自主的放松状态,可允许被动运动的进行。

（6）帮助加强平衡训练:通过对坐位或站立时下肢肌群 sEMG 信号的检查,可建立促进和抑制特定肌群以加强平衡反应和重量转移的能力。借助对正常 sEMG 模式的了解和应用,通过观察即时 sEMG 结果可确定对平衡能力干预的效果。

（7）观察运动治疗模式的效果:应用 sEMG 可观察各种运动治疗模式的效果,尤其是在训练模式、特殊的治疗方法不能用肉眼直接观察时,客观的 sEMG 信号可作为特别有用的评定工具。在等速运动中,肌肉的相互影响也可用 sEMG 判定。

总而言之,sEMG 作为一项有效的、实用的康复评定技术,已逐渐被越来越多的运动医学从事者关注。相信在不久的将来,sEMG 技术不仅会更加完善,而且还会更深入地应用于运动医学领域中。

（三）肌电图在运动医学中的应用

肌电图作为神经肌肉疾患的诊断手段在临床上已使用多年,但是作为运动员神经肌肉系统功能状态评定的方法,目前尚不成熟。然而就发展趋势而言,还是很有前途的。

1. 评定运动员的训练水平

（1）动作协调的变化:一个运动员在刚从事某项运动训练时,肌肉间的活动不协调,主动肌与拮抗肌肌电图之间可表现为一定时间内同时存在;随着训练水平的提高,主动肌与拮抗肌肌电图之间同时存在的时间会逐渐缩短,甚至会在主动肌肌电出现的同时对抗肌肌电图消失,说明它们之间已无"牵制",变得非常协调。当然,后一种情况只有在动作非常熟练的运动员身上才能出现。

（2）肌肉最大收缩时的变化:随着训练水平的提高,运动员在最大用力收缩时,其积分肌电图的值也会逐渐提高,这是运动员大脑皮质运动区对肌肉支配能力提高的结果。

（3）肌肉定量负荷时的变化:给予定量负荷时,运动员的积分肌电图会随着训练水平的提高而下降。

2. 测定运动员神经肌肉的疲劳　既然肌肉收缩是由神经活动引起的,那么不仅肌肉疲劳会引起肌电图的变化,神经系统的疲劳也会引起肌电图的改变。另外,肌电图还能鉴别大脑皮质的疲劳、脊髓运动神经细胞的疲劳和神经肌接头（传导性）的疲劳。

二、神经传导速度检测

神经传导速度检测是应用脉冲电流刺激运动或感觉神经,记录激发电位,计算冲动在某一段神经的传导速度。神经传导速度检测是评定下运动神经元病变及神经功能状态较为可靠的方法,包括感觉、运动神经传导检查和反射检查。神经传导检查研究运动神经和感觉神经传导的功能,反映神经传入、传出通道（即反射弧）的功能。

（一）运动神经传导速度检测

运动神经传导速度（MNCV）检测是用电刺激运动神经使其支配肌产生动作电位,记录电位的潜伏期、波幅、形态、时限,计算运动神经传导速度。

1. 测定方法　一般采用两点刺激法,在神经通路上选择 2 个以上的点,在各点分别施以超强刺激,并从该神经支配的远端肌肉上记录各刺激点的诱发电位。

2. 计算方法　由不同点施以刺激到出现诱发电位的时间称为潜伏期（latency, LAT）,2 个刺激点的 LAT 之差称为传导时间,再从人体测两点间距离,代入下列公式,即为传导速度:

$$运动传导速度（m/s）= \frac{两刺激点间距离（mm）}{两刺激点刺激潜伏期之差（ms）}$$

（二）感觉神经传导速度测定

感觉神经传导速度（SNAP）因没有神经肌肉接头和肌肉参与,所以记录的是神经电位而不是运动单位电位。

1. 测定方法

（1）顺向法：在神经远端刺激神经干，顺感觉神经传导方向在神经干近端记录激发电位。

（2）逆向法：在神经近端刺激神经干，逆感觉神经传导方向在神经干远端记录神经激发电位。

2. 计算方法　代入下列公式：

$$感觉神经传导速度(m/s) = \frac{近端刺激与远端记录点间的距离(mm)}{诱发电位(ms)}$$

3. 神经反射检测

（1）F波：F波是同一运动神经元的回返兴奋，引起靶肌肉产生的一个迟发电位。用特定刺激作用于外周神经时，产生的冲动沿神经干呈双向传导；向远端传导引起肌肉兴奋，在该肌记录的电位称M波；向近端传导则沿神经轴索传至脊髓前角运动细胞，使该细胞兴奋后又发出冲动沿同一神经传至支配肌，产生20～50毫秒的迟发电位，称为F波。

（2）H波：H波及其反射是一种单突触节段反射，用运动阈以下、感觉阈以上的刺激作用于混合神经干时，产生的神经冲动经传入神经至后根，又进入脊髓前角，经突触传递而兴奋运动神经元，再从前根传至外周神经，在该神经支配肌上引出一激发电位，记录的波形称为H波。

三、诱发电位

广义的诱发电位指一切刺激所激发的电位，但一般所说的诱发电位仅指在头颅记录到的皮质电位和在脊髓记录到的脊髓电位，以及刺激皮质运动区或脊髓后在相应肌肉表面记录的电位。诱发电位又分感觉诱发电位和运动诱发电位。

第六节　运动损伤的康复评定

一、步态评定

步态分析是对患者行走方式的检查，包括定性分析和定量分析。在运动医学领域，应用步态分析进行障碍学诊断，分析障碍发生的原因，对制订康复治疗方案以及疗效评价具有突出的临床价值。

步行是在保证支撑稳定性的同时，利用一系列重复的肢体运动使身体向前移动。由于每一个序列动作都涉及一系列的两侧下肢多节段和整个身体之间的多重相互作用，大量同时发生的动作识别则迫使步态观察必须从多个方面进行。观察步态有三个基本的途径，其中最简单的办法就是通过在双足与地面交替接触的变化中将步态周期细分；第二种方法是运用步幅的时间和距离特性；第三种是确认步态周期中这些时间的功能性意义，同时把这些间隔定义为步态周期中的功能时相。

（一）步态周期的构成

步态周期指行走过程中一侧足跟着地至该侧足跟再次着地所经过的时间。每一侧下肢有其各自的步行周期。每一个步行周期分为站立相和迈步相两个节段。站立相又称为支撑相,为足底与地面接触的时期;迈步相亦称为摆动相,指支撑腿离开地面向前摆动的节段。以右下肢步行周期为例,步行周期以右侧足跟着地开始,紧接着足放平,足底全面接触地面,进入步态中期,随后发生足跟离地、足趾(尖)离地。足趾离地的瞬间标志着站立相结束和迈步相开始,右下肢向前摆动并依次经过摆动前、中、末期。

站立相大约占步行周期的60%,迈步相约占其中的40%。站立相与迈步相的时间比例与步行速度有关,随着步行速度的加快,迈步相时间相应延长而站立相时间缩短。

（二）RLA 步态目测观察法

美国加利福尼亚州 RLA 国家康复中心的 Perry 医生按照步行周期的发生顺序提出了 RLA 分期法,即将站立相分解为5个分期,迈步相分解为三个分期。

1. 首次着地(initial contact,IC)　步行周期和站立相的起始点,指足跟或足底的其他部位第一次与地面接触的瞬间。

2. 负荷反应期(loading response)　指足跟着地后至足底与地面全面接触瞬间的一段时间,即一侧足跟着地后对侧下肢足趾离地时,为双支撑期,是重心由足跟转移至足底的过程。

3. 站立中期(mid-stance)　指从对侧下肢离地至躯干位于该侧(支撑)腿正上方时,为单腿支撑期,此时重心位于支撑面正上方。

4. 站立末期(terminal stance)　为单腿支撑期,指从支撑腿足跟离地时到对侧下肢足跟着地。

5. 迈步前期(pre-swing)　指从对侧足跟着地到支撑腿足趾立地之前的一段时间,为第二个双支撑期。

6. 迈步初期(initial swing)　从支撑腿离地至该腿膝关节达到最大屈曲时。

7. 迈步中期(mid-swing)　从膝关节最大屈曲摆动到小腿与地面垂直时。

8. 迈步末期(terminal swing)　指从地面垂直的小腿向前摆动至该侧足跟再次着地之前。

（三）步态的定性分析与定量分析

步态的定性分析是临床中常用的步态检查方法。定性分析通常采用目测观察,获得第一手资料,通过与正常步态进行比较,并结合以往的临床经验来认识异常步态的特征,找出问题所在。

步态的定量分析是借助于专用设备对步态进行运动学和动力学的分析。运动学分析是一种描述性的定量分析,所得结果反映了被检查者的步态特征,包括时空参数和关节运动的模式等。动力学分析是指对步态进行有关力的分析,如地反力、关节力矩、人体重心、肌肉活动等,通过动力学分析可以揭示特异性步态形成或产生的原因。随着科技的不断进步,动力学分析在临床中的应用已越来越受到重视和推广。

（四）常见病理性步态的原因及表现

1. 臀大肌(髋伸肌)步态(gluteus maximus gait)　臀大肌无力者,关节后伸无力,足跟着地时常用力将胸部后仰,使重力线落在髋关节后方,以维持髋关节被动伸展,站立中期时膝关节绷直,形成仰胸挺腰腹的臀大肌步态。

2. 臀中肌步态(gluteus medius gait)　又称"鸭步",表现为行走中患腿站立相时,躯干向患侧侧弯,以避免健侧骨盆下降过多,从而维持平衡。两侧臀中肌受损时,其步态特殊,步行时上身左右交替摇摆,状如鸭步。臀中肌麻痹多由脊髓灰质炎引起,一侧臀中肌麻痹时,不能固定骨盆,也无力提起、外展和旋转大腿,髋关节侧方稳定受到影响。

3. 股四头肌步态(quadriceps gait) 股四头肌麻痹者,行走中患侧腿站立相伸膝的稳定性将受到影响,表现为足跟着地后,臀大肌为代偿股四头肌的功能而使髋关节伸展,膝关节被动伸直,造成膝反张。如同时有伸髋肌无力,则患者俯身用手按压大腿,使膝伸直。

4. 跨越步态(steppage or footdrop gait) 胫前肌麻痹者,因足下垂,摆动期髋及膝屈曲度代偿性增大,形成跨越步。

5. 减痛步态(antalgic gait) 一侧下肢出现疼痛时,常呈现出减痛步态,其特点为患侧站立相时间缩短,以尽量减少患肢负重,步幅变短。此外,患者常一手按住疼痛部位,另一上肢伸展。疼痛部位不同,表现可有些差异。髋关节疼痛者,患肢负重时同侧肩下降,躯干稍倾斜,患侧下肢外旋、屈曲位,尽量避免足跟击地。膝关节疼痛患者膝稍屈,以足趾着地行走。

6. 痉挛性截瘫步态(spastic paraplegic gait) 脊髓损伤所致截瘫患者,如脊髓损伤部位稍高且损害程度较重但能拄双拐行走时,双下肢可因肌张力高而始终保持伸直,行走时出现剪刀步,在足底着地时伴有踝阵挛,呈痉挛性截瘫步态,使行走更加困难。如脊髓损伤部位较低且能用或不用双拐行走时,步态可呈现为臀大肌步态、垂足步态或仅有轻微异常。

7. 短腿步态(short leg gait) 患肢缩短达 2.5cm 以上者,该侧着地时同侧骨盆下降导致同侧肩下降,对侧迈步腿髋膝关节过度屈曲、踝关节过度背屈。

二、耐力评定

在运动疗法中,患者进行某项训练时,要有一定的强度、时间才能获得满意疗效,需要患者具有良好的耐力。耐力下降,无论是无效运动还是维持时间的减少,都是限制患者活动的重要因素,并影响康复训练效果。

耐力是指能持续进行活动的能力,是衡量体力和健康状况的尺度,与骨骼肌肉功能、神经肌肉功能以及心肺功能密切相关。康复训练中将耐力分为周围性耐力和中心性耐力,及肌肉耐力和心肺耐力。本段落仅对肌肉耐力进行讨论。

肌肉耐力(muscular endurance)是肌群能够持续长时间收缩或重复收缩的能力,它需要充足的能量供应和正常的神经支配。根据肌肉的工作方式,肌肉耐力可分为静态耐力和动态耐力。静态耐力(static endurance)是指肌肉在较长时间的静态收缩中克服疲劳的能力。康复评定中测静态耐力主要在等长收缩状态下进行。动态耐力(dynamic endurance)则指肌肉在较长时间的等张收缩中克服疲劳的能力。康复评定中测动态耐力主要在等张收缩状态下进行。

学习小结

1. 学习内容

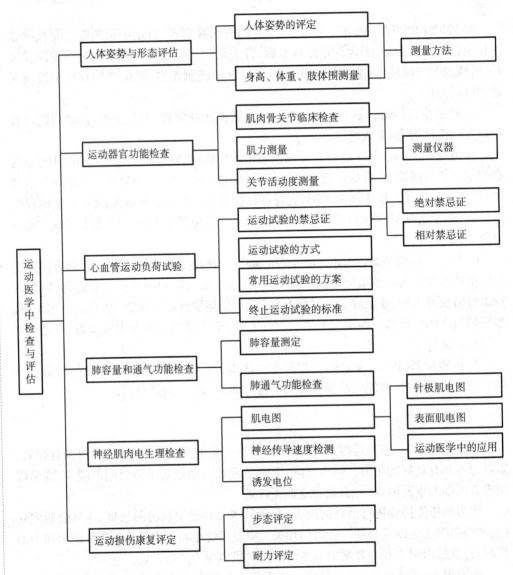

2. 学习方法

本章主要讲述运动医学中的功能检查，它是运动医学临床工作中非常重要的部分。功能检查的重点是肌肉骨骼系统和心血管系统。在临床中通过功能检查，对患者的运动能力、身体素质、运动技术和身体功能等方面作出评价，从而确定其全身健康状况；发现身体缺陷；查出患者体内存在的易患伤病因素；对运动的训练制度、训练方法和医疗预防措施等方面提出建议。因此本章内容为运动医学的基本理论知识，为以后各章的学习奠定重要的理论基础。这部分内容与人体解剖学、运动学、康复功能评定学的相关知识联系密切。因此，除了在理论层面上熟练掌握功能检查的基本原理和方法外，还要在实践中灵活运用各种检查技术和手段，对运动系统、心血管系统、呼吸系统和神经系统作出正确的评定。本章的知识点较多,关键知识容易混淆,单凭死记硬背,往往是事倍功半。在学习过程中,要坚持理论联系实际,努力培养动手实践能力。

(李天骄)

复习思考题

1. 心血管功能运动试验的常用方式有哪些?
2. 时间肺活量的定义、测量方法和意义是什么?
3. 简述正常肌电图的表现。
4. 表面肌电图的临床应用主要有哪些?
5. 简述 RLA 步态评定法的步态分期。

第四章

运 动 损 伤

 学习目的

　　了解运动损伤的定义、分类、原因等内容,学会运动损伤的急救、处理和康复方法,提高学生的临床实践能力。

　　学习要点

　　运动损伤的定义;运动损伤的分类;运动损伤的项目特点;运动损伤的原因;运动损伤的预防原则;运动损伤的急救;物理治疗的作用、适应证和禁忌证,常见的理疗方法;中西医药物治疗运动损伤;按摩、针刺、拔罐疗法在运动损伤中的应用;支具及支持带在运动损伤中的作用;软组织贴扎技术在运动损伤中的应用;伤后康复训练。

第一节　运动损伤概述

一、运动损伤的定义

　　运动损伤是指人体在体育运动过程中所发生的各种损伤。运动损伤的发生与运动项目的技术动作、运动训练水平、运动训练安排、运动环境等因素有关。运动损伤所造成的后果是严重的,往往导致运动员不能正常参加训练和比赛,不仅妨碍运动成绩的提高,缩短运动寿命,严重者还可引起残疾,甚至死亡。

　　运动损伤学是研究运动损伤发生的原因、机制、规律及其预防、诊断、治疗与康复等问题的一门应用学科,是运动医学和骨科学的重要组成部分。运动损伤学的主要任务是运用运动医学的知识和技能,研究、预防和治疗各种运动损伤,为改进教学和训练方法、改善运动条件、提高运动成绩提供科学依据和指导,也为体育运动参与者提供防护措施,以加强自我保护,避免运动损伤。

二、运动损伤的分类

　　明确运动损伤的类型是进行正确诊断、治疗与康复,以及判断预后的前提。运动损伤的分类方法很多,归纳起来主要有以下几种:

　　(一)按损伤的组织结构分类

　　按损伤的组织结构可分为皮肤损伤、肌肉与肌腱损伤、滑囊损伤、关节软骨损伤、骨组织损伤、神经损伤、血管损伤及内脏器官损伤等。

（二）按损伤后皮肤或黏膜完整性分类

1. 开放性损伤　损伤处皮肤或黏膜的完整性遭到破坏，损伤的组织有伤口与外界空气相通，如擦伤、刺伤、切割伤与开放性骨折等。

2. 闭合性损伤　损伤处皮肤或黏膜的完整性未遭破坏，损伤的组织无伤口与外界空气相通，如挫伤、肌肉韧带损伤、闭合性骨折与关节脱位等。

（三）按运动能力丧失的程度分类

1. 轻度伤　伤后尚能按教学计划进行训练的为轻度伤。

2. 中度伤　伤后不能按教学计划进行训练，需要停止患部练习或减少患部活动的为中度伤。

3. 重度伤　伤后需要完全停止训练的为重度伤。

（四）按损伤病程分类

1. 急性损伤　人体在瞬间遭受直接暴力或间接暴力造成的损伤为急性损伤，其特点是发病急、病程短、症状骤起，如肌肉拉伤、关节韧带扭伤等。

2. 慢性损伤　包括劳损和陈旧性损伤，特点是发病缓、病程长、症状渐起。劳损是因局部负荷过多或多次微细损伤积累而成。陈旧性损伤常因急性损伤处理不当转变而成。

（五）按损伤与运动技术及训练的关系分类

1. 运动技术损伤　此类损伤与运动技术特点密切相关。其中，少数为急性伤，如投掷运动导致的肱骨骨折、单杠运动导致的前臂骨折、体操运动导致的肩袖损伤、跳跃运动导致的跟腱断裂等；多数为慢性损伤积累而成的过劳伤，如羽毛球运动导致的腰部和肩部劳损、网球运动导致的肘部劳损、排球与篮球运动导致的膝关节慢性劳损、足球运动导致的踝部劳损等。

2. 非运动技术损伤　此类损伤多为意外伤，有的也与运动项目有关，如挫伤、骨折、擦伤、韧带扭伤等，多与一些客观因素有关，如场地的条件、运动器械的质量等。

三、运动损伤发生与运动项目的关系

运动损伤与运动项目的特点密切相关，不同类型的运动项目往往有不同的伤病类型及损伤好发部位，其产生多与各运动项目的技术特点和人体自身的局部解剖、生理弱点密切相关。

自由体操运动员常会出现跟腱断裂。当踝背屈至 70° 发力起跳时，全部体重所需拉力几乎都由跟腱负担，此角度即成为跟腱的解剖弱点。"踺子接后空翻"是最容易导致跟腱断裂的动作。要高质量地完成此动作，运动员必须根据这个动作的技术要求，于踝背伸 70° 左右发力。特殊的技术要求和跟腱的解剖生理弱点这两个因素相叠加，就形成了跟腱断裂的基础条件。

吊环、单杠、高低杠运动员常会出现肩关节损伤。肩关节中，肱骨头呈较大的球形，关节盂浅而小，仅包绕肱骨头的 1/3，关节囊薄而松弛，所以肩关节既是人体中运动范围最大、最灵活的关节，也是稳定性最差、结构最不稳固的关节，这是肩关节的解剖生理弱点。吊环、单杠、高低杠的运动过程中，运动员时常需要做大幅度的转肩活动，使肩关节承受着极大的牵扯力。同时，长期大幅度的转肩活动，还使肩袖的肌腱组织反复受到很大力量的挤压、摩擦,久而久之,就会发生肩关节慢性损伤。

篮球、排球以及投掷类等运动项目中,多要求运动员膝关节在半屈曲位状态下进行滑步、屈伸、扭转等动作。当膝关节处于半屈曲位时,最有利于运动员快速变向、伸膝、发力以满足技术动作的特殊要求,而此时膝关节恰恰处于自身解剖生理弱点的位置。半蹲位时,膝关节侧副韧带及十字韧带完全处于松弛状态,其稳定主要靠股四头肌及髌骨来维持。膝关节完成旋转、屈伸、发力时,巨大的撞击力、挤压力、摩擦力等多种力共同作用于髌骨关节软骨面,这些力的不断积累就会使髌骨出现慢性损伤,形成髌骨劳损。

身体的各个关节,都有其解剖部位的易伤弱点,加上各个运动项目技术动作的特点,常使某些特定部位容易受伤。了解这些规律,就可以在训练中加强易伤部位的防护和相关肌力训练,合理地安排运动量,防止和减少运动损伤的发生。

四、运动损伤的原因

(一)准备活动和整理活动不充分

进行准备活动的目的是使神经系统、运动系统和内脏器官充分动员,以适应正式运动的需要。如果运动者未做准备活动或准备活动不充分,将会因肌肉力量、弹性、伸展性和协调性不理想等因素而导致损伤。如果准备活动量过大、准备活动与专项运动结合得不好或未做专项准备活动,也容易受伤。如果准备活动未遵守循序渐进的原则,一开始就速度过快、用力过猛,同样容易受伤。运动后认真放松,能使人从运动到停止运动之间有一个缓冲、整理的过程。放松活动可以使紧张的肌肉逐渐放松,如果没有足够和正确的放松活动,因训练而产生的肌肉僵硬和酸痛等得不到及时的消除,逐渐积累而发展成肌肉损伤。这也是导致运动损伤,特别是慢性劳损的一个重要因素。

(二)训练水平不足

运动者训练水平不够或训练不全面是引起运动损伤很重要的直接原因。运动训练包括四个方面,即身体素质训练、专项技术训练、战略战术训练以及心理素质和意志品质的培养。以上四项训练内容是一个完整的训练体系,缺少哪个训练内容都不会实现训练目标。

身体素质的水平,直接影响运动技术的完善程度,运动水平越高,要求的身体素质也越高。比如中长跑运动员的训练是以速度为核心,有氧耐力为基础,灵敏性、协调性、柔韧性为辅的全面身体训练,用跑跳投等多种手段来发展运动员速度、耐力、力量等素质,使内脏器官和各肌肉群联合做功能力全面提高,为创造优异成绩提供坚实的基础。

专项技术训练不足时,运动员动作要领往往掌握不好,技术动作存在缺点和错误,极易因违背身体结构、功能特点和运动生物力学原理而造成损伤。但在实际训练中,教练员与运动员往往偏爱专项技术训练而忽视其他3项内容的训练。这种急功近利的训练不仅难以实现训练目标,反而容易导致运动损伤。

战略战术训练在球类及长跑项目中尤为重要,缺乏这方面的训练,一旦既定方案改变、意外情况发生,运动员常因情绪紧张而发生损伤。

对运动员的心理素质与意志品质的训练和培养不够,运动员难以沉着冷静,缺乏坚决果断、勇敢顽强、胜不骄、败不馁的心理品质,这也是致伤原因之一。

（三）训练、竞赛组织不当

1. 违背训练原则 运动训练是一种科学性非常强的实践,必须遵循运动训练的客观规律,这些基本准则包括竞技需要原则、动机激励原则、有效控制原则、系统训练原则、周期性原则、适宜负荷原则、区别对待原则、直观性原则、一般训练与专项训练相结合的原则等九大原则。这些原则对预防运动损伤具有重要意义。

根据竞技能力和比赛专项的需要,科学地安排训练计划、训练内容、方法、手段和负荷。通过多种方法和途径,激发运动员从事艰苦训练的动机和行为。通过生理、心理、生物力学、生物化学等多种方式,了解运动员竞技能力、训练效应等各方面因素的变化,及时对训练过程与现实状态作相适应的调整,以取得理想的训练效果。训练内容、负荷及训练方法和手段都要根据内在的联系循序渐进、逐步提高并不断地进行。人体竞技能力不是每天每时都处于高水平状态,在大负荷后,生理和心理都处于疲劳状态,通过消除疲劳,机体得到超量补偿,使运动能力得到提高,在这基础上给予新的负荷,进行新的负荷周期。选择适宜的周期类型,处理好竞技能力变化与比赛条件的关系,注意周期之间的衔接。在训练过程中,根据任务、对象水平逐步地、有节奏地加大训练负荷,直至最大限度。不同性别、不同年龄、不同项目、不同伤病的运动员训练需要区别对待,针对其特殊情况制订相应的运动训练方案。在训练中运用多种多样直观手段(录像、示范、图解等)通过运动员的感觉器官,建立正确的动作表象,培养运动员的观察能力和思维能力,提高运动员竞技水平的原则。训练过程中,要先简后繁、先易后难;先学习分解动作,再学习连贯动作;学完一个动作还要不断巩固,使机体逐渐适应运动强度的增量,逐步建立条件反射。如果运动员不能适应运动训练强度,不能建立条件反射,运动损伤就不可避免。一般训练为专项成绩的提高打好各方面的基础,专项训练直接为创造优异的运动成绩服务,两者互相制约,不可分割。如果违反这些原则,就容易发生慢性运动劳损性创伤。

2. 缺乏医务监督 用医学的知识和方法,对体育参加者的健康和功能进行监护,可以预防锻炼中各种有害因素可能对身体造成的危害,督导和协助科学的锻炼和训练,使之符合人体生理和功能发展规律。缺乏医务监督是发生运动创伤的重要原因之一。为了向教练员提供可靠的信息,以便科学地安排训练,运动员必须定期进行体检和运动功能评定,避免在带病或过度疲劳的状态下进行训练、参加比赛。

3. 缺乏必要的保护 运动中适当的保护与帮助可以避免运动损伤的发生,这在体操项目中尤为重要。教练员还要教会运动员一些自我保护的技术动作,比如从高处落地时必须双腿屈膝并拢;重心不稳要摔倒时立刻低头,屈肘团身,用肩背着地顺势翻滚,切忌直臂支撑。还需要学会各种保护用具的使用方法。

4. 竞赛组织安排不当 比赛路线的选择及项目的次序安排不当,比赛时间临时改变等,都可能影响到运动员而发生运动损伤。

（四）运动员自身状态不良

运动员自身状态包括生理状态和心理状态。运动员生理状态不良与运动损伤的发生有密切关系,如运动员休息或睡眠不好、疲劳、伤病初愈或身体功能下降时,其力量、精确度和共济功能均显著下降,警觉性和注意力减退,机体反应迟钝,在这种情况下参加训练或比赛就容易出现损伤。运动员心理状态不良与运动损伤的发生也有密切的关系,如运动员在训练或比赛中情绪欠佳、精神不集中或缺乏积极性时,就容易发生运动损伤。此外,好胜心强、好奇心大、不顾具体条件合适与否就进行运动也容易导致运动损伤。

（五）环境因素不佳

1. 气候条件不良　气温过高或过低、光线不足、雨雪过后地面湿滑等原因都可能引起损伤。在气温过高时运动,大量出汗可导致体内水分和盐分的大量丢失。气温过低时运动,肌肉的活动能力、弹性和机械耐力大大降低,动作的协调性下降,这样就很容易发生肌肉韧带的损伤。

2. 场地、器械和服装不符合要求　运动场地不平或有碎石、杂物时,运动过程中容易扭伤或跌倒受伤。跑道太硬、鞋的吸震力差,足、腿及膝部所承受的撞击力增大则容易发生慢性损伤。器械维护不良、安装不合理、运动服装和鞋袜不符合要求、缺乏必要的护具等均容易造成运动损伤。

五、运动损伤的预防原则

（一）重视准备活动和整理活动

运动前要认真做好准备活动,既要做一般性活动,又要做专项性活动。一般性的准备活动通常有跳跃、慢跑、牵拉、抗阻力量练习等;专项准备活动应该包括该运动涉及部位的活动。准备活动的内容和活动量要根据教学、训练或比赛的内容及运动者的身体状况、气候条件等合理安排,时间以 15～30 分钟为宜,强度可视具体项目而定。

（二）加强科学训练

科学训练,做到合理安排训练量、提高机体对运动的适应能力,是预防运动损伤的积极手段。科学训练包括五大要素,即全面性、渐进性、个别性、反复性、意识性,前三个要素对预防运动损伤较为重要。

全面性原则要求全面提高运动员的身体素质、加强基本技术教学、合理安排运动负荷,尤其要注意运动器官的局部负荷量,避免单一训练方法或特定动作的反复训练,从而防止局部负荷较大而引起运动损伤。渐进性原则是指训练量要逐步加大,避免突然大幅度提高运动量。个别性原则强调训练必须因人而异。教练要根据学生的年龄、性别、健康状况和运动技术水平,认真研究教材,对哪些动作不易掌握、哪些技术动作容易发生损伤心中有数,事先采取相应的预防措施。

（三）加强保护和自我防护

运动员在运动过程中必须注意采用适当的安全保护措施。教练员或队医应根据运动员的具体情况和技术动作特点,采用各种保护措施以减少运动创伤。运动中适当的保护与帮助还可以加强运动员的信心,避免一些意外事故的发生。

运动员也应该掌握各种自我保护的方法。例如,自高处落地时,双腿并拢可相互保护而避免扭伤膝关节和踝关节;落地时,两前脚掌先着地,随即屈膝,可以增强缓冲作用;身体失去平衡时,要立即跨出一步以保持身体平衡;快要跌倒时,应立即低头、屈肘团身、顺势滚翻,不可直臂撑地。

（四）加强医务监督

医务监督的主要任务是预防运动损伤,主要包括以下两方面内容。

1. 定期进行体格检查 对新入选集训的运动员必须进行详细的伤病检查,尤其要根据运动专项的发病特点及好发部位仔细检查,早期发现各种劳损性损伤。在参加重大比赛的前后,也要进行身体检查或复查,以观察体育锻炼、比赛前后的身体功能变化。体检不合格者不可参加比赛。伤病初愈的人参加体育比赛或训练时,应取得医生的同意。对学生或经常参加体育活动的人,均应定期进行体格检查。

2. 加强自我监督 运动员的自我监督可以及时发现早期损伤的危险信号,有利于及时治疗或有针对性地调整训练量和训练内容,对预防运动损伤具有重要的意义。

（五）建立队医、教练员和运动员密切协作的关系

队医、教练员和运动员三者需要建立密切的协作关系才能更好地预防运动损伤。运动员应该了解参加运动发生损伤的可能性,要养成预防损伤和自我保护的意识,一旦损伤,要及时治疗和改变训练方案。教练应该提高预防损伤的意识,科学训练并做好保护工作。队医要做好医务监督,加强对运动员和教练员常见运动损伤的保健知识宣传和教育。同时,队医和教练员要针对运动员的实际情况进行讨论、分析,统一认识、密切协作,有效地提高运动员技术水平。

第二节 运动损伤的急救

运动损伤的急救指对意外或突发的伤病事故进行紧急的、临时性的处理,多在运动现场进行。运动损伤急救的目的是保护伤者的生命安全、避免再度损害、减轻痛苦、预防并发症,为伤者的转运和进一步治疗创造有利条件。若急救处理不当,往往会延误病情,加重损伤,不仅会影响到伤者的转运和治疗,甚至还会致残、致死。常见的运动损伤急重症有休克、出血、闭合性软组织损伤、脱位、骨折、心跳呼吸停止等,这些种类的损伤多病情急、伤势重,因此一定需要急救处理。

一、休克和休克的现场处理

休克是机体有效循环血容量减少,组织灌注不足,细胞代谢紊乱和功能受损的病理过程,它是一个由多种病因引起的综合征。有效循环血容量锐减及组织灌注不足,以及产生炎症介质是休克共同的病理生理基础。因此恢复对组织细胞的供养、促进其有效的利用,建立氧的供需平衡和保持正常的细胞功能是治疗休克的关键,否则会导致多脏器功能衰竭,危及生命。

（一）休克的原因

运动损伤中发生休克的主要原因是由于创伤性刺激过于严重,引发剧烈疼痛或大量出血,机体受刺激、损伤后释放血管活性物质、体液因子以及其他各种代谢产物,导致微循环出现一系列的病理变化。在运动损伤中,多见创伤和失血引起的休克,这类休克一般属于低血容量休克。

（二）临床表现

1. 休克代偿期 表现为精神紧张、兴奋或烦躁不安、皮肤苍白、四肢厥冷、心率加快、脉压小、呼吸加快、尿量减少等。此时需及时处理休克,否则,病情发展,进入休克抑制期。

2. 休克抑制期 表现为神情淡漠、反应迟钝,甚至意识模糊或昏迷;出冷汗、口唇

指端发绀;脉搏细速、血压进行性下降。严重时,全身皮肤、黏膜明显发绀,四肢厥冷,脉搏摸不清、血压测不出,少尿或无尿。

3. 血压测试中,收缩压降至90mmHg以下,脉压小于20mmHg,伴有组织血流减少症状,结合临床可诊断为休克。

4. 若皮肤、黏膜出现淤斑或消化道出血,提示病情已发展至弥散性血管内凝血阶段。

5. 患者呼吸常快而浅,若有呼吸困难并发紫绀者,则可能发展成呼吸窘迫综合征。

（三）休克的现场处理

1. 安静休息 现场急救时,应迅速使患者卧位,安静休息。采取头和躯干抬高20°~30°、下肢抬高15°~20°体位,以增加回心血量。

2. 饮水 可适当给清醒的患者喂服盐水。

3. 保暖或防暑 有条件时应换掉潮湿的运动服,以防散热过快。使患者在安静而温暖的室内休息,但室温不宜过高,以25℃为宜。

4. 维持呼吸功能 首先要保证呼吸道通畅。对昏迷的颅脑损伤,颈椎骨折、脱臼合并脊髓损伤等情况,都要清除伤者呼吸道的血块、分泌物等异物,必要时放通气导管。

5. 镇静和止痛 疼痛剧烈但休克不重的伤员,可以应用哌替啶或吗啡止痛。颅脑损伤、脊髓损伤、胸腹部损伤等伤员禁用吗啡或哌替啶。

6. 伤部的包扎和固定 开放性损伤的患者应立即以无菌敷料或现场能得到的毛巾等棉织品包扎创口,骨折患者应进行必要的急救固定。

7. 止血 一切外出血都应在急救的早期,用加压包扎或应用止血带等方法止血,在有条件的单位可以包扎或缝合止血。对于无法早期止血的内出血,应尽早送到有条件的医疗单位,在继续输血、输液的基础上,进行手术止血,彻底纠正休克。

8. 中枢兴奋剂 用肾上腺素0.25~1mg,肌内注射或皮下注射,以兴奋心脏收缩血管及松弛支气管平滑肌,可以缓解心跳微弱、血压下降、呼吸困难等症状。

9. 吸氧 休克患者一般都存在不同程度的缺氧,所以必须给患者吸氧,吸氧浓度多为40%~60%。

10. 针灸治疗 休克可导致气血衰亡,阴阳离决。根据"陷下而灸之"的原理,可灸百会、关元、气海,针刺内关、人中、足三里、涌泉等穴。

二、出血和止血

健康成年人的血液有5L左右。如果急性出血的血量达全身血量的20%时,患者就会出现头晕、口渴、面色苍白、全身乏力等一系列急性贫血的症状。如出血量超过全身血量30%时,就会危及生命。因此,运动损伤或其他意外引起的急性出血必须采取急救止血措施,否则会造成严重后果,甚至危及生命。

（一）出血的分类

血液从损伤血管流出的情况分为内出血和外出血两种。外出血在体表有伤口,血液流出体外。内出血在组织内、体腔内或管腔内出血,在体表无伤口。体腔出血和管腔出血容易因漏诊而导致严重休克甚至危及生命,应及早发现并采取有效措施。运动损伤的出血以外出血多见。

（二）常见的止血方法

止血方法是外伤急救技术的重点。内出血主要在医院进行手术止血,外出血主要现场止血。常用的止血方法有冷敷止血法、抬高伤肢法、加压包扎法、指压止血法、橡皮止血带止血法。

1. 冷敷止血法　此法应用于急性闭合性软组织损伤早期,有止血、止痛、防肿作用,也可与加压包扎和抬高伤肢同时应用。可用冷水或冰袋敷于损伤部位。

2. 抬高伤肢法　将受伤的肢体抬高,使出血部位高于心脏,降低出血部位的血压以减少出血。适用于四肢的毛细血管和小静脉出血。

3. 加压包扎法　适用于一般小动脉和静脉损伤出血。方法是先将灭菌纱布或敷料填塞或置于伤口,外加纱布垫压,再以绷带或三角巾加压包扎。包扎的压力要均匀,以能止血且肢体远端仍有血液循环为度。使用绷带时要从肢体远端向近端包扎,包扎范围应够大,以超出伤口 2~3 横指为宜。包扎后将伤肢抬高,以增加静脉回流和减少出血。

4. 指压止血法　适用于头部和四肢某些部位的动脉大出血。指压止血法是指在出血动脉的上方,用拇指或其余四指把出血动脉管压迫在相应的骨面上,以阻断血液的来源而达到止血的效果。这是一种操作简便有效的止血方法,但只能作为止血的短暂应急措施。

5. 橡皮止血带止血法　只能用于四肢动脉大出血,这种止血方法较牢固、可靠。先在要用止血带的部位用三角巾、毛巾垫好,将止血带的一端留出一部分,并用一手的示指、中指夹住靠在垫上,另一手将止血带适当拉紧拉长,绕肢体 2~3 圈后,将残留端夹在示指、中指间拉出即可(图 4-1)。止血带的部位:上肢缚于上臂上 1/3 处,下肢缚于中上 1/3 处,距离伤口上方 10~15cm,前臂和小腿禁用止血带。

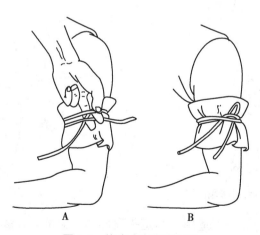

A　　　　　　　　　B

图 4-1　橡皮止血带止血法

使用此法的注意事项:①止血带应放在伤口的近心端,上臂和大腿都应扎在上 1/3 的部位;②上止血带前,先要用毛巾或其他布片、棉絮作为衬垫,止血带不要直接扎在皮肤上;③要扎得松紧合适,一般以不能摸到远端动脉搏动或出血停止为度;④每隔 1 小时放松 2~3 分钟;⑤要有上止血带的标志,注明上止血带的时间和部位。

三、绷带包扎法

绷带包扎法是利用绷带等材料在急救中暂时固定骨折或受伤的关节、支持或悬吊肢体的一种方法,是外伤现场应急处理的重要措施之一。及时正确的包扎,可以达到压迫止血、减少感染、保护伤口、减少疼痛,以及固定敷料和夹板等目的。包扎材料最常用的是卷轴绷带和三角巾,家庭中也可以用相应材料代替。

（一）绷带包扎方法

1. 绷带环形包扎法　这是绷带包扎法中最基本、最常用的,适用于颈部、额部、前臂、小腿以及胸腹等粗细均匀的部位。方法是:第一圈环绕稍作斜状,第二圈、第三圈作环形,并将第一圈斜出的一角压于环形圈内,这样固定更牢靠些。最后用粘膏将末端固定,或将绷带尾端剪开,两头打结固定。

2. 绷带蛇形包扎法　适用于夹板的固定。方法是:先将绷带以环形法缠绕数周固定,然后按绷带的宽度作间隔的斜上缠或下缠。

3. 螺旋反折式绷带包扎法　适用于四肢粗细不等的部位。方法是:先将绷带缠绕患者受伤肢体处两圈固定,然后由下而上包扎肢体,每缠绕一圈折返一次,折返时按住绷带上面正中央,用另一只手将绷带向下折返,再向后绕并拉紧,每绕一圈时,遮盖前一圈绷带的2/3,露出1/3绷带,折返处应尽量避开患者伤口(图4-2)。

4. "8"字绷带包扎法　适用于包扎关节部位,包扎方法有两种,一种是从关节中央开始的包扎法,另一种是从关节远端开始的包扎法。方法是以关节为轴心,先做环形包扎,然后绷带上下交叉缠绕成"8"字形,最后在关节远端做环形包扎结束(图4-3)。

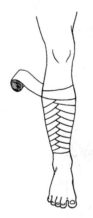
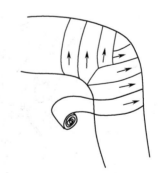

图4-2　螺旋反折式绷带包扎法　　　　图4-3　"8"字绷带包扎法

5. 三角巾头部包扎法　适用于固定头顶部和上额部。方法是:先把三角巾基底折叠放于前额,顶角拉向脑后,两底角经两耳上方分别拉到脑后,交叉并压住顶角打半结,再绕至前额打结,最后把顶角拉平塞入底边半结内。

6. 三角巾胸部包扎法　适用于胸部受伤。方法是:如果右胸受伤,将三角巾顶角放在右面肩上,将底边扯到背后在右面打结,然后再将右角拉到肩部与顶角打结(图4-4)。

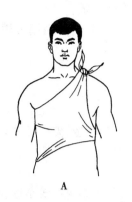
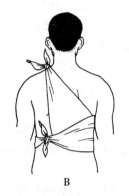

图 4-4 三角巾胸部包扎法

7. 三角巾背部包扎法 适用于背部受伤。方法是:与胸部包扎的方法一样,只是打结位置相反,结打在胸部。

8. 三角巾手足包扎法 适用于手足受伤。方法是:将手、足放在三角巾上,顶角在前拉至手、足的背侧,然后将底边缠绕打结固定。

9. 手臂的悬吊包扎法 适用于上肢骨折需要悬吊固定的情况,可用三角巾吊臂。方法是:将患肢成屈肘 90° 放在三角巾上,然后将底边一角绕过肩部,在背后打结即成悬臂状。

（二）绷带包扎方法的注意事项

1. 包扎部位必须覆盖伤口,患者体位舒适,注意保持肢体功能位。

2. 根据不同肢体选用宽度适宜的绷带,包扎时从肢体远端向近端包扎。

3. 包扎时先环绕 2 周以固定起点,以后每周压力均匀、松紧适度。

4. 包扎时肢端最好外露,以便观察肢体的血运情况。

5. 包扎完毕,再环形缠绕 2 周,并用胶布或撕开的带尾打结固定。固定结应在肢体的外侧面,不可在伤口、骨突或易受压的部位。

四、闭合性软组织损伤的处理

闭合性软组织损伤是指局部皮肤或黏膜完整,无裂口与外界相通,损伤时的出血积聚在组织内。它是软组织损伤的一种,多见于挫伤、拉伤和扭伤。主要是因为受钝力作用,肌肉猛烈收缩,关节活动超越正常范围或劳损等引起。

（一）临床表现

主要有伤部组织出血、肿胀、疼痛、功能障碍等,部分患者可有局部红肿热痛等症状。挫伤多发于大腿、小腿、头部等部位,多见于篮球、足球、体操、武术等项目。拉伤多发于大腿后群肌肉、腰背肌、小腿腓肠肌和上臂肌等,多见于短跑、跨栏、跳远、体操等项目。扭伤多发于踝关节和膝关节等部位,多见于球类和田径等项目。

（二）急救处理

处理原则主要是保护、止血、防肿、镇痛和减轻炎症。治疗方法可根据具体情况选用休息、冷敷、加压包扎、抬高伤肢中的一种或数种。这套方法越早使用越好,具体如下:

1. 休息 立即停止运动,使受伤处得到休息。

2. 冷敷　损伤后马上用湿毛巾包裹冰块,在伤处冷敷。

3. 加压包扎　用适当厚度的棉花或海绵放于患部,然后用绷带稍加压力进行包扎。24 小时拆除包扎固定,根据伤情再做进一步处理。

4. 抬高伤肢　以减少出血和肿胀。

五、关节脱位的急救

关节脱位是指组成关节的骨端关节面脱离正常的位置,发生关节功能障碍。在体育运动中,以肘关节后脱位和肩关节前脱位最为常见。

(一) 原因

关节脱位由直接暴力和间接暴力造成,以间接暴力多见。关节脱位的发生与关节的解剖特点有密切关系,也和患者的年龄、体质和运动项目密切相关。

(二) 临床表现

关节脱位可出现明显的局部疼痛和压痛、局部肿胀、关节活动功能障碍、关节畸形等,X 线检查可以进一步明确脱位的程度和方向。

(三) 关节脱位的急救原则和注意事项

1. 抗休克　在关节脱位或合并其他损伤时,伤员可能因剧烈疼痛或大量失血而出现休克,因此急救时要预防休克的发生。

2. 复位　对肌肉不紧张的新鲜关节脱位,应尽早复位。对于肌肉紧张且不耐疼痛的患者,可以在麻醉下行手法复位。没有整复技术时,不可随意做整复手法,以免加重损伤。

3. 固定　关节脱位复位后,必须尽快用小夹板或三角巾固定伤肢,并尽快送医院处理。固定时间由脱位的部位和损伤程度来决定,一般固定 2~3 周。固定时间过长,可以引起关节及周围组织粘连僵硬,影响关节功能的恢复。

六、骨折的急救

骨折是指骨的完整性和连续性遭到破坏的损伤。在运动训练或竞赛中经常发生骨折,以闭合性骨折多见。在运动员损伤后,若怀疑有骨折,应及时正确对骨折进行现场急救,这是抢救生命、减少并发症的重要环节。

(一) 止血和预防休克

骨折后引起休克的重要原因是出血和疼痛,所以在现场应注意采取抗休克的措施,迅速给氧和应用镇痛药,创口包扎止血。

(二) 妥善处理创口

对于暴露在伤口外的骨折端,未压迫血管神经时,不应立即复位,以免将污物带进创口深处,应盖上无菌敷料并包扎固定后立即转送医院处理。

(三) 妥善固定

对疑为骨折的运动伤员做临时固定,其目的是防止增加新的损伤、减轻疼痛、预防休克、便于搬运,这对骨折的进一步治疗十分重要。骨折临时固定的作用是制动,不是复位。

七、心肺复苏术

心肺复苏术指当呼吸停止及心跳停止时,合并使用心外按压及人工呼吸来进行急救的一种技术。在体育运动中,难免有一些严重意外事故,如溺水、严重创伤和大出血等引起心跳、呼吸骤停和意识丧失等情况发生,应给予迅速而有效的人工呼吸与心脏按压使呼吸循环重建并积极保护大脑,最终使大脑功能完全恢复。

（一）心肺复苏术的操作步骤

1. 判断周围环境安全。

2. 判断患者意识　呼叫患者,并轻拍患者肩部。呼叫两次"你怎么了？你怎么了？"

3. 判断患者呼吸　通过眼看、面感、耳听三步骤来完成。眼看:胸部有无起伏;面感:有无气流流出;耳听:有无呼吸音。判断时间为5~10秒,确定患者意识丧失、呼吸停止,立即呼救并拨打或请求他人拨打急救电话。

4. 判断患者颈动脉搏动　操作者用示指和中指指尖触及患者气管正中部(相当于喉结的部位),向一侧下方滑动2~3cm,至胸锁乳突肌前缘凹陷处。若10秒内未能触及颈动脉搏动,立即进行胸外心脏按压。

5. 心外按压　去枕仰卧位,胸下垫胸外按压板。按压部位在胸骨下部。一手掌根部放于按压部位,另一手平行重叠于该手手背上,手指交叉并拢,只以掌根部接触按压部位,双臂位于患者胸骨的正上方,双肘关节伸直,利用上身重量垂直下压,胸骨下陷至少5cm,而后迅速放松,反复进行。按压时间与放松时间大致相同,按压频率至少要达到100次/分。

6. 如果施救者接受过心肺复苏术的专业培训,可以将患者的头略微后仰,使气道通畅;在按压30次后立即开放气道,给予2次面罩球囊通气或口对口封闭式的人工呼吸,紧接着继续给予30次胸外按压,2次通气。如此5轮后进行再次评估,评估内容包括摸颈动脉是否搏动,胸廓有无起伏,判断患者有无自主心跳及自主呼吸。如此循环操作持续到救援抵达,有条件要及早实施体外除颤。

（二）终止心肺复苏术的条件

1. 已恢复自主的呼吸和脉搏。

2. 有医务人员到场。

3. 心肺复苏术持续1小时之后,患者瞳孔散大固定,心电活动、呼吸不恢复,表示脑及心脏死亡。

第三节　运动损伤的处理

一、物理疗法

物理疗法是应用自然界及人工的各种物理因子作用于人体,治疗和预防疾病的一门学科,简称理疗。狭义的物理疗法指应用各种人工的物理因子(如电、光、磁、声、冷、热等)作用于人体。本节就狭义的物理疗法(简称理疗)进行介绍。

（一）理疗的作用

理疗在消肿、消炎、止痛,促进组织愈合,松解粘连,减缓肌肉萎缩和关节挛缩等方面起到重要的作用。其具体作用介绍如下:

1. 消炎　物理疗法能作用于深部组织,改善血液循环,有利于炎性产物的吸收,以改善症状,适用于组织器官的急性、亚急性、慢性炎症。如对急性炎症,可用紫外线、微波、超短波治疗;对亚急性炎症,可选用短波、微波、红外线;对慢性非特异性炎症可采用温热疗法、磁场疗法;对部位深者可用高频电疗,部位浅表者可用红光疗法、低频电疗等。

2. 镇痛作用　很多物理因子均具有显著的镇痛作用。关节、肌肉、神经疼痛可应用各种电疗、超短波、微波、超声、激光疗法等;内脏痉挛性疼痛可用红外线、蜡疗;冷疗可使神经末梢的敏感性降低而减轻疼痛;磁疗法对创伤性、神经性和炎症性疼痛有效;超声波疗法能改善局部血液和淋巴循环,加强局部新陈代谢,使局部酸中毒减轻,从而镇痛。

3. 兴奋作用　肌萎缩、神经麻痹的患者可选择各种低频电疗、中频电疗以兴奋神经及肌肉;局部感觉障碍可以用感应电疗法、超刺激电流疗法等。

4. 改善血液循环　温热疗法改善血液循环最明显。各种电疗都可以促进局部血液循环,高频电疗可以达到机体的深部组织,通过改善血液循环而达到消炎的作用。

5. 调节神经系统　电疗法对各类中枢神经系统的不平衡、自主神经失调、末梢神经系统疾病、自主神经功能失调等疾病,均有良好的调节作用。

6. 缓解肌肉痉挛、松解粘连及软化瘢痕　温热疗法通过改善局部血液循环,降低肌张力,起到缓解肌肉痉挛的作用。蜡疗和水疗同时具有温热刺激或机械冲击作用,起到降低肌肉张力、缓解痉挛的作用;红外线疗法不仅可以改善局部血液循环、缓解肌肉痉挛,还可以促进组织生长,起到松解粘连、软化瘢痕的作用。超声波疗法对软化瘢痕有明显的疗效。

7. 防止肌萎缩　低频电疗法可以防止神经失用导致的肌萎缩和失用性肌萎缩,还可防止反射性抑制引起的肌萎缩。

8. 杀菌　紫外线有杀菌作用。

（二）理疗的适应证和禁忌证

1. 适应证

（1）各种炎症、感染:包括急性、亚急性、慢性炎症,化脓性或非化脓性炎症,体表或深部的炎症。

（2）损伤、粘连、溃疡:包括软组织扭挫伤、神经损伤、术后粘连、皮肤溃疡、伤口未愈合等。

（3）各种肌肉骨骼系统的功能障碍。

2. 禁忌证

（1）安装心脏起搏器者:大多数的电疗法对于这类患者是禁忌的。有些治疗如远端不对准胸部的蜡疗、远红外疗法,在患者情况允许的条件下可以执行。

（2）结核活动期:对于这类患者,几乎所有的物理治疗都是禁忌的。

（3）恶性肿瘤病灶区:恶性肿瘤的病灶区禁止直接使用温热疗法、激光、磁疗、冷冻等。

（4）有严重出血倾向。

（5）严重的心脏病、动脉硬化、动脉瘤、高热、恶病质者,各种疗法均属于禁忌证。

（三）常见的理疗方法

针对运动损伤常用的理疗方法有冷疗法、温热疗法、电疗法、光疗法、磁疗法、超声波疗法等。

1. 冷疗法　就是用比人体温度低的物理因子(冷水、冰)刺激皮肤或黏膜以治疗疾病的一种物理治疗方法。冷疗温度通常为0℃以上、低于体温,通过寒冷刺激可引起机体一系列功能改变,具有防止水肿、止血、镇痛、解痉等作用,并能够抑制组织细胞代谢,减少氧消耗。

2. 温热疗法　指利用各种介质把热能传递给机体,使机体产生特定生物学效应,以达到防治疾病的目的。温热疗法可以增强局部血液、淋巴循环和细胞膜通透性,促进损伤组织的再生修复过程;可降低末梢神经兴奋性,减低肌张力,具有镇痛、解痉作用;对瘢痕组织及肌肉痉挛有软化及消除作用。温热疗法具有简便、价廉、有效、不良反应小、应用广泛等优点,在临床中已被广泛应用。

3. 电疗法　用各种电流预防和治疗疾病的方法称为电疗法。按照所应用电流的不同频率应分为:低频电疗法(频率为0~1000Hz),中频电疗法(频率为0~100kHz),高频电疗法(频率为100kHz以上)。在康复治疗中起到较好治疗作用的低频电疗法包括神经肌肉电刺激疗法、痉挛肌电刺激疗法、功能性电刺激疗法、经皮神经电刺激疗法;中频电疗法包括调制中频电疗法、干扰电疗法等;高频电疗法包括短波、超短波疗法、微波疗法等。电疗法应用不同电流对神经和肌肉产生刺激,起到消炎止痛、改善循环、解除痉挛、松解粘连、防治肌萎缩的作用。对颈椎病、腰椎间盘突出症、肌肉扭挫伤、肌肉劳损、神经炎症和疼痛、肌肉萎缩等均有很好的治疗效果。

4. 光疗法　光疗法是利用阳光或人工光线治疗疾病和促进机体康复的方法。光疗法包括红外线、紫外线、可见光、激光等。红外线疗法的主要作用为热效应;紫外线疗法的作用是杀菌消毒、促进维生素D吸收、增强免疫功能等;低能量的激光主要有抗炎和促进上皮生长的作用,大能量的聚焦激光有烧灼和切割的作用。

5. 磁疗法　磁疗法是一种利用磁场作用于人体一定部位或穴位而治疗疾病的方法。通过磁场对机体内生物电流的分布、电荷的运行状态和生物高分子的磁矩取向等方面的影响,从而起到镇痛、镇静解痉、消炎消肿的治疗作用。

6. 超声波疗法　利用一定波段的超声波作用于人体来治疗疾病的方法称为超声波疗法。临床所用超声波频率多在800~3000kHz之间。传播过程中,超声波对组织产生明显的机械作用和热作用,在体内引起一系列理化变化,可调整人体功能,改善或消除病理过程,促进病损组织恢复。

二、药物治疗

药物是治疗运动损伤的有效手段之一,药物治疗可解除疼痛、缓解肌肉痉挛、改善循环、消炎消肿和促进淋巴回流等,可分为中药治疗和西药治疗。目前,多采用中西医药物结合治疗运动创伤。

(一)中药治疗

中药是中医学伟大宝库中的一个重要组成部分,内服和外用中药已广泛应用于各种运动损伤的治疗中,具有疗效佳、方法多、见效快的特点,是目前治疗运动损伤的理想方法之一。应用中药治疗运动损伤,必须遵守中医学的诊治法则。依照辨证论治的原则,根据损伤部位、时间和程度等的不同,采取不同的治疗方法,较重要的有两点:第一,必须运用四诊八纲,进行辨证论治;第二,要注意从整体出发、内外兼治。

1. 损伤早期 运动损伤早期,因组织断裂,伤部出血,组织液、淋巴液等渗出致使皮下淤血、肿胀而引起疼痛、肿胀等。中医认为此期伤后气血凝滞、经脉不通、筋骨不连是主要病机。

治则:活血化瘀、消肿止痛。

(1)内服中药

活血止痛汤:当归6g,苏木末6g,落得打6g,川芎2g,红花1.5g,乳香3g,没药3g,三七3g,炒赤芍药3g,陈皮3g,紫荆藤9g,地鳖虫9g,水煎服。

复原活血汤:柴胡15g,天花粉10g,当归尾10g,红花6g,穿山甲10g,酒浸大黄30g,酒浸桃仁12g,水煎服。

(2)外用药

新伤药:黄柏30g,延胡索12g,木通12g,白芷9g,羌活9g,独活9g,木香9g,血竭3g。

2. 损伤中期 此时局部出血已停止,炎症反应和肿胀仍未完全消退,局部血管扩张,吞噬细胞增加。同时,因淋巴管有损伤性阻塞,渗出液不能由淋巴管排出,除血肿外,还有水肿。病情虽已减轻,但仍有一定程度的疼痛、肿胀,还可能出现脏腑虚弱等证候,形成虚实夹杂。

治则:和营止痛,舒筋活络。

(1)内服中药

和营止痛汤:赤芍9g,当归尾9g,川芎6g,苏木6g,陈皮6g,桃仁6g,续断12g,乌药9g,乳香6g,没药6g,木通6g,甘草6g,水煎服。

舒筋活血汤:羌活6g,防风9g,荆芥6g,独活9g,当归12g,续断12g,青皮5g,牛膝9g,五加皮9g,杜仲9g,红花6g,枳壳6g,水煎服。

(2)外用药

活血生新剂:官桂15g,生川乌9g,生草乌9g,生南星9g,乳香9g,没药9g,木香9g,木通9g,续断9g,土鳖12g,红花12g,刘寄奴12g,研成粉末。

3. 损伤后期 肉芽组织已形成,可引起关节挛缩,并导致运动功能障碍。中医认为,此期瘀血、肿胀基本消除,但撕裂损伤之筋尚未能愈合坚固,经脉未能完全畅通,气血、脏腑虚损之证突出。

治则:以补益为主,常用补养气血法、补益肝肾法。

(1)内服中药

八珍汤:党参10g,白术10g,茯苓10g,炙甘草5g,川芎6g,当归10g,熟地黄10g,白芍10g,生姜3片,大枣2枚,清水煎服。

独活寄生汤:独活9g,桑寄生6g,杜仲6g,牛膝6g,细辛6g,秦艽6g,茯苓6g,肉桂6g,防风6g,川芎6g,人参6g,甘草6g,当归6g,芍药6g,干地黄6g等。

(2)外用药

旧伤药:续断15g,土鳖15g,儿茶9g,檀香6g,木香9g,羌活9g,独活9g,血通9g,松节9g,乳香6g,紫荆皮9g,官桂6g。

海桐皮熏洗药:海桐皮6g,透骨草6g,乳香6g,没药6g,酒当归4g,川椒9g,川芎3g,红花3g,威灵仙2g,白芷2g,甘草2g,防风2g。

（二）常用西药

1. 内服西药　常用的内服药主要是一些非甾体类镇痛药、止血药、降张力药物、钙剂、补充微量元素的药物以及维生素类等药物。

（1）非甾体类镇痛药物

双氯芬酸钠：主要作用有消炎、镇痛。用于风湿痛、关节痛、肌肉痛、手术后或创伤后的疼痛。口服每日 75~100mg，每日 1 次。

塞来昔布：消炎止痛作用，口服每次 200mg，每天 1~2 次。

氨酚羟考酮片：适用于各种原因引起的中重度急、慢性疼痛。口服每次 1 片，每日 4 次，对于重度疼痛的患者或某些对麻醉类止痛药产生耐受性的患者可超过推荐剂量服用。

（2）降肌张力药物：复方氯唑沙宗、替扎尼定、乙哌立松等。

2. 注射西药

（1）麻醉药物：1%~2% 普鲁卡因或 0.5%~1% 利多卡因有抑制神经纤维传导和扩张微血管的作用，毒性小、对局部组织无刺激，可在局部痛点单独使用，除了可以止痛外，还可帮助鉴别诊断和判断注射部位是否正确，若注射部位正确，注射后局部压痛及活动时疼痛消失。

（2）类固醇类药物：醋酸氢化可的松、泼尼松龙、曲安奈德，这三种激素主要是消炎和抗变态反应。一般均采用与 1%~2% 的普鲁卡因混合液做局部注射。主要适用于创伤性腱鞘炎、滑囊炎、肘内侧副韧带损伤、肌肉拉伤、肩袖损伤等。注射操作方法：注射前应仔细摸清压痛点并做好标记，再用碘酒和乙醇棉球消毒患者伤处皮肤和术者左手拇指。然后术者左手拇指按住压痛点，再连同皮肤向后或侧移，使针尖沿着左手拇指尖相当于压痛处刺入腱鞘内，勿刺伤肌腱，在伤员感到酸痛后，稍稍抽吸一下针管，确定无血液抽出，然后再将药注入。在针尖未拔出前还可检查注射部位是否正确，若仍有压痛，可将针头转换方向将余药注入。

三、传统疗法

（一）运动按摩疗法

运动按摩是根据体育运动的不同竞技项目特点，将按摩技能合理运用于运动过程，以调节和改善运动者的心理状态和运动器官功能，从而提高运动成绩、预防运动损伤或恢复运动功能的方法。目前，运动按摩已经得到体育界的认可和广泛运用。实践证明，按摩在运动能力提高、比赛心理调整、比赛技能发挥等方面有良好的效果，而且按摩后，运动损伤的发生率明显下降。运动按摩在应用上可分为运动前按摩、运动间歇按摩和运动后按摩。

1. 运动按摩的作用

（1）修复机体的损伤：适当的按摩可加速血液及淋巴液的回流，从而促进损伤部位水肿的吸收，起到修复机体的作用。

（2）比赛前后的保健：赛前按摩可增加肌肉的耐力和韧带的柔韧性，加大关节的活动范围，能使运动员在比赛中做更大幅度的活动，争取到更好的成绩。比赛后的按摩可以促进运动者的血液和淋巴循环，改善机体，特别是运动器官的供氧及其对营养物质的利用，促进体内代谢产物的排泄，起到消除疲劳、恢复体力的作用，使运动员能

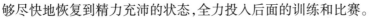

够尽快地恢复到精力充沛的状态,全力投入后面的训练和比赛。

2. 运动按摩在实践中的应用

(1)运动前按摩法:运动生理学研究表明,运动者在训练或比赛之前,某些器官就已经发生了变化,如心率加快、血压升高、肺通气量加大、呼吸频率加快、机体耗氧量增加、血糖上升、血乳酸增加等,这种状态在运动生理学上称为赛前状态。一般有两种表现,一种是赛前冷漠状态,另一种是赛前紧张状态。这两种表现都会影响体能及技术的正常发挥,尤其是赛前过度兴奋,会导致赛前焦虑,从而影响运动成绩。运动前按摩不仅可以调节运动器官的生理功能、增强肌肉收缩力量、提高韧带柔韧性和肢体关节灵活性,而且能够调整和改善运动者的精神状态、神经系统反应能力,使之适应运动实践的生理和心理要求。总之,运动前按摩的主要目的是使运动者保持训练和运动比赛前的良好状态。运动前按摩一般在比赛前半小时内进行,一次按摩时间为 15~20分钟。

(2)比赛间歇期的运动按摩:运动生理学的研究还表明,在运动和比赛间歇,消耗的能量便开始有所恢复,只是恢复快慢有所不同。在运动间歇时,用按摩手法作用于人体相应的腧穴和局部肌肉,可以取代单纯的消极休息,及时消除机体的紧张和疲劳,继续保持良好的竞技状态,加速完成对后阶段运动负荷的准备。运动间歇按摩应根据运动项目技巧的特点和间歇时间的长短,灵活机动地施术。以局部为主施术,着重于运动负荷较大的组织与部位。手法强度宜轻快、柔和,手法使用宜少。时间一般 3~5分钟即可。

(3)比赛后的运动按摩:运动生理学提示,运动是人体内能量物质大量分解、能量大量消耗的过程。在激烈紧张的训练竞赛后,通常会出现过度疲劳和过度兴奋状况。其一,大量消耗体力、过度劳累,主要表现在全身和局部肌肉酸痛,韧带紧张痉挛等。其二,大量耗神、过度兴奋,主要表现在心神不宁、精神紧张、失眠、头痛、纳呆等。运动后按摩的目的主要是帮助运动者消除疲劳,恢复体力和减轻伤痛。运动后按摩要注意全身系统按摩和主要运动部位局部按摩的密切结合,所采用的手法、用力的大小、时间的长短等,均应根据运动员的体质、性别、运动项目,特别是运动后的不良反应而定,通常采用轻柔和缓的手法为宜,一般每次施术 0.5~1 小时,于晚上睡觉前 2 小时内进行。

3. 运动按摩的适应证　按摩对人体各器官、系统都具有良好的作用。可适用于人体的功能性疾病,如各器官、系统的功能障碍和慢性炎症,急慢性疲劳,也适应于各个部位骨折、脱位的中后期和软组织损伤急性期过后的治疗。

4. 运动按摩的禁忌证　闭合性软组织损伤者急性期(伤后 24~48 小时内),损伤局部不宜按摩。骨折、关节脱位固定期间不宜按摩。

(二)针刺疗法

针刺疗法是中医最常用的一种治疗技术。针刺疗法是用特制金属制成的针具,在体表一定的部位或穴位进行刺激,并运用操作手法,以疏通经络,调和气血,达到治疗疾病的目的。

1. 针刺的治疗作用

(1)镇痛作用:针刺良好的镇痛作用已为国内外医学界所公认。1996 年,世界卫生组织建议各国采用针灸治疗 64 种疾病,其中 32 种与疼痛有关。针刺镇痛以其安全简便,不会破坏机体的组织,也不致引起机体其他功能的紊乱而受到医学界的重视。针刺麻醉就是在针刺具有良好镇痛作用的基础上发展起来的。临床上针刺疗法可有效地应用于急性痛、慢性痛、癌痛等的治疗,各种疼痛性疾病是针刺疗法的主要适应证之一。

（2）对机体各系统功能的调整作用:针刺对人体心血管、消化、神经、泌尿等系统中的许多器官和组织具有明显的调节作用,并且是双向性的调节作用,从而使人体功能恢复正常。

（3）防御免疫作用:针刺通过调整机体各系统功能提高人体抗病能力,既能治疗疾病,又可预防疾病。针刺对防御免疫的影响是多方面的,增强网状内皮系统功能活动,增加机体内各种特异性和非特异性免疫抗体,对于增强机体防卫抗病能力具有非常重要的意义。

2. 针刺的注意事项

（1）患者在过于饥饿、疲劳、精神过度紧张时,不宜立即进行针刺。对于身体瘦弱、气虚血亏的患者,针刺时手法不宜过强,并应尽量选用卧位。

（2）妊娠的妇女不宜针刺小腹和腰骶部的腧穴,三阴交、合谷、昆仑、至阴等一些通经活血的腧穴也禁刺。

（3）胸胁和腰背的腧穴,不宜直刺、深刺。

（4）有自发性出血或损伤后出血不止者,不宜针刺。

（5）皮肤有感染、溃疡、瘢痕或肿瘤的部位,不宜针刺。

（三）拔罐疗法

拔罐疗法俗称拔火罐,是以杯罐为工具,利用火的燃烧排出罐内的空气产生负压吸附在皮肤上来治疗疾病的方法。

1. 拔罐的作用

（1）机械负压刺激作用:拔罐时因罐内形成负压吸力较强,引起局部毛细血管充血,甚至使毛细血管破裂而产生淤血,淤血在消退过程中发生自身溶血,释出的血红蛋白通过末梢感受器对大脑皮质是一个良好的刺激,从而提高大脑皮质的功能,使其对各器官系统的调节功能得到改善,有利于机体功能的恢复。

（2）穴位作用:在穴位上拔罐,对穴位是一种刺激,有疏通经络、宣通气血、扶正祛邪、平衡阴阳的作用。

（3）温热作用:拔罐时局部皮肤有温热感,温热刺激能促进局部血液循环,带走炎性渗出物及致痛因子,消除肿胀和疼痛。

（4）抗炎作用:拔罐前后,白细胞总数略有增加,其吞噬细菌指数及血清补体都有明显提高,吞噬细胞的功能明显提高。

2. 适应证　适用于闭合性软组织损伤,如挫伤、拉伤、扭伤、腰痛、坐骨神经痛等。

3. 禁忌证　皮肤过敏、水肿、出血性疾病的患者,皮肤有破损、感染和大血管的部位,孕妇的下腹部与下腰部等均不宜拔罐。

4. 注意事项

（1）拔罐时伤员应处舒适体位,不要移动,避免火罐脱落。

（2）拔罐的部位:一般应选择肌肉丰满、富有弹性的部位,毛发和骨骼凹凸部位不宜使用。

（3）点火时不要烧烫瓶口,以免发生烫伤。火罐拔上后,若伤员感到局部紧痛或灼痛时,应立即起罐,检查是否有烫伤或皮肤起水疱。小水疱无需处理,但要防止擦破。若水疱较大,可用消毒针将水放出,涂安尔碘消毒,以防感染。

（4）注意保暖,防止受风着凉。

四、支具及支持带

（一）支具

支具又叫矫形器,是一种以减轻四肢、脊柱、骨骼肌系统的功能障碍为目的的体外支撑装置。支具是近年来广泛应用的先进技术,它使运动创伤术后康复成为可能,不仅可以增强肌力,保持关节活动度,还可以促进关节滑液循环,软骨代谢,缩短治疗、康复时间,防止并发症。

1. 支具的分类　根据人体使用部位,支具可分为上肢支具、下肢支具、脊柱支具;按照医疗目的不同可分为医疗用支具、医疗用临时支具、康复支具;根据使用目的又可分为:固定性支具、保持性支具、矫正性支具、免负荷性支具、步行性支具、牵引性支具等;还有根据制作过程中材料的弹性,将支具分为软性支具和硬性支具。

2. 支具的功能

（1）稳定与支持:通过限制异常的活动度来保持关节的稳定性,以恢复肢体的负荷能力。

（2）固定功能:通过对已病损的肢体或关节固定,促进患部愈合。

（3）保护功能:通过对病损肢体的保护,保持肢体正常的对线关系,保持肢体正常功能的发挥。

（4）助动功能:通过安装某种装置,调整、协调正常肌肉的动力作用,来代偿失去的肌肉功能,使麻痹的肢体活动。

（5）预防、矫正畸形。

（6）承重功能:可减少病损肢体、躯干的负荷,利于损伤组织的愈合。

3. 支具使用规程　支具的使用一般经过3个步骤:支具处方、支具取型及支具佩戴。

（1）支具处方:支具处方应包括患者的一般情况、诊断、应用支具的目的、解剖部位、支具的类型或者支具的名称、患者使用支具的特殊要求和注意事项等。支具处方由医师或康复师开出,支具技师执行。

（2）支具的取型:支具技师根据支具处方的要求完成下列工作:①了解患者的一般情况和需要支具固定部位的情况,有无支具使用的禁忌证;②支具型号的选配,准备辅助材料,如热塑板材、石膏,取型并现场制作;③需要特殊部位、特殊要求的支具时,应与医师协商制作或者佩戴;④佩戴支具部位的医疗处置(换药、消毒等)由医师负责。

（3）支具佩戴:支具的选型、制作完毕后,先让患者试戴,支具佩戴合适后,应先教患者自行佩戴支具,然后向患者说明佩戴支具的要求、目的、时间,以及佩戴支具期间出现皮肤发红、疼痛、压疮、瘙痒等问题的临时处置法。

4. 适应证　运动损伤后需行外固定者、骨折术后患者、更换假肢后的患者。

5. 禁忌证　用支具情绪上不能耐受者、伴有明显肋骨畸形或严重胸椎前凸者。

（二）支持带

运动创伤后,受伤的关节韧带不能保护关节,导致关节稳定性差,容易再伤,并出现不同程度的肌力减退。使用支持带不仅可以保护关节,提高关节的稳定性,限制肌肉、肌腱的过度活动,还可以增加关节的运动能力。

1. 支持带的分类

（1）非弹力粘膏支持带:非弹力粘膏支持带能提供最佳关节支持和限制非正常或过度的关节活动,多用于踝、趾、腕、指等关节。在使用非弹力支持带时,因为肌肉轮廓的变化而易使支持带的边缘起皱褶,这需要不断的练习去掌握这门技术的应用。

（2）弹力支持带:可在活动度较大的关节为保证关节活动不受太大的限制而使用,还可在急性肌肉挫伤时方便将压垫固定在受伤部位,在肌肉因受伤而能力下降时顺肌肉、肌腱方向粘贴的弹力支持带有增强肌肉能力的作用,并可使皮肤与肌肉间产生空隙,有利于将淤血或停留在局部的组织液清除。它包括三种,一种为普通粘膏弹力支持带;另一种为弹力绷带,为固定关节和压迫使用,并能保证关节充分的活动度,多用于膝、髋、腰、肩、肘等大关节的支持固定;还有一种为肌内效贴布,能增加深、浅筋膜间隙,起到支持和恢复作用,对关节肌肉活动不产生限制作用,多用于对肌肉、肌腱的加强,但因其不能强力固定关节,在关节韧带等受伤后必须加用其他固定方式才可达到目的。

2. 支持带的作用

（1）预防韧带再受伤和避免伤病加重:支持带相对皮肤的垂直应力能固定损伤的软组织,限制关节过度活动,从而避免肌肉、韧带、关节囊的再次损伤。

（2）增加变弱肌肉肌腱的承载能力:顺肌肉肌腱走行的弹力支持带能增加其承载能力,减少作用于肌肉肌腱的负荷,防止伤害的发生;横向捆绑能使同方向的肌肉产生协同作用,从而增加肌肉力量。

（3）增强本体反馈:关节部位损伤后,由于关节囊和韧带以及周围肌肉的撕裂而使本体感受器丧失,此时位于皮肤上的支持带会刺激皮肤和相关结构发出感受信号,从而使关节周围肌肉及时动员起来。

（4）促进组织修复和缓解疼痛:支持带可以改善局部的循环代谢,加速局部代谢物的代谢,有效促进组织愈合。另外,支持带作用于皮肤上,所提供的触觉感觉输入,能有效减轻或消除疼痛。

3. 使用支持带的注意事项

（1）熟练掌握支持带:熟练迅速地完成支持带的粘贴,会立刻得到运动员的信任。

（2）掌握松紧度:关节损伤后,过松的固定起不到有效的固定效果,过紧又会加重血液循环障碍,因此掌握好松紧程度至关重要。

（3）联合使用非弹力和弹力支持带:关节部位的损害一般都会存在肌肉和韧带的合并损伤,因此在固定关节、限制关节过度活动的同时,需要加强肌肉的力量。可根据具体情况联合使用非弹力和弹力支持带。

（4）根据不同的运动项目规则使用支持带:有些运动项目不允许使用支持带。

4. 禁忌证　急性损伤有可能影响血液循环者;有皮肤病或炎症者。

总之,支具及支持带在运动创伤的预防、治疗及康复中应用广泛,其应用对于运动损伤的治疗与术后康复具有极其重大的意义。

五、软组织贴扎技术

软组织贴扎技术,是指利用各类型贴布、绷带等贴于体表产生生物力学及生理学效应,以达到保护肌肉骨骼系统、促进运动功能或特定治疗目的的非侵入性治疗技术。软组织贴扎方法主要包括传统白贴、肌内效贴,以及配合特殊治疗技术的专用贴扎方法,如功能性筋膜贴扎及麦奈尔贴扎,其他还有一定弹性及强黏性或中度黏性的重型、轻型弹性绷带(重弹、轻弹贴布)贴扎等。

近年来,肌内效贴在竞技体育界、运动医学界、康复医学界中普遍应用,临床作用广泛,包括:改善局部循环、促进淋巴回流、消除软组织肿胀及疼痛、增加本体感觉、放松或促进软组织功能活动等。

与传统白贴等以固定、保护为主要考虑的软组织贴扎技术比较,肌内效贴技术的理论体系、贴扎方式的区别来源于材质及力学特性的差异。肌内效贴的专用贴布厚度适宜,布面可以防水,又具有一定的透气性,不含乳胶成分,人体皮肤耐受性好,不易过敏。贴布具有合适的弹性,能满足全关节活动范围运动时对灵活度与舒适度的需要,还能通过贴扎时的不同方向和拉力及贴布在肢体运动过程中与软组织的交互作用,起到支持、训练、放松软组织的作用,同时还能减轻水肿、改善循环、减少局部炎症反应、减轻疼痛及改善感觉输入等。

肌内效贴的主要物理特性包括弹力、张力、应力及黏着力等。肌内效贴的常用术语有摆位、锚、基底及尾端、延展方向、回缩方向和拉力等(图4-5)。肌内效贴的核心理论是贴扎与人体之间的力学互动与感觉输入,摆位、拉力大小及方向是体现技术的关键。牵伸状态摆位及自然拉力是产生良好皱褶的关键,而贴扎的方向与传统非弹性贴布不同,一般贴布由尾向锚的弹性回缩力是可能的作用方向。

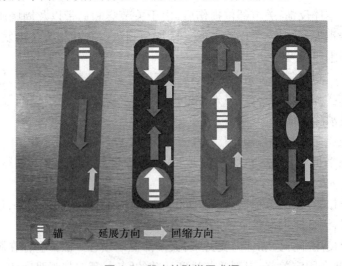

图 4-5 肌内效贴常用术语

肌内效贴技术的治疗机制目前认为是:贴扎产生皱褶;贴扎引导方向;贴扎应用拉力;贴扎感觉输入等。

（一）基本操作技术

1. 锚、基底及尾部（或尾、锚）操作　①锚、基底及尾部三段式；②锚、尾两段式。

2. 剪裁与覆盖形状　常见贴布的剪裁形状包括 I 形、Y 形、爪形、灯笼形、X 形及菱形等，为更好地贴合身体，建议各端贴布裁剪圆钝，贴布角修圆以利于张力的平均分布。

（1）I 形贴布：常用于引导肌肉和筋膜，力学及功能矫正，此外也可用于固定。

（2）Y 形贴布：锚不裁剪，基底和尾分为两条，整体呈 Y 形。可放松较小或较次要的肌群，用于特殊形状的肌肉（如放松腓肠肌）或包绕特殊解剖结构时用。

（3）爪形贴布：为散状形、扇形贴布，锚不做裁剪，基底及尾分为数条。可消除肿胀、促进淋巴液及血液循环。

（4）灯笼形（O 形）贴布：贴布两端不裁剪，中段裁剪为多个分支，若为两支即为 O 形，贴布两端均为固定端，稳定效果良好并有引流作用。

（5）X 形贴布：中间为锚，共四尾向各端延展。可促进锚所在位置组织的血液循环及新陈代谢，以达到止痛的效果，因而 X 形贴布也称"痛点提高贴布"，此外，也可用于起止点为动点的肌肉引导。

（6）菱形贴布：也称方形贴布，可贴于肌腹或肌肉起止点，达到促进或放松作用。

（7）其他：如网状、蜘蛛形、水母形等，此外还有镂空等。

另外，以上贴布在重叠、多层贴扎时，一般是剪裁越多的越贴在里层，从里到外次序多为灯笼形→X 形→Y 形→I 形。

（二）各类肌内效贴的贴扎技术

肌内效贴包括多种技术，分别有：肌肉贴扎技术、韧带贴扎技术、肌腱贴扎技术、筋膜贴扎技术、淋巴贴扎技术、EDF/水母贴贴扎技术、漂流贴扎技术、空间贴扎技术、功能矫正贴扎技术、力学矫正贴扎技术以及感觉输入贴扎技术，等等。

对于运动损伤的处理多采用多种肌内效贴贴扎技术联合应用。其中肌肉贴扎的主要作用是辅助增加肌肉力量、促进肌肉稳定性或降低静态肌张力，以缓解肌肉组织损伤等症状，减少疼痛，恢复软组织弹性及加快损伤恢复速度；韧带贴扎技术主要用于韧带损伤与超负荷劳损；肌腱贴扎技术一般与肌肉贴扎联合应用，进行一体化贴扎；而筋膜贴扎技术包括横向、纵向及螺旋引导，同时结合或不结合震荡方法等。

举例说明：在球类运动或意外碰撞中常会遇到手指挫伤。防止手指挫伤应注意在进行球类运动前做好热身运动，传接球时注意力要集中，保持正确姿势或戴上适合的护具。手指挫伤发生后，即刻遵循"PRICE"或"POLICE"原则，即保护（protection）、休息（rest）、冰敷（ice）、加压包扎（compression）、抬高（elevation）和适当负重（optimal loading）等。并可采用多种理疗方法进行治疗，如超短波、超声波和中频等。采用肌内效贴治疗手指挫伤的目的是局部保护支撑、合理负荷和改善肿痛。手指挫伤肌内效贴的贴扎方法：第一步，韧带贴扎，自然摆位，采用两条 I 形贴布，贴布中用最大张力贴于手指关节内外侧副韧带处，还可在内外侧继续贴扎两条 I 形贴布，中间采用最大拉力，呈 45°固定于关节囊外侧，对所有贴布预留的尾端均采用自然拉力（图 4-6）；第二步，肌肉贴扎，根据缓解疼痛动作方向予以引导贴扎（图 4-7）。

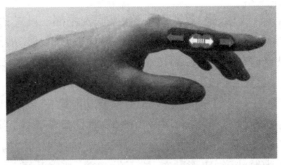

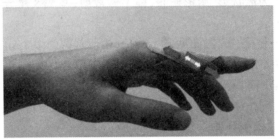

图 4-6 手指挫伤韧带贴扎

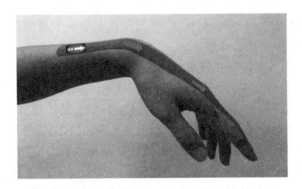

图 4-7 手指挫伤肌肉贴扎

（三）相对禁忌证

肌内效贴为无创外治疗法,无绝对禁忌证,其相对禁忌证为:不能避开的开放性伤口;贴扎部位毛发过多,且未剔除者;未愈合的瘢痕;皮肤相应疾患患者,如急性神经性皮炎、带状疱疹和银屑病等;贴扎前已有张力性水疱发生趋势者;孕妇 3 个月以内生殖器区域(骶部结缔组织区);对贴布材质过敏者。

此外,要注意使用前询问患者有无凝血功能障碍及是否使用抗凝剂,若凝血障碍者,可能会造成局部淤斑或皮肤破损;对于材质添加有其他成分的部分贴布,其副作用及禁忌证应参考普通膏药管理。

（四）贴扎过程中的常见问题

1. 贴扎时间 单次贴扎时间一般为持续 1~3 天,最长可达 5 天。

2. 洗澡与出汗 洗澡时若水温不高、使用淋浴且时间不长,对正常使用不产生大的影响;大量出汗后应更换贴布。

3. 贴布过敏问题 贴布的过敏性与部位、方法、贴扎时间及贴布的凝胶种类有关;若为过敏体质,应选用低敏系列贴布,单次贴扎时间在 24 小时内或更短,并建议贴扎层次不宜过密;发生过敏现象应立即停用贴布,待皮肤修复后再使用。

4. 毛发过多是否影响 原则是毛发过多过密处贴扎应先剔除毛发。

5. 贴布脱落处理 若贴布尾端掀起,可将掀起部分减掉,并将尾端剪成圆形,重新与皮肤贴合;若贴布锚掀起,应重新贴扎。

6. 影响贴扎疗效的一般因素 包括皮肤的形状、皮下脂肪的厚度、贴扎环境、贴扎后的活动等。贴扎前做好皮肤清洁;避免锐物、出汗等影响贴布凝胶;某些运动损伤患者贴扎后,若维持适度的主、被动活动会增加贴布与软组织之间的交互作用,提高疗效。

第四节 伤后康复训练

运动损伤发生后,除及时进行诊断及治疗外,还要考虑尽量减少局部功能损害,促进功能恢复,提高机体对伤病的适应能力,使受伤者尽早恢复参加正常训练和比赛的能力,继续提高运动水平,这就是康复训练所要解决的问题。康复训练即康复期的运动训练,要根据创伤特点、功能损害情况及专项运动的特殊要求,由医生、康复治疗师、教练员和运动员共同制订和实施训练方案,四方之间密切沟通与配合,形成团队的工作模式。

一、康复训练的目的

1. 保持良好的训练状态 运动员良好的训练状态是其提高运动技能的重要保障,往往需要经过长期、高水平的训练才能获得,若因受伤长时间完全停止训练,则身体运动功能及心肺等各系统功能将会明显下降,等伤病治愈后需要很长时间才能达到先前的训练水平,严重影响运动成绩。因此运动员伤后除受损局部应停止或减少活动外,其他部位应当保持足够的运动量。如一侧肢体受伤时练习对侧肢体,上肢受伤者练习下肢,立位练习受限时可进行坐位或卧位练习等。

2. 预防停训综合征 运动员突然停止训练后会产生全身各个系统因不适应而出现的功能下降和功能失调,如神经衰弱、胃肠功能紊乱、内分泌失调等,即所谓停训综合征。若在因伤停训后仍然保持一定强度的运动,可有效防止或减轻停训综合征。

3. 预防再损伤 据文献报道,经康复训练后的运动员再损伤的发生率大大低于未经康复训练者。运动损伤常与技术动作密切相关,因此康复训练时,要尽量避免或减少受伤动作的练习,纠正错误的技术动作。

4. 预防体重增加 某些体育项目如体操、举重、摔跤等体重控制非常重要,伤后要进行康复训练防止过多脂肪堆积,并控制饮食摄入量。

5. 预防肌肉萎缩及关节挛缩 受伤后由于缺乏运动或者由于关节制动,损伤部位的肌肉很容易发生失用性萎缩及挛缩,这对功能恢复以及防止再伤非常不利。关节周围肌肉力量的康复训练可以防止肌肉萎缩,增强关节的稳定性。

6. 预防关节软骨退行性改变 关节软骨的营养来自于关节滑液,需要依靠关节活动时的挤压作用使关节液弥散。关节长期固定时由于失去这种弥散作用而导致关节软骨发生退行性改变,因此要尽量减少固定时间,及时进行关节训练。

7. 促进恢复 通过适当的锻炼,可改善伤部组织的代谢和营养,减少组织粘连、关节僵硬及活动受限,从而促进损伤的痊愈和局部功能的恢复。

8. 矫正姿势　射击、射箭运动员日久易发生脊柱姿势性侧弯,继发腰背疼痛,影响训练及成绩。应当进行矫正体操练习,以增强脊柱凸出侧的肌肉力量,同时牵伸对侧缩短的肌肉韧带组织。有脊椎峡部骨折或分离的运动员宜增强腹肌及臀肌,牵伸腰骶部肌肉韧带组织,以减少腰椎前凸及骶骨前倾角度来增加脊柱的稳定性,防止滑脱。有足部损伤的运动员,宜做增强屈趾肌及足内翻肌肌力的练习,以防止平足。

二、康复训练的原则

科学合理的康复训练能够使运动员保持良好的训练状态,促进损伤组织的愈合和功能恢复,但是不当的训练则可能加重损伤,甚至带来新的伤害,因而伤后的康复训练应当遵循一定原则:

1. 明确诊断　在进行康复训练之前,首先要对伤病有全面认识和正确诊断。明确伤病所处的阶段、严重程度,了解运动员从事的运动项目。如果做了手术要清楚手术种类、手术方式和术后时间。比如关节韧带损伤要明确引起关节不稳的程度,是拉伤、部分断裂还是完全断裂,有无合并损伤等。因此,对康复对象要进行详细的问诊,仔细的体格检查和必要的辅助检查,如 X 线、CT、MRI 及相关的辅助检查。将资料综合分析,根据损伤时情况、治疗经过、目前功能状态、存在问题、需要解决的问题等制订康复训练计划。

2. 及时准确　伤后康复训练要及时介入,尽量保持全身和未伤部位的训练,对伤部肌肉的训练越早越好。例如,踝关节扭伤后,在急性期进行冰敷、加压包扎、肢体抬高的同时,要进行踝背伸、跖屈的康复训练。但无论进行何种康复训练或功能锻炼,都应以不加重损伤、不影响损伤的愈合和正常的治疗为前提。

3. 个别对待　根据损伤的性质、程度、部位、病程以及受伤者的性别、年龄、原有体力基础等因素制订个性化的康复训练计划。计划中应当包括康复训练的形式、每次训练的时间、每一动作重复次数、每周训练的次数等内容。

4. 综合运用　康复训练必须与其他治疗方法,如热疗、冷疗、按摩和肌肉电刺激等结合使用。同时,在整个训练过程中要兼顾局部与全身。在力量练习的内容安排上,不但要锻炼原动肌,也要锻炼拮抗肌,不但要锻炼大肌肉群,也不能忽视有关小肌肉群的锻炼;在练习方式上,可静力性练习与动力性练习相结合,力量性练习与柔韧性练习相结合。

5. 循序渐进　伤后训练的运动量安排(幅度、频率、持续时间、负荷量的大小等)必须遵守循序渐进的原则,以活动后不引起患部疼痛和练习后 24 小时不出现肿胀为度,切忌急于求成和粗暴的被动活动。

6. 医务监督　伤后的康复训练要加强医务监督,每次训练前要做好准备活动,伤部应使用支持带加以保护。医生应当每周做一次病情检查,然后根据需要,由医生、康复治疗师、教练员和运动员共同调整康复训练计划和内容。

三、康复训练的方法与手段

(一)肌力训练

肌肉主动收缩后产生的力量称为肌力。肌力训练是一种用于维持及发展肌肉功能的专门性练习方法,对运动创伤后的肌肉功能恢复与维持尤为重要。肌力训练的主要目的是通过训练提高患者肌肉力量,以提高运动功能和改善由于肌肉力量降低而出现的疼痛等不适症状。

1. 肌力训练的规律和基本原则

(1)阻力原则:为了增强肌力,训练时必须施加一定的阻力。在没有阻力的情况下训练无法达到增强肌力的预期目的。阻力可以来自肢体本身的重力或者外加的负荷。

(2)超量恢复规律:运动时和运动后的肌肉会经历一个从疲劳到恢复的过程。肌肉疲劳是肌肉内能源物质、收缩蛋白和各种酶蛋白消耗的过程,而在休息过程中,这些物质得到补充,生理功能也逐渐恢复。在恢复过程的后期,各项指标会有个继续上升并超过运动前水平的过程,即超量恢复阶段。第二次训练如果在前一次训练后的超量恢复阶段内进行,那么就可能以超量恢复阶段的生理水平为起点,使超量恢复效应得到巩固和叠加,从而改善肌肉的形态和功能。根据超量恢复规律,肌力训练时应当遵循两条原则:

1)超负荷原则:肌力训练时应使肌肉收缩重复一定的次数并持续一定的时间,使肌肉感到一定程度的酸胀、疲劳,这样才会出现较明显的超量恢复现象,以达到增强肌力的效果。但也应注意根据患者的全身情况来控制运动量,避免过度疲劳。

2)要掌握适宜的练习频度:后一次肌力训练应尽量安排在前一次训练的超量恢复阶段内进行。如果相邻两次训练间隔时间太短,肌肉疲劳还未完全恢复,继续训练会加重疲劳而对患者不利;间隔太长,超量恢复已经消退,达不到增强肌力的目的。一般来说,超量恢复常在运动后1~2天内出现。

2. 常用的肌力训练方法　肌力训练必须在肌肉功能测试的基础上,根据现有肌力水平来选择相应的方法。当肌力为0级时,只能进行肌肉电刺激疗法及传递神经冲动练习,做主观努力试图引起肌肉收缩,尽管并不能真正产生收缩效应,但它常有利于以后的肌力恢复。当肌力为1~2级时,可进行肌电生物反馈电刺激疗法或在消除重力影响下进行练习,也可做助力练习,如利用悬吊装置或水中运动常可较明显提高肌力。肌力超过3级时,即可常规采用抗阻或施加负荷法进行肌力训练。本节重点介绍肌力超过3级时的练习方法。

(1)等长练习(isometric exercise):保持关节不动,肌肉进行不同强度的收缩。此种练习的特点是肌肉长度不变,可以在关节不同的角度练习,根据病情选择不负重或负荷不同重量锻炼。等长训练有助于促进肢体血液循环,减少伤后或术后的粘连,可及时预防肌萎缩和促进肌力恢复。其优点是对关节刺激小,不易引起关节疼痛,适用于固定肢体的肌力练习,以及关节因急性滑膜炎等损害出现明显疼痛、肿胀时和关节软骨损伤修复早期不宜反复摩擦时。练习方式根据训练目标决定,如膝关节半蹲位静力练习锻炼大腿股四头肌肌力,俯卧位躯干背伸静力练习锻炼腰背肌肌力,肩关节外展90°静力练习训练三角肌肌力等。其缺点是主要增强静态肌力,无助于改善运动的精确性和协调性,同时有显著的角度特异性,即在某一角度下进行等长收缩训练时,主要募集相应的一部分肌纤维,只对增强练习角度附近20°范围内的肌力有效,而对整个关节活动的肌力增强作用较弱。为了克服等长练习的角度特异性,近年来有学者提出了多角度等长练习法,即在整个关节活动范围内每隔20°~30°进行1组等长收缩训练以全面增强肌力。等长收缩训练时可采用"tens 法则",即收缩 10 秒,休息 10 秒,重复 10 次为 1 组,每次练习重复 10 组。

(2) 等张练习(isotonic exercise):所谓等张练习即利用肌肉等张收缩进行抗阻练习,是肌肉力量康复中最常用的一种方法。练习时肌肉克服重力或阻力做大幅度关节运动,阻力可由重物、训练器或橡皮筋提供。其中,大负荷少重复的练习,有利于增强肌力;中等负荷多次重复的练习,有利于锻炼肌肉的耐力。等张练习包括等张缩短(即向心性收缩练习)和等张延长(即离心性收缩练习)两种模式。

1) 等张缩短(向心)练习(concentric contraction exercise):指肌肉工作时外界阻力小于肌肉力量,肌肉的起止点互相接近,肌肉的长度缩短。如肘关节由伸直到屈曲的过程是肱二头肌的向心收缩,膝关节由屈曲到伸直的过程是股四头肌的向心收缩。

2) 等张延长(离心)练习(eccentric contraction exercise):指肌肉工作时外界阻力大于肌肉力量,肌肉的起止点相互远离,肌肉被迫拉长。如肘关节由屈位逐渐伸直是肱二头肌的离心收缩;肩外展后上肢匀速落下则需要三角肌、冈上肌等外展肌群的离心收缩。离心收缩练习时肌肉的耗氧量更大,对于恢复肌力、预防肌肉拉伤具有重要意义,但需要注意的是过多离心运动较易产生延迟性肌肉酸痛(delayed onset muscle soreness,DOMS)。

(3) 等速练习(isokinetic exercise):也称等动练习,需要借助于 CYBEX 或 BIODEX 等特殊仪器练习,运动时肢体带动仪器的杠杆围绕和关节同轴心的机械轴心运动。其特点是可以使肌肉在各个角度上大幅度收缩,而关节运动的角速度恒定,仪器提供的阻力为顺应性阻力,即阻力随肢体运动力矩的大小而变化,当肌肉停止收缩时则阻力消失,这样使肌肉在整个关节运动过程中既能得到充分的锻炼,又能保证其在某一疼痛角度时减小或停止收缩以避免再伤。等速练习的另一个优点是可以读出或记录测定结果,以便治疗前后进行客观评定。由于锻炼者可看到练习后肌力的增长情况,该方法能够增强其康复的信心,发挥正向的心理效应。此外,等速训练仪都适用于往返运动,可同时对一组拮抗肌进行训练,使得肌力平衡发展,这对于维持关节的稳定性十分重要。

(4) 渐进抗阻练习(progressive resistance exercise,PRE):此方法最先由 Delorme 于 1945 年提出,故也称为 Delorme 法。其方法是:先测定连续重复 10 次运动所能承受的最大负荷(10-repetition maximum,10RM),练习时做 3 组各 10 次的运动练习,依次用 50%、75% 和 100% 的 10RM 值的阻力负荷,前两组用作准备活动,后一组是主要练习。其后每周重复测定 10RM 值,根据测定结果调整相应的负荷量,使其随着肌力的增长而增加。

(5) 短促最大练习(brief maximal exercise,BME):是等张收缩和等长收缩相结合的一种肌力练习方法。以股四头肌练习为例,先进行等张抗阻伸膝,完成一次全关节的活动后,维持关节在运动末期的位置,再进行 5 秒的等长伸膝,重复 5 次,阻力酌情逐步增加。

(二) 耐力训练

耐力是继肌力得到一定程度的恢复后必须注意发展的一种运动能力。耐力训练的目的是通过锻炼增强呼吸系统、心血管系统和骨骼肌系统有氧代谢的能力,以保证机体在一定的强度和时间内重复运动而不易疲劳。由于此类活动的能量是由有氧代谢提供,所以耐力训练也被称为有氧训练。增强耐力的方法包括肌耐力训练和全身耐力训练。

1. 肌耐力训练 肌肉持续收缩和反复收缩的能力称为肌耐力。肌耐力的具体训练方法与肌力训练基本相同,也可以采用等长练习、等张练习和等速练习等方法,只是运动负荷和持续时间上有所区别。一般来讲,肌力训练要求训练的阻力足够大,能够在较短的重复后达到疲劳;肌耐力训练则要求运动负荷较小,而重复次数足够多。

(1)等张练习法:一般取 10RM 的 60%~80% 作为负荷量,每组训练 25 次,重复 3 组,每组间隔 1 分钟,每天进行 1~2 次。练习时要注意必须使向心性收缩和离心性收缩协同进行。

(2)等长练习法:可以在不同角度下做逐渐延长时间的"稳定性"等长收缩练习,直至出现肌肉疲劳为止,每天 1 次。例如下肢可以做不同角度的半蹲,上肢可以做不同角度的支撑等。无论进行何种方式的等长收缩练习,均应注意呼吸自然,不宜憋气,以免产生 Valsalva 效应,导致血压迅速升高而发生意外。

(3)等速练习法:通过对等速训练仪的速度等参数进行设置,等速训练对提高肌耐力有非常好的效果。如可以调节运动速度为 30r/min,每组尽量多的重复练习,直至力矩值减至初始读数的 50% 为止,重复 3 组,组间休息 1~2 分钟,每周练习 5~6 次。

2. 全身耐力训练 旨在增强心肺功能和提高整体循环代谢水平,主要是做中等强度(40%~70% 最大摄氧量)的有氧运动,一次运动时间通常为 30~60 分钟,其中达到靶强度的时间应不少于 10 分钟。通常采用大肌群、周期性运动,例如步行、跑步、游泳、自行车、划船、爬山等;也可以应用器械来进行,例如功率车、活动平板等。

(三)恢复关节活动度及肢体柔韧性的训练

肌肉、肌腱和韧带等软组织损伤,特别是伤后需要局部制动者,往往继发所在关节软组织的挛缩和粘连、肌肉的失用性萎缩及肌腱、韧带的缩短,从而影响所在关节的活动度和肢体的柔韧性。因此,关节活动度和柔韧性练习是运动创伤康复的重要组成部分。

关节活动度(range of movement,ROM)训练的方法有徒手训练和器械训练。徒手训练包括自身和他人徒手训练,器械训练包括被动运动训练器、体操棍、手指活动训练器、各种悬吊及滑轮装置等。根据运动形式可以分为以下几种:

1. 主动运动(active movement) 适用于 3 级以上肌力,主要通过患者主动用力收缩肌肉来完成关节活动。动作平稳缓慢,尽可能达到关节最大活动范围,每一动作重复 10~30 次/组,2~4 组/日。

2. 助力运动(assistive movement) 适用于 2~3 级肌力,患者主动用力收缩肌肉,治疗师给予适当外力协助完成关节活动,外力也可通过患者健肢或滑轮装置等来实现。每一动作重复 10~30 次/组,2~4 组/日。

3. 徒手被动运动(manual passive movement,MPM) 适用于 2 级以下肌力,完全依靠治疗师手力来完成关节活动。每一动作重复 10~30 次/组,2~4 组/日。

4. 持续被动运动(continuous passive motion,CPM) 借助 CPM 训练仪,保持关节持续、长时间、缓慢活动。进行 CPM 训练要循序渐进,从小角度开始,关节活动范围可根据伤者的耐受程度每日渐增或以恰当的时间间隔渐增,直至伤者的最大关节活动范围;运行速度由慢到快,可耐受的速度为每 1~2 分钟为一个运动循环;持续运动时间

0.5~1 小时/次,1~2 次/日。使用过程中要随时观察患肢情况,有伤口渗血、疼痛等不良反应时要立即停止使用并及时处理。

5. 牵张训练(stretching exercise) 借助治疗师等施加的外力,牵张患者肌肉、肌腱、韧带等软组织,扩大关节活动范围。每次牵张持续时间为 10~20 秒,间歇 10 秒,反复进行数次。动作应当轻柔、缓慢、循序渐进,避免使用暴力。

6. 关节牵引(joint traction) 将患者关节近端固定,远端肢体施加重量,牵引重量最大不超过患者耐痛范围,每次持续牵引 10~20 分钟,1~2 次/日。

柔韧性训练以拉伸原理为基础,采用牵拉肌肉、肌腱及韧带等组织的方法。牵拉练习可分为两种:一种是动力性牵拉,一种是静力性牵拉。动力性牵拉主要是进行节奏较快,且多次重复同一动作的练习,如连续踢腿、摆腿等。这种练习可以提高关节在运动中的活动幅度,以适应专项体育活动的需要。静力性牵拉主要是一些缓慢的牵拉练习,如静力压腿等。静力性牵拉比较安全,一般不容易出现运动损伤。在进行柔韧性练习时,最好是两种方法结合使用。不同部位的练习方法如下:

1. 肩部柔韧性练习方法 借助于把杆做正面直臂握杆向下压肩动作练习,背面直臂握杆做向下拉肩动作练习;利用体操棒做直臂转肩动作练习;双人间正对做直臂相互搭肩向下压肩动作练习,及侧向拉肩和背向拉肩动作练习等。

2. 腿部柔韧性练习方法 可以运用动力拉伸法,有节奏地通过多次重复拉压练习,使肌肉、肌腱、韧带等软组织逐渐地被拉长。在训练中主要采用:正面、侧面和后面压腿动作练习;手扶把杆做正面、侧面和后面踢腿动作练习;相互间的仰卧正面压腿、侧卧侧面压腿和俯卧背面压腿等动作练习。

3. 腰部柔韧性练习 做动力性和静力性的立位体前屈,直体和屈体身体左右旋转动作练习;相互间的坐位体前屈下压、俯卧背弓等动作练习。

（四）本体感觉及神经肌肉控制能力的练习

人体的骨骼肌、肌腱及关节的韧带等处有本体感受器,可以感受肌肉、关节的张力和拉力,产生一定的神经冲动,通过本体感觉传导通路传导至中枢神经系统,经过分析整合,从而产生躯体和四肢运动状态及其位置的感觉,此种感觉叫做本体感觉。本体感觉对维持人体平衡以及完成精确的运动控制发挥重要作用。关节周围的肌肉、肌腱、韧带等组织结构,是本体感觉功能的物质基础,所以当上述结构发生损伤时,必然会导致机体本体感觉不同程度的下降或缺失,这就会引起关节的不稳,关节运动的控制能力减弱,运动中身体姿势的调整和平衡能力的下降。因此,加强本体感觉及神经肌肉控制能力的练习既是伤后康复训练的重要内容,也是预防损伤发生的有效手段。

常规地,在康复训练的早期阶段即进行基本的本体觉训练,如关节位置觉和闭合动力链练习。在进行关节位置觉的训练时,要求运动者闭上眼睛。康复治疗师把患者的肢体被动移动到各个不同的运动平面,停止,再将其肢体放回原位。然后指示患者主动将其肢体移动到刚才移动到的位置。康复治疗师应该在患者的关节活动范围之内反复训练其位置觉,并记录患者的训练结果。闭合动力链训练通过关节挤压,刺激关节面的机械感受器,进一步促进关节本体感觉功能的恢复。研究证明,在早期患肢活动受限时,健侧肢体本体感觉训练同样有助于患肢本体感觉的恢复。

随着康复训练的进行,应逐渐开展患肢的动态稳定性训练,以增强患者在运动时对关节的感知能力,这主要通过一些平衡球、平衡板、悬吊带及特殊的仪器设备训练来完成。例如,对膝关节韧带损伤的康复训练,要求患者在摇板(wobble board)上保持稳定,下蹲大约25°~30°,并保持该姿势2~3分钟。在膝关节屈曲至大约30°时,腘绳肌和股四头肌达到最大收缩,使关节稳定性增加。有条件者,还可以借助于动态平衡运动控制评定与训练系统强化训练。

（五）水中运动

水中是极好的康复训练环境,利用水的浮力,伤者可以在身体负重降低的情况下,进行在陆地无法完成的肢体活动训练和平衡训练,并有利于缓解肌肉痉挛,放松紧张的肌肉,增大关节运动幅度,重建正确的动作模式;利用水的阻力,还可以进行肌力训练,增加肌肉力量、肌肉功率和肌肉耐力。

水中运动兼有水疗法和医疗体育的综合治疗作用,对肢体运动功能障碍、关节挛缩、肌张力增高的患者较为适宜,也对需要减重步态训练的患者极有帮助。但实施水中运动训练需要专业的场地和设备,同时要配备专门技术人员进行指导和监护,目前在我国尚未得到广泛运用。

四、恢复训练和比赛时机的判定

如何判断康复训练的效果以及确定受伤运动员恢复专项训练和比赛的时机,是康复工作经常需要回答的问题。伤后过早恢复专项训练和比赛可能妨碍创伤痊愈,使损伤加重,转变成慢性或引起其他损伤;过迟恢复训练又可影响运动成绩,因此都应当尽量避免。恢复训练时机的判定比较复杂,一般应综合考虑以下各项因素来决定:

1. 伤肢基本功能恢复情况　通过检查伤肢的肌力、关节活动范围、肢体围度等指标来衡量功能恢复情况,一般认为肌力恢复达到正常水平的95%左右,关节活动度基本正常且活动时无疼痛,患肢围度达到健侧的90%以上即可参加正规训练和比赛。否则仍需继续进行一定的康复训练,并不断调整康复训练计划,以期达到最终目的。

2. 功能测验结果　通过某些特殊功能测试,评定运动员完成某种特定活动的能力和恢复程度,如膝关节的韧带损伤时检查单足曲线跳能力。其他常用的功能测验方法有8字跑、往返跑、侧滑步、纵跳等,以判断本体感觉以及平衡与协调能力的恢复。

3. 损伤病理程度　如韧带挫伤的恢复训练可明显早于韧带断裂。

4. 损伤和运动项目的相互关系　运动技术伤与运动项目及其技术动作密切相关,常引起运动中负荷较大部位的损伤,如投掷肘(又称外翻-过伸负荷综合征)对标枪运动员的影响较大,因而其专项训练的进行应迟一些。

5. 运动员的心理状态　观察运动员进行一般康复训练时的心态和反应,心态轻松,甚至忘掉有伤说明可能恢复较完全;心情沉重,畏惧训练说明可能恢复不全。

第五节　小腿、踝、足部损伤

一、小腿、踝和足部的解剖及生物力学基础

小腿由胫骨、腓骨组成,连接膝关节和踝关节。足部一共有26块骨,其中包括距骨、跟骨、足舟状骨、骰骨、楔骨、跖骨和趾骨。小腿、踝和足部的运动损伤在某些运动项目中更易好发(表4-1)。

表 4-1 小腿、踝和足部的常见运动损伤

运动	常见损伤
足球	前足损伤、肌腱炎、踝关节扭伤
篮球	第 5 跖骨基底骨折、应力性骨折、肌腱炎
棒球	距舟关节损伤、踝关节扭伤
橄榄球	籽骨骨折、踝关节骨折、踝关节扭伤、跗跖骨折和脱位
网球、乒乓球	踝关节扭伤、跟腱损伤、肌腱炎
曲棍球	Puck 损伤和骨折、挫伤、踝关节和后足损伤、外生骨疣、滑囊炎
滑冰	踝关节骨折、腓骨肌腱脱位
摔跤	第 5 跖骨基底骨折、跟腱炎、踝关节扭伤
芭蕾舞	籽骨骨折、肌腱炎、应力性骨折
跑步	踝关节损伤、过度使用性损伤、应力性骨折

（一）小腿的解剖及生物力学

1. 小腿的骨结构

（1）胫骨：为人体第二长骨，胫骨承受着下肢大部分重量，向上与股骨髁构成膝关节，向下与距骨构成踝关节。胫骨远端向内下凸起形成内踝，并有一个四边形的下关节面与距骨构成踝关节。胫骨的外侧有骨间膜与腓骨连接，其近端和远端的小关节面与腓骨构成关节。

（2）腓骨：腓骨主要是作为肌肉的附着部位，其下端形成外踝，为踝关节提供部分稳定性。腓骨对胫骨有一定的支撑作用，使其能对抗一定的弯曲和扭力。

2. 小腿的肌肉 小腿的肌肉可以根据间室来分组。一般每一个间室内的肌肉具有相同的作用，相同的神经支配，血运都来自胫前动脉和胫后动脉。可分为四个间室：前间室、外侧间室、后方浅间室和后方深间室。

（1）前间室：由胫骨的外侧面和小腿前肌间隔组成。前间室内有胫前肌、姆长伸肌、趾长伸肌和第三腓骨肌，其作用主要是背屈足部和伸姆，由腓深神经支配。

（2）外侧间室：由腓骨的外侧面、前后肌间隔和小腿筋膜组成。外侧间室内有腓骨长肌和腓骨短肌，其作用是使足跖屈和外翻，均由腓浅神经支配。

（3）后方浅间室：位于小腿横肌间隔后方。其内有腓肠肌、比目鱼肌和跖肌，其作用是使足跖屈，由胫神经支配。

（4）后方深间室：位于骨间膜、腓骨和小腿后肌间隔的后方。内有腘肌、姆长屈肌、趾长屈肌和胫后肌，腘肌有屈膝功能，其他肌肉负责足和足趾的跖屈，由胫神经支配。

3. 小腿的神经 所有支配小腿的神经都来自坐骨神经的分支。

（1）胫神经：胫神经是坐骨神经较大的终末支，胫神经在腘肌表面穿过腘窝，向下沿小腿肌肉的内表面到足底的深部，最后沿内踝的后下方、屈肌支持带的下方变成终末支。

（2）腓总神经：腓总神经是坐骨神经较小的终末支，绕过腓骨颈，进入腓骨长肌的

深部后,分为腓浅神经和腓深神经。

(3)隐神经:隐神经是股神经最大的皮支,位于膝关节内侧的缝匠肌和股薄肌之间的皮下,在小腿与大隐静脉伴行,支配小腿内侧和足部的皮肤感觉。

(4)腓肠神经:腓肠神经通常由胫神经和腓总神经的皮支在腘窝处构成,然后在腓肠肌的两头之间下行,支配小腿远端后外侧和足外侧的皮肤感觉,常被用来作神经移植。

4. 小腿的血管 小腿的血供来自于腘动脉的分支。腘动脉是股动脉的延续,在股二头肌和半膜肌之间经过腘窝的外下方,位于胫神经的深面。再在腓肠肌的内外侧头之间腘肌的远端处分为胫前动脉和胫后动脉。

(二)踝关节的解剖及生物力学

1. 踝关节的构成 踝关节是一铰链关节,是由内、外踝和距骨为界构成的一个三面的踝穴组成。踝关节的主要活动是背屈和跖屈,跖屈的范围更大。距骨的前部比上部更宽,背屈时距骨对踝穴的充填更大,决定了踝关节在背屈时稳定性更好。

2. 踝关节的韧带 踝关节的韧带可以分成四组:外侧韧带、外侧距下韧带、内侧韧带和远端胫腓韧带。

(三)足部的解剖及生物力学

1. 足部的骨学 足由 7 块跗骨、5 块跖骨和 14 块趾骨组成。

(1)跗骨:包括距骨、跟骨、骰骨、舟骨和三块楔骨。

(2)跖骨:第 5 跖骨位于距骨和趾骨之间,其基底部容易发生应力性骨折。

(3)趾骨:姆趾由两节趾骨构成,其他足趾均是由三节趾骨构成。

2. 足部的关节 足部骨都是由背侧和足底的韧带支撑的,其关节有跗骨间关节、跗跖关节、跖骨间关节、跖趾关节和趾间关节。

(1)跗骨间关节:主要有距下关节、距跟舟关节和跟骰关节。

(2)跗跖关节:是滑膜关节,跖骨通过足底、背侧和骨间韧带与跗骨相连;第 2 跖骨和中间楔骨构成最强壮的跗跖关节,其活动度很小,所以容易受伤,如应力骨折。

(3)跖骨间关节:指在跖骨基底部之间形成的关节,也是滑膜关节,有一定的活动,但独立活动很小。而跖骨头之间由深部横韧带连接,和骨间韧带一起,有助于维持足的横弓。

(4)跖趾关节:和手部的掌指关节类似的滑膜关节,有一定的屈伸、外展、内收和环绕运动。

(5)趾间关节:为铰链状的滑膜关节,只有屈伸活动。

3. 足部的肌肉和肌腱

(1)足底的肌肉和肌腱可以分成四层。

足底肌肉第一层:姆外展肌、屈指短肌、小趾展肌。

足底肌肉第二层:足底方肌、蚓状肌、屈趾长肌、屈姆长肌。

足底肌肉第三层:屈姆短肌、姆内收肌、屈小趾短肌。

足底肌肉第四层:骨间背侧肌、骨间跖侧肌。

(2)足背的肌肉包括伸趾短肌和伸姆短肌。

(3)跖筋膜是从跟骨发出到足趾的屈肌装置,其功能类似一个绞盘机,在足跟抬起时有助于距下关节内翻,在足跟离地期随着足趾背屈有增强足弓的作用。

二、小腿、踝和足部的应力性骨折

应力性骨折又称疲劳骨折,是体育运动中常见的过度使用性损伤,是由低于骨骼强度极限的应力,反复、持久地作用于骨骼,引起局部骨质积累性骨折,其特征是骨的破坏与修复同时进行。小腿、踝和足部最常见的应力性骨折部位有胫骨、跖骨和腓骨。

（一）解剖概要

骨,由骨膜、骨质、骨髓及血管、神经等构成,具有保护、支持、负重、运动、造血及贮藏等功能。应力性骨折因运动项目和活动量的不同而异。网球、排球运动员及芭蕾舞演员的胫骨,田径运动员的胫骨、腓骨和跖骨,篮球运动员的跗跖骨,足球运动员的第五跖骨,这些都是应力性骨折的好发部位（表4-2）。

表4-2　运动特异性应力性骨折的部位

运动项目	最常见应力性骨折的部位
跑步	胫骨（远端）、腓骨、跖骨
篮球	舟骨、胫骨（骨干中段）
足球	跖骨、第一跖趾籽骨
舞蹈	跖骨基底部、胫骨（骨干中段）
新兵训练	跖骨（远端骨干）、胫骨近端

（二）病因及损伤机制

应力性骨折发生的原因包括自身因素和外界因素两大类。

1. 自身因素　主要取决于个体的体型或体质。如不等长的下肢造成人体应力分布不均,骨骼肌受力不平衡,当作用于下肢的力失去平衡时,局部就会出现应力集中,造成局部过度损伤,导致应力性骨折。骨骼的形态异常,如胫骨的内翻或外翻、足部畸形等,使长期运动的应力集中于某一部位,因慢性积累性损伤而导致应力性骨折。另外,骨密度偏低可能是发生应力性骨折的一个内在因素。

2. 外在因素　包括训练制度、训练场地和训练装备等因素。在短时间内进行一系列的剧烈、高强度训练或长时间单一式的高强度训练,往往会导致应力性骨折的发生。例如,田径运动员若训练方法不当,其跗骨长期承受反复应力负荷则易导致跗骨应力性骨折。

关于应力性骨折的损伤机制,普遍认同的是微损伤积聚机制:一方面,在较小暴力反复作用下,骨小梁不断发生断裂,出现微损伤,这些损伤不断积累,超过机体的修复能力时,最终导致应力性骨折;另一方面,当训练造成肌肉疲劳时,肌肉的缓冲功能减弱,应力便过分集中于骨骼的某一部位,局部骨组织承受过度的压缩负荷或伴有剪切负荷,而出现破骨活动现象。当破骨活动超出骨正常生理代谢和修复速度时,局部便发生细微的骨折,细微骨折不断积聚便发展为应力性骨折。

（三）诊断

1. 病史　有过度使用性损伤病史。如于近期进行过中长跑、频繁跳跃等较大强度的体育活动,无局部外伤史。好发于胫骨、腓骨、跖骨和足舟骨。

2. 症状及体征　患者通常有2～3周或更长时间的隐匿性疼痛,早期仅在比赛或训练结束才出现,休息后迅速缓解,最终轻微的活动也会引起疼痛;发病部位有不同程度的肿胀;骨骼浅表部位可有明显的压痛点及轻度骨性隆起;骨干纵向叩击痛多为阳性;如果发展至骨皮质断裂或完全骨折,则与一般骨折的症状和体征相似。

3. 辅助检查

(1)X线检查:早期难以有阳性表现,在症状出现3~4周后才出现骨膜反应等骨痂形成的征象。

(2)放射性核素骨扫描:是早期诊断应力性骨折的有效方法。能显示异常活跃的骨代谢活动,而且对应力性骨折诊断灵敏度极高,能在症状出现6~72小时内显示应力性骨折,甚至在症状、体征出现前发现。

(3)MRI检查:能够对骨折部位进行更准确地解剖定位,并能清楚地显示局部软组织情况,对鉴别诊断有帮助。

(四)鉴别诊断

需与骨样骨瘤、骨膜炎和骨肉瘤鉴别,可根据临床表现、X线表现及生化检查加以鉴别。

(五)治疗及康复

1. 治疗 治疗的基本原则是休息和固定骨折。

(1)止痛:是治疗的首要措施,通过使用非甾体类抗炎药、冰敷等缓解疼痛。

(2)休息:通过休息来中断骨骼破坏的恶性循环和反复受损,多数应力性骨折愈合至少需要6~8周,甚至更长时间。

(3)固定:通常使用支架、矫形支具和步行靴来固定。这些固定器具的优点在于可以使运动员在有限的范围内活动,从而维持肌肉张力及容积,减少关节僵硬。

(4)中医治疗:根据局部和全身情况,按照骨伤三期论治原则辨证施治,同时配合熏洗、针灸等方法治疗。

(5)手术:反复骨折者,应考虑手术治疗。

2. 康复

(1)早期:在固定期指导患者进行主动运动和肌肉静力收缩力量训练,并采用超短波疗法或低频磁疗等物理治疗方式,来改善肢体血液循环、消炎、消肿、减轻疼痛、减少粘连、防止肌肉萎缩以及促进骨折愈合。亦可配合轻柔的理筋手法。

(2)后期:去除外固定后加强主动运动,逐步增加肌肉力量训练强度,理筋手法可改善患肢的功能活动。此外,局部紫外线照射,可促进钙质沉积与镇痛。

(六)预防

合理的训练制度、良好的训练装备和场地,对有效避免应力性骨折的发生起重要作用。在教学或训练过程中尤其应该注意以下几点:

1. 科学地进行肌肉力量、身体的灵敏性及柔韧性训练是保护骨不受损伤的必要条件。

2. 注意劳逸结合,安排足够的休息,避免长时间进行单一的动作训练,防止过度疲劳和疲劳性损伤。

3. 运动员尤其是短跑运动员,应穿合适的鞋子,在软质和缓冲能力好的场地上训练。

4. 完备的恢复手段,如中医推拿、熏洗、针灸等方法可促进机体疲劳的恢复,减少

笔记

骨损伤的发生。

5. 运动医学工作人员应向家长、教练及运动员进行有关应力性骨折的宣传教育。

三、小腿、踝和足部的神经卡压综合征

小腿、踝和足部的神经卡压综合征是指小腿、踝和足部的周围神经受到组织压迫，多为在某一特定解剖部位的神经受压，引起疼痛、感觉障碍、运动障碍及电生理学改变。小腿、踝和足部神经卡压的常见部位主要有：腓总神经、腓浅神经、腓深神经、胫神经。其中腓浅神经是运动员中最常见的受累神经。

（一）解剖概要

1. 腓浅神经　经后外侧至小腿肌间隔前方，经腓骨长短肌和趾长伸肌之间，在小腿远端1/3浅出，支配小腿前方和远端皮肤、足背和足趾的皮肤感觉。常在其穿过前外侧间室的筋膜，即外踝上8~12cm部位受压。

2. 腓总神经　腓总神经是坐骨神经较小的终末支，卡压常发生在其经过股二头肌肌腱和腓肠肌外侧头之间时，或在腓骨肌两头之间（腓管）的腓骨颈后方部位。

3. 腓深神经　最常见的压迫部位是伸肌支持带的下面，也被称为前跗骨管综合征。

4. 胫神经　踝管前壁为胫骨远端，后壁为距骨及跟骨后部，屈肌支持带起于内踝近端10cm处，覆盖于踝管表面，胫神经可在屈肌支持带下面、内踝的后方踝管处受压。

（二）病因及损伤机制

病变多位于一些特定的解剖部位，如骨-纤维管、无弹性的肌肉纤维缘、腱弓等神经通道关键卡压点，该处受压，神经难以回避、缓冲。其病因可归纳成三大类：管外压迫（如骨关节损伤、韧带损伤等）、管内压迫（腱鞘囊肿、神经纤维瘤、静脉曲张等）、全身疾患（如糖尿病、甲状腺功能亢进、Raynaud病），可合并神经卡压。

（三）诊断

1. 病史　有神经卡压点的外伤或运动史。

2. 症状及体征　出现卡压神经支配区的疼痛；神经支配皮节感觉缺失或异常；神经支配肌肉萎缩、无力、运动不协调；Tinel征阳性。

3. 辅助检查

（1）X线检查：可发现卡压部位的骨关节损伤或病变。

（2）CT检查：有助于进一步评估可疑的骨骼病变。

（3）MRI检查：可以发现由占位性病变或静脉曲张引起的卡压。

（4）电生理检查：完整的电生理检查包括运动和感觉神经传导检查以及肌电检查。阳性表现为卡压处或远端的传导减慢以及内在的肌纤颤电位。

（四）鉴别诊断

需与各个部位神经的其他损伤和病变进行鉴别。

（五）治疗及康复

1. 治疗　保守治疗采用局部制动，器械矫正，注射皮质类固醇和服用非甾体类抗炎药物，以减轻卡压病变的炎性反应，缓解症状。但本病为缓慢进行性疾病，很少自愈。手术治疗多在保守治疗无效时进行，一般经手术切开骨-纤维通道，使神经得以减

压松解。

2. 康复　指导患者进行正确的牵拉练习,缓解肌肉紧张。手术治疗应告知患者治疗后神经功能的恢复可能会有延迟。

（六）预防

避免运动中的劳损和外伤,可适当配合弹力绷带固定、黏胶带固定的保护。

四、胫骨结节骨骺炎

胫骨结节骨骺炎为胫骨结节骨化失常所致,是常见的骨骺炎,其特点是胫骨结节部肿胀与疼痛。多见于13~15岁的青少年运动员,男孩多于女孩,一侧多见。

（一）解剖概要

胫骨上端有两个骨骺,在胫骨结节部的称舌状骨骺,有时与胫骨平台部骨骺连在一起。胫骨结节骨骺炎即发生在舌状骨骺部。舌状骨骺是股四头肌通过髌骨和髌韧带附着的骨骺,是髌腱下端的止点。

（二）病因及损伤机制

由于舌状骨骺尚未与胫骨融合,而股四头肌是全身最强大的一组肌肉,在运动训练伸膝动作时,股四头肌强力收缩,反复作用于该部易引发此病。

胫骨结节骨骺炎是髌韧带胫骨附着处过度使用引起的问题,其机制目前还不明确。有人认为是外伤引起髌腱附着点的撕脱;也有人认为是髌腱外伤后,产生血肿继发变性钙化所致。当前普遍倾向于认为,外伤性牵拉与局部的缺血改变同时存在,骨骺因肌腱止点的牵拉与血管损伤出现无菌性坏死。

（三）诊断

1. 病史　近期有剧烈运动史,如体操、武术、足球、篮球、排球等弹跳较多,或股四头肌用力较多的项目均可发生。大多数病例起病缓慢,逐渐发生。

2. 症状及体征　胫骨结节部在奔跑和跳跃时产生疼痛,股四头肌抗阻力运动引起局部疼痛加重。高强度运动后加重,休息后缓解。胫骨结节上端前方局限性肿胀,晚期胫骨结节肥大突起。早期压痛明显;晚期,随着年龄的增长渐变为骨性,这时压痛渐轻,症状消失。

3. 辅助检查

X线检查:一般应投照两膝对比检查。早期髌韧带附着处可有软组织肿胀阴影,以后胫骨结节出现密度增高,边缘不规则,甚至出现碎片状,碎片的远端向前上分离。晚期在结节部形成一外形不规则的骨性隆凸,有时在其前下方伴有游离的小骨块。伴股四头肌挛缩者,在其侧位片上可显示髌骨向近端移位。

（四）治疗及康复

1. 治疗　本病可自愈。大多数病例只要减少活动,避免剧烈运动,数周即可缓解或消除症状。但对运动员而言,应密切观察,一旦发病及时治疗。如不进行治疗,则易引起包括慢性疼痛、胫骨结节撕脱和成年后的胫骨结节部位疼痛等并发症。

（1）急性期:局部肿胀明显,半蹲及弹跳均痛时,应减量训练。如仍感困难可停训2~3周。局部可以泼尼松龙封闭。有明显滑囊积液者,可先抽液再局部封闭。同时辅以理疗。

（2）慢性症状者:不需停止训练,一般也不减量,必要时可调整训练内容,减少跳

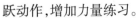

跃动作,增加力量练习。

（3）手术治疗:规范保守治疗经久不愈者可手术治疗。其方法是将胫骨结节在止点及骨膜下完全切除,为髌腱重建一附着点。单纯骨块及滑囊切除效果不好。

2. 康复

（1）粘膏支持带固定:用两条宽的粘膏,由大腿内外侧向下,在小腿前交叉固定,然后再用弹力绷带捆紧。一般固定 5~6 周。

（2）理筋手法:患者伸膝,腘窝垫一软垫,平坐位。术者采用揉、压、捏、叩、抖等手法施治,并被动拉长股四头肌,以消除疲劳,松弛肌肉,促进修复。每日 1~2 次,15 日为 1 个疗程。

（3）针灸治疗:取局部阿是穴与血海、阳陵泉、足三里、丰隆、委中、太冲等穴,以通经络、行气血、消肿止疼。

（4）物理因子治疗:温热疗法、水疗法、低中频电疗等方法均可采用,以起到镇痛,消除肌痉挛,增加组织柔软性及毛细血管通透性等作用。

（五）预防

依据青少年的生长发育特点制订合理的训练计划,可有效避免胫骨结节骨骺炎的发生。在教学或训练过程中尤其应该注意以下几点:

1. 青少年运动员应先增加股四头肌力量,再逐渐增加跳跃强度。

2. 注意技术动作的合理性与科学性,大运动量训练时应严格掌握局部的负荷量,尽量避免对骨骺的过度牵拉、撞击活动。

3. 加强保护,训练时可适当使用支持带或弹力绷带等包扎或固定膝关节,以减轻骨骺部的受力强度。

4. 建立完备的恢复措施,如中医推拿、熏洗、针灸等方法有助于减少胫骨结节骨骺炎的发生。

5. 运动医学工作人员应向家长、教练及运动员进行有关胫骨结节骨骺炎的宣传教育。

五、踝关节不稳定

踝关节不稳定是指踝关节周围韧带受损后导致踝关节不稳定,而引起踝关节频繁扭伤的现象。在篮球、足球、滑雪、体操、田径等项目中非常多见,踝关节扭伤常致外侧副韧带损伤,其中距腓前韧带损伤最常见(表4-3)。

表 4-3 踝关节扭伤中各韧带损伤的概率

损伤韧带	发生概率
孤立的距腓前韧带	66%
距腓前韧带+跟腓韧带	20%
孤立的跟腓韧带	很少见
三角韧带	2.5%
下胫腓联合韧带	1%~10%

笔记

104

（一）解剖概要

踝关节的韧带可以分成四组：外侧韧带、外侧距下韧带、内侧韧带和远端胫腓韧带。

1. 外侧韧带　由距腓前韧带、距腓后韧带和跟腓韧带组成。距腓前韧带是防止踝关节前移、内旋和内翻的主要结构。距腓前韧带呈扁平束状，由外踝向前附着于距骨体上。距腓前韧带是外侧韧带中最薄弱的一个，是踝关节扭伤中最常见的受损韧带。

2. 外侧距下韧带　由浅层、中间层和深层组成。中间层的颈韧带是限制距下关节内翻的主要结构。

3. 内侧韧带　由三角韧带浅层和深层组成。强韧的三角韧带呈扇形，由限制距骨外展的浅层和限制距骨外旋的深层组成。此韧带由内踝的尖部起始，附着在三块跗骨（距骨、跟骨和舟骨）上。

4. 远端胫腓韧带　由前、后胫腓韧带和骨间膜组成。主要作用是稳定踝穴。

（二）病因及损伤机制

踝关节不稳的发病机制涉及韧带完整性、本体感觉、神经肌肉控制、平衡能力、姿势控制受损等诸多因素。踝关节周围韧带损伤可直接导致踝关节的机械稳定性降低，踝关节于应力状态下的控制能力变差，进而增加其再次受损的概率；如当外侧韧带拉伤或外伤及疲劳等因素造成踝关节外翻肌力不足，无法有效提供抵抗外在环境所施加的内翻应力的能力，因而容易造成再次受损。踝关节扭伤后，韧带和关节囊内的机械感受器也受到损伤，导致机体对于踝关节位置和（或）运动的本体感觉受损，进而保护性反应能力下降，导致重复性伤害发生率的增高。

（三）诊断

1. 病史　患者有踝关节反复扭伤或不稳定病史。

2. 症状及体征　急性损伤时损伤侧局部疼痛、肿胀淤血和弥漫性压痛。外侧不稳患者中，距腓前韧带损伤前抽屉试验阳性，跟腓韧带损伤距骨倾斜试验阳性，下胫腓联合分离挤压试验或外旋试验阳性。内踝不稳可出现踝关节"打软"，反复损伤和沿踝关节前内侧的疼痛，内侧沟压痛及外翻旋前畸形。

3. 踝关节扭伤的经典分类

Ⅰ级：距腓前韧带拉伤，没有机械性不稳。

Ⅱ级：距腓前韧带部分断裂，有轻度至中度的不稳定和功能丧失。

Ⅲ级：距腓前韧带和（或）跟腓韧带的完全断裂，伴有严重的功能丧失，且通常不能负重。

4. 辅助检查

（1）X线检查：前抽屉试验时比健侧踝关节前移 3mm 或受累踝关节前移 5～10mm 提示距腓前韧带断裂；外旋试验时距骨倾斜比健侧变化大于 5°或绝对值大于 15°提示跟腓韧带损伤；前后位下胫腓间隙大于 5mm 提示下胫腓联合损伤。

（2）MRI 检查：可以直观地看到受累韧带水肿、增粗以及连续性中断的现象，目前在踝关节损伤的临床检查中较常用。

（3）关节镜检查：可有助于诊断并评价内外侧不稳定以及踝关节周围结构的损伤。

（四）鉴别诊断

需和跟腱损伤和踝关节骨折鉴别,可通过临床表现、X 线片和 MRI 检查区别。

（五）治疗及康复

1. 治疗

（1）保守治疗:适用于踝关节Ⅰ级和Ⅱ级损伤。急性损伤可行休息、冰敷、患肢抬高和加压包扎等处理;还可应用限制踝关节内外翻的支具和石膏,也可用拐杖或手杖助行;患者在可耐受范围内负重,并进行物理治疗增强踝关节柔韧性、本体感觉和外翻肌肉力量的训练。

（2）手术治疗:适用于踝关节Ⅲ级损伤和Ⅰ级、Ⅱ级损伤保守治疗无效者。可行手术修补或重建损伤韧带,下胫腓联合损伤可用螺钉固定。

2. 康复 根据损伤的严重程度,康复科持续 2~8 周,并按三个阶段进行康复训练。

Ⅰ期:可行休息、冰敷、患肢抬高和加压包扎等处理,服用非甾体类抗炎药物,如需要可使用行走支持器在可耐受范围内负重,对严重扭伤可使用踝关节支具和行走靴,一旦疼痛消失,可进入Ⅱ期。

Ⅱ期:练习腓侧和背伸力量及跟腱的牵拉并继续使用支具。避免踝关节的跖屈,当踝关节活动范围完全恢复及肌力恢复 80% 后才进入Ⅲ期。

Ⅲ期:集中进行本体感觉、灵活性和耐力的训练,并使肌力完全恢复,支具可以逐步停用。

（六）预防

踝关节不稳预防的意义远远胜于治疗。其措施包括对于急性踝关节扭伤的正规和积极治疗,通过功能锻炼提高患肢的柔韧性、平衡能力、本体感觉和肌肉力量,以降低踝关节再次扭伤的风险,以及运动时佩戴合适的保护支持护具,降低再次损伤发生的概率等。

六、跟腱滑囊炎

跟腱滑囊炎是因为跟腱部滑囊常常被碰伤或过度摩擦而引起的损伤性炎症,在滑囊部位有肿痛和轻压痛,行走足跟着力时,疼痛加重为其主要特点。常见于跳远、跳高、中长跑、竞走、篮球、足球、羽毛球、体操等项目的运动员。

（一）解剖概要

跟腱止于跟骨后方,其前、后方各有一滑囊,后方滑囊在跟腱与皮肤间;前方滑囊在跟腱与跟骨后方及脂肪垫间。

（二）病因及损伤机制

跟部的急慢性损伤是造成滑囊炎的重要因素,一般认为是由于跟腱受到反复应力作用后发生微小撕裂所致。跟腱止点及周围软组织,位于跟骨与后侧鞋帮间,在两者间长期反复的挤压、摩擦也可形成滑囊炎,一些全身性疾病如类风湿关节炎、强直性脊柱炎等也可影响到跟腱滑囊引起此病。

运动员运动中技术动作不熟练或热身不够等都易造成跟腱周围损伤,或竞走、中长跑等运动员因长期持续运动,引起跟腱周围被反复压迫、摩擦,引起跟腱及滑囊充血、水肿、浆液性渗出,纤维性增生、粘连、囊壁增厚,跟腱周围粘连,有小细胞浸润,骨质增生等慢性无菌性炎症现象,从而引起该病。

（三）诊断

1. 病史　长期跟腱周围受力或有损伤,可发生在各个年龄段的患者中,且以运动员较多。

2. 症状和体征　足跟疼痛,尤其是早晨起床后开始行走时特别明显,行走十几米后疼痛逐渐缓解,甚至消失,行走过多及劳累后加重,休息后再行走疼痛如故。跟腱止点一般略偏外侧,该处肿胀、疼痛,提跟时疼痛加重,局部皮色正常或潮红,温度略增高,触痛明显,初期部分患者足跟部位肿胀,在休息时足跟仍有胀痛的感觉。部分患者小腿三头肌痉挛、僵硬,按压小腿时有酸胀疼痛,肌肉紧张度增高。

3. 辅助检查　X线检查:早期无改变,晚期可有跟骨结节脱钙、囊样变,也可有骨质增生。

（四）鉴别诊断

需与距骨后外结节骨折和跟下脂肪垫炎鉴别。可通过临床表现、X线或CT检查来鉴别。

（五）治疗及康复

1. 治疗

（1）保守治疗:在不影响疾病恢复的前提下,为尽量不停止训练及比赛,早期可口服非甾体类抗炎药以暂时减轻症状,可溶性皮质类固醇封闭减轻炎症。鞋子不能过紧,鞋帮、鞋底要松软而合脚。可用泡沫橡胶垫或毡垫抬高足跟,除去鞋帮的压迫。为了控制异常的足跟活动可考虑选用鞋矫形器,有小部分患者把鞋帮拉长或拆开鞋的后跟缝线可减轻炎症,把垫子放在滑囊周围可减轻压迫。

中药熏蒸法也可用于治疗跟腱滑囊炎,常用方剂:当归15g、赤芍15g、牛膝9g、红花9g、艾叶9g、防风9g、姜黄9g、生地9g、海桐皮9g、伸筋草30g。以上诸药,均碾压粗末,装包备用,分三包。使用时将一包药物放入中药熏蒸治疗仪进行熏蒸治疗或患者在家行热敷熏洗治疗。运动员训练及比赛期间,如不停训可选用此方法,但不能在大运动量训练后立即治疗,最好在训练前或训练后6~8小时以上再选用。

（2）手术治疗:保守治疗无效时,可根据需要做跟骨后外侧手术切除。

2. 康复

（1）功能锻炼:急性炎症期应尽量停止踝关节训练,重新制订训练方案,避免行走及抗阻跖屈活动,为预防粘连,可以被动活动踝关节,循序渐进,逐渐过渡到主动运动,不能操之过急,以免造成再次损伤。

（2）理筋手法:可行小腿捏拿、痛点分筋、痛点按压、足跟捶击和足部松弛等操作。

（六）预防

本病的发生与长期站立和足跟部受力较大有关,因此,预防要注意以下几点:

1. 运动员正确掌握训练及比赛技巧,尽量避免足跟部突然受到暴力,大运动量之前充分热身。

2. 合理安排训练及比赛,避免局部负荷过大。

3. 长期站立工作者应适时休息,活动踝关节和足部,改善局部血液循环。

4. 体重超重者应适当减肥,以减轻对跟骨及滑囊的压迫刺激,可以降低本病的发生率。

笔记

5. 合理应用矫形鞋垫,对于此病有较好的预防效果。

6. 加强运动员及教练的宣教工作,强化安全训练及比赛的意识。

七、跟腱断裂

日常生活中很少发生跟腱断裂,随着竞技体育的发展和全民健身运动的开展,技术水平和难度不断提高,跟腱断裂的发生率逐渐增多。跟腱断裂一般发生在单侧肢体,可以在跟腱-跟骨连接部,也可以在跟腱-肌腹连接处或是跟腱组织本身。

（一）解剖概要

跟腱位于足跟与小腿之间,长约 15~20cm,是人体最粗大的肌腱,由小腿三头肌（比目鱼肌、腓肠肌内、外头）肌腱在足跟上方约 15~20cm 处融合形成。跟腱的主要功能是屈小腿和足跖屈,在人的行走、跑、跳时发挥重要作用。

（二）病因及损伤机制

1. 直接外伤

（1）开放性跟腱断裂:锐利的东西直接割伤。这时皮肤也总是一起受伤,经伤口就可看到断裂的肌腱。这种叫做开放性跟腱断裂。

（2）闭合性跟腱断裂:当跟腱处于紧张状态时,受到横向砸伤。此时,皮肤常常保持完整,称闭合性跟腱断裂。

2. 间接外伤　由于肌肉突然猛力收缩而引起断裂。由于长期慢性损伤或经过可的松注射导致肌腱营养不良,发生跟腱退行性改变或钙化,削弱了跟腱的强度而易受牵拉而断裂。这种情况较易发生在舞蹈演员或体操、田径、球类运动员。

（三）诊断

1. 病史　患者多在参加羽毛球、篮球、足球、网球等球类运动或跑步、跳高等田径运动时发生。

2. 症状及体征　在受伤时,可听到清脆的响声,立即出现后跟部疼痛、肿胀、瘀斑、行走无力、不能提踵,检查可在跟腱断裂处摸到压痛及凹陷、空虚。Thompson 试验阳性。跟腱部分损伤者,伤后症状及功能障碍不明显,常被当做一般软组织损伤处理。

3. 辅助检查

（1）X 线检查:用以排除骨折、骨畸形、骨肿瘤等骨性病变。

（2）高频彩超检查:可以显示跟腱内部线性撕裂、腱止点骨质增生、腱增厚、腱周积液、腱内钙化、止点骨皮质不规律、局部低回声区,以及弥漫的腱组织不均匀。

（3）MRI 检查:可以清晰显示跟腱损伤的部位、类型。

（四）鉴别诊断

需要与跟腱退化性病变、踝关节扭伤相鉴别。后两者有相关软组织的水肿、压痛,但是没有腱局部的空虚感。

（五）治疗及康复

由于跟腱血液供应相对较少,其愈合时间常比较缓慢。

1. 治疗

（1）保守治疗:对闭合性部分断裂,尤其是年老体弱或麻醉风险高的患者,行长腿石膏固定膝关节于屈曲约 45°、踝关节于稍跖屈位。4 周后更换为小腿石膏,仍保持踝关节轻度跖屈。再固定 4 周后去除石膏,允许部分负重行走,开始进行改善步态和小腿肌力的理疗。鞋内后跟垫高可用于减轻跟腱背屈应力。

（2）手术治疗:闭合性完全断裂应早期手术,直接缝合或修补断裂的跟腱。术后用屈膝屈踝长腿石膏固定3周。3周后拆除皮肤缝线。短腿石膏再固定3周。6周后用跟腱靴等功能支具保持足呈45°跖屈。3～6个月逐渐过渡至穿普通鞋。诊断或治疗延误1周或以上者,手术治疗也可以获得最满意的结果。只有极少数需要肌腱移植。开放性损伤原则上应早期清创,缝合跟腱。

2. 康复　石膏和护具保护的同时,可行足趾活动、下肢亚极量等长肌力练习。双拐部分负重行走逐渐过渡至单拐、脱拐。去除石膏后行关节活动度练习。

（六）预防

参加运动前要充分热身,不在极端寒冷的环境中参加剧烈运动,平时适度补充肌腱营养所需的维生素C、胶原蛋白等营养物质。

第六节　膝关节损伤

一、膝关节解剖及生物力学基础

（一）膝关节骨结构和生物力学基础

膝关节是人体最大最复杂的关节,由股骨髁部、胫骨平台和髌骨构成,形成胫股关节和髌股关节,其中最重要的是胫股关节。

股骨内髁比外髁更大更长,股骨外髁前1/3和后1/3之间存在切迹,内侧胫骨平台较宽而且较凹,外侧胫骨平台较小且凸起。

髌骨为籽骨,形似栗形,前面为粗糙的骨面,有股四头肌的腱膜附着,后面为光滑的关节面,和股骨髌面构成髌股关节。髌骨参与构成伸膝装置,其是伸膝肌肉（股四头肌）的支点,增加其力臂。髌骨的负荷有时高达体重的3~4倍。

（二）膝关节的韧带和生物力学基础

膝关节有四条韧带和2个"角"。

1. 前交叉韧带　前交叉韧带经胫骨内侧髁间棘的前外侧到股骨外髁的内侧面,长度约为3cm,直径约为1cm,分为2束,屈曲时前内侧束紧张,伸直时后外侧束紧张。前交叉韧带主要功能是限制胫骨前移,前交叉韧带的张力极限约为2200N（牛顿）。

2. 后交叉韧带　后交叉韧带起于胫骨后侧,止于股骨内髁髁间窝的后外侧面。长度约为4cm,直径约为1.3cm。后交叉韧带分为2束,屈曲时前外侧束紧张,伸直时后内侧束紧张。后交叉韧带的主要功能是防止膝关节活动时胫骨后移,在膝关节屈曲70°~90°时作用最大,其次是限制外旋。后交叉韧带的张力极限约为2500N。

有时存在变异的半月板股骨韧带,起于外侧半月板后角,止于后交叉韧带前方（Humphry）和后方（Wrisberg）。

3. 内侧副韧带　内侧副韧带起于股骨内髁（内收肌结节）,止于胫骨近端并向下延伸。可分为浅层和深层2个部分。浅层是膝关节内侧最大最坚韧的结构,呈三角形。深层与膝关节内侧关节囊融合,较浅层短而宽厚,深层从股骨延伸到半月板和胫骨周缘的中部。内侧副韧带主要起限制膝关节外翻和外旋的作用,其张力极限约为4000N。

笔记

4. **外侧副韧带** 外侧副韧带呈索状，起于股骨外髁，止于腓骨近端后方，在膝关节伸直时紧张，是对抗膝内翻应力的主要限制结构，外侧副韧带的张力极限约为750N。

5. **膝关节"后内侧角"** 包括内侧副韧带、后斜韧带、半膜肌止点和浅部的缝匠肌筋膜。其作用是防止膝关节过度内旋。

6. **膝关节"后外侧角"** 包括外侧副韧带、腘肌、腘腓韧带、后外侧关节囊和浅部的股二头肌和髂胫束。其作用是防止膝关节过度外旋。

（三）半月板和生物力学基础

半月板是一种纤维软骨，呈外厚内薄和上凹下平的形态，垫在股骨与胫骨关节间隙内，有助于保持膝关节的稳定性，吸收运动行走时的震荡，协同膝关节伸屈和旋转。半月板有纵行（环形）的Ⅰ型胶原纤维和放射状（束状）纤维构成。半月板只有外周25%~30%部分有血供。

当膝伸屈时，半月板的上面沿股骨髁的半月区滑动。屈曲时半月板向后，伸直时半月板向前方移动。而当站立膝旋转时则不同，半月板活动面在其下面与胫骨平台之间。半月板随股骨髁的旋转而移动，例如股骨内旋（即小腿外旋）时，内侧半月板后移，外侧半月板前移。因此，如果在股骨旋转的同时，膝又突然伸直或屈曲，则半月板前后角之间产生方向不同的矛盾力量，而将半月板撕裂，即所谓的"半月板矛盾运动"。对安排运动员训练及预防半月板损伤都有指导意义，例如：举重起立的"并膝"动作，虽然可以多举起一些重量，但常常损伤半月板，原因即在于此。

（四）膝关节的肌肉和生物力学基础

膝关节的肌肉分前部、外侧和内侧的肌肉三组。

1. **膝前部肌** 由股四头肌及其肌腱参与构成关节囊的前部。股四头肌肌腱通过髌骨，以髌韧带附着于胫骨结节，是伸膝的主要装置，其肌力大于腘绳肌2~3倍。股四头肌在屈膝30°时，4个头的合力最大。股四头肌是稳定膝关节的重要因素，侧副韧带或交叉韧带断裂后，如果股四头肌非常有力，多可照常训练。膝关节外伤后内侧头萎缩，常说明损伤较重，可以作为手术与否的指征。

2. **膝外侧肌** 主要有股二头肌、腘肌和髂胫束。股二头肌可屈膝并使小腿外旋；髂胫束是伸膝的协助肌。腘肌是小腿的内旋肌，有固定半月板和稳定膝关节的作用。

3. **膝内侧肌** 主要有缝匠肌、半腱肌和股薄肌，共同构成"鹅足"，与半膜肌一起，共同司小腿内旋。是防止膝外旋不稳的重要因素。

半腱肌、半膜肌和股二头肌合称腘绳肌，是屈膝的重要肌肉。另外，还有腓肠肌的内外侧头分别止于股骨内外侧髁后上，协助屈膝运动。

（五）膝关节囊及滑膜

膝关节囊一般分为深浅两层，浅层为纤维层，深层为滑膜层。滑膜层起于关节软骨的边缘，反折覆盖于关节囊的纤维层、脂肪垫或脂肪组织的表面，构成密闭的囊腔，称膝的滑膜囊。膝关节的滑膜囊较大，顶部达髌骨上缘四横指处，下端略低于关节隙。其容积可达88ml。正常关节内约有关节液5~10ml。滑膜的表层有滑膜细胞，分泌滑液，以保持关节面的滑润，提供关节软骨营养、并扩散关节活动时所产生的热力，滑膜血管血运丰富，滑膜组织非常柔嫩，易损伤出血。

（六）膝关节的血管和神经

1. 膝关节部的血管　膝关节附近最主要的血管是腘动脉。它是股动脉通过内收肌肌管的延续部分。紧贴股骨下端和胫骨上端的后方。当腘动脉进入比目鱼肌"腱弓"之后分成两支,胫前动脉和胫后动脉,均靠近胫腓两骨向下行走。膝关节严重脱位、胫骨髁骨折或骨骺分离,均有损伤或压迫腘动脉引起出血或血栓的可能。

2. 膝关节部的神经　膝关节附近的神经有胫神经和腓总神经,二者均为坐骨神经的分支。膝关节外侧副韧带损伤、关节脱位或胫骨外髁骨折都容易损伤腓总神经。

二、膝关节前交叉韧带损伤

膝关节前交叉韧带损伤是常见的膝关节损伤之一。伤后早期由于膝关节肿胀、疼痛、肌肉痉挛,临床诊断较困难,大部分有前交叉韧带损伤的急性创伤性膝关节血肿患者在急诊和门诊被误诊,逐渐延误成为慢性膝关节前交叉韧带损伤,导致一些并发症后才来诊治。患者常常出现膝关节不稳定,有的继发半月板损伤或关节软骨损伤。

（一）解剖概要

前交叉韧带在膝关节内从外上向前下走行,股骨附着点位于股骨外髁的内侧面,胫骨附着点位于内侧髁间棘的前外侧(图4-8)。分为前内侧束和后外侧束,前内侧束较粗大。两束横截面积从股骨端到胫骨端逐渐增大。前内侧束维持膝关节屈曲位的前直向稳定性,限制胫骨的过度前移;后外侧束在伸直位限制膝关节的过伸。

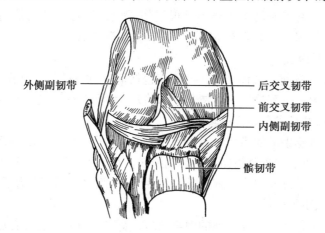

图 4-8　前交叉韧带前面观

（二）病因及损伤机制

前交叉韧带损伤多见于运动损伤。特别是橄榄球、滑雪、篮球和足球等体育运动项目等都属于高危运动。前交叉韧带损伤常见机制为:膝关节过度伸直;胫骨对股骨的强力内旋,可导致前交叉股骨附着部的撕裂,表现为足固定但身体转动,如球类运动员控球急转身。如果此时膝关节处于伸直或过伸位,则后外侧束于股骨内髁附着撕裂;突然的减速运动,比如速降滑雪落地或从腿的正面直接铲倒;膝关节伸直位内翻损伤和膝关节屈曲位下外翻损伤都可以引起前交叉韧带断裂。前交叉韧带损伤后难以自行修复。

（三）诊断

1. 病史　前交叉韧带损伤均有膝关节外伤史。根据受伤时间不同可将交叉韧带损伤分为急性损伤和陈旧性损伤。

2. **症状及体征** 急性损伤后膝关节明显疼痛、活动受限,大腿肌肉呈保护性痉挛,有时患者可以感受到受伤时膝关节内有撕裂感或听到响声。伤后 2 小时内膝关节均发生明显肿胀,在伤后 2 周至 1 个月之间逐渐消退。在伤后膝关节发生明显肿胀之前,进行抽屉试验、Lachman 试验检查阳性,即可明确交叉韧带损伤。陈旧性前交叉韧带损伤后,以膝关节不稳为主要症状。如患者上下楼梯和大步行走时膝有打软腿感,跳起落下时患肢容易跪地,大腿肌肉(股四头肌)萎缩。运动时不能做急转、急停等动作,专科检查有抽屉试验阳性、Lachman 试验阳性、轴移试验阳性等典型症状体征。

3. **辅助检查**

(1)X 线检查:所有患者均应进行此检查以便发现伴随的骨折。X 线平片能够评估青少年骨骺生长板和撕脱骨折的情况,也可以在术前确认中年患者膝关节退变的情况。

(2)MRI 检查:可以显示前交叉韧带损伤情况,对于评估伴随的半月板病变也是非常有效的,并且较新的快自旋技术使得软骨的影像得到了清晰显示。

(3)KT 关节动度计检查:是客观测量胫骨前移量非常有效的工具。大多数认为双侧差大于 3mm 有病理意义,大于 5mm 提示为完全撕裂。

(4)关节镜检查:关节镜的诊断目前被作为关节内结构损伤诊断的"金标准"。

(四)鉴别诊断

膝关节前交叉韧带损伤需要与半月板损伤、滑膜炎、后交叉韧带损伤等相鉴别。可根据临床表现和 MRI、KT 关节动度计及关节镜检查鉴别。

(五)治疗及康复

1. **治疗** 基本的前交叉韧带损伤的治疗包括消炎、护具固定,挂拐和早期肌力及关节活动范围练习。不管是手术还是非手术治疗,为了获得最佳疗效,肌力和关节活动范围必须恢复,并且避免急停急转动作。

前交叉韧带重建手术的指征包括患者在急停急转运动时有不稳的症状、在日常生活中感到不稳、很可能有半月板撕裂等其他损伤。对于年轻患者,重建手术是必要的,它可以防止膝关节的继发损伤和减少其退行性变。对于老年患者,为了满足他们身体的要求,治疗应该更加个性化。

前交叉韧带重建手术需要考虑的因素很多,包括移植物的选择、骨道位置、固定方式的选择、疼痛控制和术后康复。移植物选择包括自体骨-髌腱-骨,腘绳肌腱、异体肌腱和人工韧带。

2. **康复** 患者的康复应从术前就开始,患者应对手术过程与术后康复有全面的了解。最理想的情况是患者在术前没有关节积液,具备全范围的关节活动和较好的肌肉力量,受伤的膝关节看起来应与正常膝关节差不多。

术后患者马上可以出院,需要扶拐和伸膝支具固定,配合持续被动运动练习和冰敷。术后 2 周的主要目标是消除肿胀,促进伤口愈合,逐渐开始肌力和活动度的练习。这主要是通过被动练习与等长练习实现。术后 2~12 周的主要目标是获得更大的关节活动度,加强闭链的肌力练习。3 个月后如果患者具有全范围的关节活动度、关节无肿胀、Lachman 试验阴性、肌力超过对侧的 90%,则可以开始轻微体育锻炼。术后 6 个月如果患者具有全范围的关节活动度、关节无肿胀、关节稳定、肌力超过对侧的

90%,才能恢复剧烈的扭转活动。如果患者有膝关节前交叉韧带支具,术后一年内进行扭转运动时建议使用。当患者恢复对患膝的信心,恢复本体感觉后则可不需要使用该支具。

（六）预防

在橄榄球、滑雪、篮球和足球等高危运动中佩戴护具,及时采取保护性动作可以避免或减少前交叉韧带损伤。平时还要加强膝关节肌群练习。

三、膝关节后交叉韧带损伤

后交叉韧带是稳定膝关节的重要结构,后交叉韧带损伤后,如未得到及时治疗,常会因其稳定功能的丧失或其他韧带因长期过度载荷继发松弛,膝关节不稳,从而导致半月板、关节软骨的损害,以及骨性关节炎的发生。

（一）解剖概要

后交叉韧带起于股骨内髁髁间窝的后外侧面,扇形走行,斜向后外下方,止于胫骨平台的正后方。后交叉韧带的主要功能是防止膝关节活动时胫骨后移,其次是限制外旋。

（二）病因及损伤机制

受伤时膝关节过伸或屈膝位胫骨近端受到由前向后暴力撞击所致。大部分运动损伤膝关节处于屈曲、内翻或外翻位时,突然遭遇小腿向后的力量,如篮球运动的急停、足球运动的铲球等。交通事故、跌跤倒地也较容易损伤后交叉韧带。

（三）诊断

1. 病史 后交叉韧带损伤多见于车祸伤和运动伤。

2. 症状及体征 急性后交叉韧带损伤时多有疼痛、关节肿胀、功能受限等;陈旧性后交叉韧带损伤,如周围结构不能代偿,发生关节不稳,可表现为上下楼及走坡困难。急性后交叉韧带损伤时由于伴有疼痛、关节积液、肌肉痉挛,常很难发现阳性体征;尤其是单纯的后交叉韧带损伤,因为缺乏简便可行的诊断手段,常造成漏诊。有后抽屉试验阳性,重力试验(胫骨下塌征)阳性等典型体征。

3. 辅助检查

（1）X 线检查:可以显示后交叉韧带附着点的撕脱骨折;如果是韧带的纤维撕裂,单纯的膝关节正侧位片常难以显示,此时需拍摄膝屈曲 90°和屈曲 20°的向后应力片,以观察胫骨有无后脱位。一般认为胫骨后缘至股骨后缘的距离达 5mm 时可以诊断为后交叉韧带损伤。

（2）MRI 检查:对后交叉韧带损伤诊断的特异性、准确率均为 100%。就临床诊断以及制订治疗方案来说,MRI 是一种安全而有价值的手段。

（3）KT 关节动度计检查:是客观测量胫骨后移量非常有效的工具。诊断参考值为 30 磅,应力时胫骨后移>1.4mm。

（4）关节镜检查:关节镜的诊断目前被作为关节内结构损伤诊断的"金标准"。

总之,后交叉韧带损伤的诊断,仍以临床表现为主,并结合一定的辅助检查,其中以 MRI 和关节镜的诊断价值较大。

（四）治疗及康复

1. 治疗 对于急性后交叉韧带损伤的治疗应考虑到早期不稳定和晚期不稳定。任何晚期不稳定都要比早期修复困难得多,疗效也差;早期未引起明显不稳定的都可能发展为晚期不稳定。由于早期的创伤解剖远较晚期易于识别,因此明确诊断是成功治疗的前提。

具体的治疗方法应根据韧带的损伤程度、急性损伤还是陈旧性损伤、单纯后交叉韧带损伤还是复合型韧带损伤来区别对待。通常认为Ⅰ度和Ⅱ度的后交叉韧带损伤可以保守治疗;而Ⅲ度的后交叉韧带损伤和复合型韧带损伤需要手术治疗。

保守治疗强调的是早期运动和积极的康复训练。急性后交叉韧带损伤的患者,在受伤后的第一周,可应用冷敷、膝关节包扎及制动等来减少关节内的出血。当疼痛和肿胀消退后,就开始关节活动以及下肢肌肉力量的训练,尤其是恢复股四头肌的肌力。经过非手术治疗后,绝大多数急性单纯型后交叉韧带损伤患者能获得良好的功能恢复。并且发现患者伤后症状的恢复,与膝关节的松弛度并无相关性。

后交叉韧带损伤手术主要是后交叉韧带重建术,移植物选择包括自体骨-髌腱-骨,腘绳肌腱、异体肌腱和人工韧带,各种移植物的优缺点仍存在争论。

2. 康复　后交叉韧带损伤的康复治疗主要分为三个阶段:第一期,控制疼痛和肿胀;第二期,恢复膝关节的活动度和股四头肌群的肌力;第三期,力争恢复正常生活和体育活动。

（五）预防

在高危运动中佩戴护具,及时采取保护性动作可以避免或减少后交叉韧带损伤,减少交通事故发生,平时加强膝关节肌群练习。

四、膝关节内侧副韧带损伤

（一）解剖概要

膝关节内侧副韧带是膝关节内侧结构中最主要的静力性稳定结构,它位于股骨内上髁与胫骨内髁之间,可分为浅层和深层2个部分。浅层是膝关节内侧最大最坚韧的结构,呈三角形。深层与膝关节内侧关节囊融合,较浅层短而宽厚,深层从股骨延伸到半月板和胫骨周缘的中部。内侧副韧带主要起限制膝关节外翻和外旋的作用。

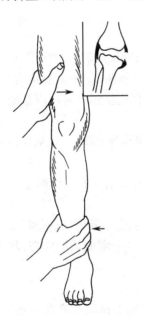

（二）病因及损伤机制

当膝关节外侧受到直接暴力,使膝关节猛烈外翻,便会断断内侧副韧带;当膝关节半屈位时,小腿突然外展外旋也会使内侧副韧带断裂。多见于滑雪、摔跤、足球等运动项目。损伤严重时,内侧副韧带、前交叉韧带和半月板同时受伤,称为"膝关节损伤三联征"。

（三）诊断

1. 病史　有明确的外伤史,有时可听见韧带断裂的响声。

2. 症状及体征　内侧剧痛、肿胀,不能完全伸直膝关节。体检发现股骨内上髁与胫骨内髁之间有压痛、肿胀、瘀斑,膝部肌痉挛,患者不敢活动膝关节,处于伸直或屈曲的强迫体位。外翻侧方应力试验阳性,在急性期做侧方应力试验是很痛的,最好于痛点麻醉后进行(图4-9)。

图4-9　外翻侧方应力试验

3. 辅助检查

（1）X线检查:普通X线平片检查只能显示撕脱的骨折片。外翻应力位平片可显示内侧副韧带损伤:一般认为内侧胫骨股骨间隙相差4mm以下为轻度扭伤（Ⅰ度损伤），4~12mm为部分断裂（Ⅱ度损伤），12mm以上为完全性断裂（Ⅲ度损伤）。

（2）高频彩超检查:高频彩超可以很好地显示内侧副韧带全长的损伤情况。

（3）MRI检查:冠状面的图像可以显示内侧副韧带的损伤情况。

（四）鉴别诊断

膝关节内侧副韧带损伤需要与半月板损伤、骨性关节炎、滑膜炎、前交叉韧带损伤、髌股内侧韧带损伤等相鉴别。

（五）治疗及康复

1. 治疗

（1）内侧副韧带Ⅰ度损伤:只需对症处理,可行休息、冰敷、加压包扎和抬高患肢。待疼痛和肿胀消失则在疼痛能忍受的程度内负重,并进行关节活动度和肌力训练。参加体育活动时注意佩戴支具,避免膝关节外翻。如果肌力、本体感觉及柔韧性均达到或接近对侧水平,可恢复参加对抗性体育运动。

（2）内侧副韧带Ⅱ度损伤:往往需要佩戴支具进行保护,使用允许全范围活动的保护性支具或石膏托将膝关节固定于伸膝位4~6周,固定期间可以早期进行一系列的康复训练,包括股四头肌肌力锻炼、主动关节活动度锻炼、股四头肌电刺激以及进展性抗阻力练习等。一旦关节活动度和肌力恢复正常,可开始本体感觉和灵敏性训练。如果肌力、本体感觉及柔韧性均达到对侧水平,膝关节外翻无异常增大,可恢复对抗性体育运动。经过上述治疗,患者通常可以恢复正常,而且不会遗留关节不稳。

（3）单纯内侧副韧带Ⅲ度损伤:可以通过非手术治疗完全治愈。非手术治疗措施包括患者佩戴石膏、管型支具或限制活动支具4~6周,同时伤后早期进行一系列康复训练,包括股四头肌和腘绳肌等长收缩练习,抬腿练习以及髋关节屈曲肌群和外展肌群的练习,以及关节活动度练习,在膝关节活动度正常、所有肌群的力量恢复至正常的90%以前,不能参加体育活动。

（4）膝关节损伤三联征:可采用半月板部分切除、前交叉韧带重建和侧副韧带修复术治疗。重建前交叉韧带时移植物可选用人工韧带、异体肌腱、自体健侧腘绳肌腱移植,以保留内侧结构的稳定。

2. 康复 术后膝关节需使用外固定支具,患肢在伸直位固定下允许部分负重。之后可改用可调支具固定,膝关节能伸屈活动,但无侧方应力产生,这样才能够保护内侧副韧带的充分愈合。膝关节一般术后8~10周就可达到关节最大活动度。患者接下来可采用与前交叉韧带损伤相同的康复计划。在康复锻炼中,负重时应注意佩戴保护性支具,避免膝关节外翻,导致术后膝关节残留外翻不稳。术后早期活动关节,可防止膝关节僵硬。

（六）预防

在高危运动中佩戴护具,及时采取保护性动作可以避免或减少内侧副韧带损伤,减少交通事故的发生,平时加强膝关节肌群练习。

五、膝关节半月板损伤

(一) 解剖概要

每个膝关节都有内侧和外侧 2 个半月板。周围部分较厚,能从周边的滑膜得到血液供应,有一定的愈合能力;中央部分较薄,无血液供应,其营养主要来自滑液,破裂后愈合能力很差。

胚胎期的半月板呈一完整的软骨盘,充填于胫骨与股骨之间的间隙内。随着生长发育,半月逐渐被分成内、外两块,中心部被吸收,成为 C 形和 O 形。如果中央部分没有被吸收,则会形成盘状畸形,成为盘状半月板。盘状半月板很容易因外伤或扭转而破裂。在我国,外侧盘状半月板较多见。

(二) 病因及损伤机制

引起半月板破裂的外力因素有撕裂性外力和研磨性外力两种。半月板损伤主要是间接暴力所致。在膝关节屈伸过程中,如果同时有膝的扭转和内外翻动作,则半月板本身出现矛盾运动,容易造成损伤。

小腿固定,股骨内外旋或内外翻,再突然伸直或下蹲动作,在体育运动中非常多见。此时,半月板处于不协调的运动中,如果受到挤压更限制了活动范围,则造成撕裂。这是半月板损伤最常见的机制。

另外,当膝关节屈曲时,股骨髁与半月板的接触面缩小,而半月板与下面的胫骨平台的连接比较固定,加上重力的作用,这时的扭转动作产生的碾磨力量会使半月板发生破裂。半蹲位或蹲位时运动或工作,甚至是日常生活中的此类动作,都容易造成半月板撕裂。

(三) 诊断

1. 病史　只有部分急性损伤患者有扭伤病史,慢性损伤患者没有明确扭伤史,多有与年龄相关的退行性改变。

2. 症状及体征　扭伤后膝关节剧痛,伸直受限,有时出现肿胀,有时会有积血。急性期过后,肿胀不明显,关节活动范围可恢复正常或接近正常,可出现关节交锁,慢性期还会出现关节间隙压痛、膝关节屈曲挛缩、股四头肌的萎缩。有麦氏征阳性、研磨试验(Apley 试验)阳性等典型体征。

3. 辅助检查

(1) X 线检查:不能显示半月板形态,用来排除膝关节其他病变与损伤。

(2) MRI 检查:对于全面评价半月板病理状态很有价值,可以比较准确地显示撕裂的位置。

(3) 关节镜检查:随着关节镜技术的发展,许多影像学不能发现的损伤可以在关节镜直视下被发现,还可以同时进行手术操作。

(四) 鉴别诊断

膝关节半月板损伤需要与骨性关节炎、滑膜炎、前交叉韧带损伤、后交叉韧带损伤等相鉴别。

(五) 治疗及康复

1. 治疗　半月板撕裂最初的治疗是针对症状的保护性减重、减轻运动、冰敷以及服用非甾体类抗炎药,有积血者可于局麻下抽尽积血后加压包扎。在症状缓解后,可以开始做大腿肌力练习。如果患者持续感到疼痛、肿胀和打软腿,这是手术介入的指征。目前多采用关节镜下手术,关节镜下半月板成形术的原则是去除半月板不稳定的部分,使边缘轮廓整齐,适应活动的需要。有血供的半月板区域或者边缘的红-红区的撕裂是最适合缝合的。慢性和退行性变的半月板撕裂选择切除最佳。

2. 康复 成形术后主要是消炎消肿,逐渐增加关节活动度和下肢肌力,恢复行走。缝合术后患肢须避免负重4~6周,3个月内减重行走。基础研究表明半月板在膝关节屈曲 0°~60° 之间是相对不动的,而极度屈曲时活动范围较大。因此,在半月板修复术后早期严格地限制过屈。

（六）预防

适度加强关节营养,避免过度使用膝关节,减少极度旋转和扭曲动作。

六、膝关节创伤性滑膜炎

膝关节创伤性滑膜炎是指膝关节滑膜在外伤后引起的滑膜非感染性炎症反应。临床上分为急性创伤性滑膜炎和慢性创伤性滑膜炎两种,若确诊为本病应积极治疗,防止膝关节功能障碍。

（一）解剖概要

膝关节是全身关节中滑膜面积最大的关节,滑膜反应也最明显。膝关节的关节囊内有滑膜覆盖,是人体最大的两个滑膜腔,滑膜有着丰富血管,滑膜细胞分泌滑液,营养无血管的关节软骨,使关节面润滑,减少摩擦,散发关节活动时所产生的热,滑液为黏蛋白碱性液体,可防止酸性代谢产物的有害作用。

（二）病因及损伤机制

1. 急性创伤性滑膜炎 多发生于爱好运动的青年人,以出血为主。由于外力打击、扭伤、关节附近骨折或手术创伤等,使滑膜受伤充血,产生大量积液,滑膜损伤破裂则大量血液渗出。积液、渗血可增加关节内压力,阻碍淋巴系统的循环。由于关节内酸性代谢产物的堆积,可使碱性关节液变成酸性。如不及时清除积液或积血,则关节滑膜在长期慢性刺激和炎性反应下逐渐增厚、纤维化,并引起关节粘连,影响关节功能活动。

2. 慢性创伤性滑膜炎 一般由急性创伤性滑膜炎失治转化而成。但在运动员中更多的是膝关节劳损和一些急慢性损伤的合并症,如半月板损伤,髌骨股骨软骨病等。关节液由碱性变为酸性、黏液素（主要为透明质酸）减少,关节液中有絮状纤维素,久之滑膜肥厚,或机化产生粘连,影响关节活动。

（三）诊断

1. 病史 急性滑膜炎有膝关节受到打击、碰撞、扭伤等明显的外伤史;慢性滑膜炎有劳损或关节疼痛的病史。

2. 症状及体征

（1）急性创伤性滑膜炎:膝关节伤后迅速肿胀,疼痛逐渐加重,尤以伸直及完全屈曲时胀痛难忍,膝关节活动不利,跛行。查体:压痛点不定,可在原发损伤处有压痛。肤温可增高,按之有波动感,浮髌试验阳性,关节穿刺可抽出血性液体。

（2）慢性创伤性滑膜炎:膝关节肿胀、胀满不适、下蹲困难,或上下楼梯疼痛,劳累后加重,休息后减轻,肤温正常,重者浮髌试验阳性。病程久则股四头肌萎缩,滑膜囊壁增厚,摸之可有韧厚感,关节不稳,活动受限。关节穿刺可抽出淡黄色清亮的渗出液,表面无脂肪滴。

3. 辅助检查 X线检查:膝关节结构无明显异常,可见关节肿胀,有的患者可见骨质增生。

（四）鉴别诊断

需与膝关节骨折、脱位、韧带损伤、半月板损伤、膝关节化脓性关节炎、类风湿关节炎、痛风性关节炎相鉴别。

（五）治疗及康复

1. 治疗

（1）急性创伤性滑膜炎:行关节穿刺,抽出积血,抽液后泼尼松龙1ml注入。再以新伤药外敷加压包扎。按情况给以夹板固定1~2周。

（2）慢性创伤性滑膜炎:减少运动量,或控制扭膝的动作,加强股四头肌力量的练习,以防肌肉萎缩及关节松弛。关节内或局部痛点泼尼松龙注射或关节内注射泼尼松龙1ml,1次/周。另外,超短波及微波治疗、按摩治疗也有明显效果,亦可用中药熏洗或中药直流电透入。

2. 康复 急性期局部可做理疗、热敷,使用消肿化瘀的中草药,以改善疼痛症状。膝关节制动期间进行股四头肌舒缩锻炼,防止肌肉萎缩。后期加强膝关节的伸屈锻炼,逐步恢复膝关节正常屈伸功能。

（六）预防

1. 最主要的是要防止关节损伤,运动前应注意多做准备运动。

2. 适当做膝关节的伸屈活动,多做下肢肌肉的静力性练习,加强股四头肌的锻炼,一般不会发生膝关节活动功能障碍。

七、膝关节创伤性关节炎

创伤性关节炎又称外伤性关节炎、损伤性骨关节炎,它是由创伤引起的以关节软骨退化变性和继发的软骨增生、骨化为主要病理变化,以关节疼痛、活动功能障碍为主要临床表现的一种疾病。任何年龄组均可发病,但以青壮年多见,多发于创伤后、承重失衡及活动负重过度的关节。

（一）解剖概要

膝关节是人体最大最复杂的关节,由股骨髁部、胫骨平台和髌骨构成,形成胫股关节和髌股关节,其中最重要的是胫股关节。正常人膝关节与踝关节面是平行状态,如果由于某种因素使平行状态改变,则会使运动中的膝关节受力不均,日久容易造成关节面的破坏。

（二）病因及损伤机制

1. 暴力外伤 如坠压、撞击等造成膝关节内骨折、软骨损坏、关节内异物存留等,使关节面不平整,从而使其遭受异常的磨损和破坏。

2. 承重失衡 如膝关节先天、后天畸形和骨干骨折成角畸形愈合,使关节负重力线不正,长期承压处的关节面遭受过度磨损与破坏。

3. 活动、负重过度 如某些职业要求使膝关节活动频繁或经常采取某种特定姿势,或重度肥胖,或截肢后单侧肢体承重等,均可造成积累性损伤,导致膝关节的关节面过度磨损和破坏。

（三）诊断

1. 病史　慢性积累性关节损伤史或有明显的外伤史,发病过程缓慢。

2. 症状及体征　早期受累关节酸痛,运动僵硬感,活动后好转,但过劳后症状又加重。后期关节疼痛与活动有关,活动时可出现粗糙摩擦感,可出现关节交锁或关节内游离体,关节变形。

3. 辅助检查

（1）X线检查:可见关节间隙变窄,软骨下关节面硬化,关节边缘有程度不等的骨刺形成。晚期可出现关节面不整,骨端变形,关节内有游离体。

（2）CT检查:明确关节及软组织病变的大小、范围和密度变化,以及骨病向毗邻组织的侵袭。

（3）MRI检查:可观察软组织及软骨病变的范围及内部结构。

（四）鉴别诊断

需与膝关节类风湿关节炎、骨关节炎相鉴别。

（五）治疗及康复

1. 治疗

（1）保守治疗:矫正畸形,防止关节软骨退变;消炎镇痛药缓解疼痛;理疗对人体功能起到调节的作用。

（2）手术治疗:①关节清理术:适用于关节内有游离体边缘骨刺比较明显,但关节负重面尚比较完整的患者。②截骨术:适用于明显的膝内、外翻和骨折明显成角畸形愈合者,通过截骨可以减少骨内压力,矫正重力线,并使比较完整的关节面承担更多的体重负荷。③关节融合术:适用于单发膝关节破坏严重,比较年轻需要从事行走或站立工作的患者。④关节成形术:适用于疼痛严重,关节破坏严重的老年人,人工关节置换术效果比较可靠。

2. 康复　保守治疗期和手术后可进行股四头肌舒缩锻炼,防止肌肉萎缩。后期加强膝关节的伸屈锻炼,逐步恢复膝关节正常屈伸功能。

（六）预防

1. 减轻受患关节的负荷,减轻或避免受患关节的进一步劳损。

2. 减少运动总量,避免或减少屈膝(如下蹲、爬楼等屈膝动作)。

3. 通过肌肉等长收缩、伸展运动,维持或改善关节运动范围,增加肌力,从而间接地减轻关节负荷、改善患者运动能力。

八、髌骨软化症

髌骨软化症是指髌骨软骨面在慢性损伤后,软骨肿胀、侵蚀、龟裂、破碎、脱落,与之相对的股骨髁软骨也发生相同的病理改变,甚至两者的软骨下骨质磨损、破碎。

（一）解剖概要

髌骨是人体最大的籽骨,上极与股四头肌肌腱相连,下极与髌腱相连,固定于胫骨结节。其关节面与股骨内、外髁相互形成髌股关节。膝关节屈伸时,髌骨在股骨内、外髁间由近到远呈S形滑动。正常情况下,髌股关节面之间的对合关系具有良好的适应性。良好的髌骨周围结构及其力学平衡,对维持髌骨的正常排列具有重要作用。

正常情况下，由于存在约 170°向外侧的股胫角，髌骨有向外脱位的倾向，临床上常常利用 Q 角的大小来衡量髌骨向外脱位的趋势。Q 角是指从髂前上棘到髌骨中点的连线，与髌骨中点至胫骨结节连线之间所形成的锐角，正常情况下，男性 Q 角<10°，女性 Q 角<15°。

股四头肌收缩时各肌肉之间的力学平衡是保持运动中髌股对合的动力结构。股四头肌的内侧头附着于髌骨内缘的 1/3~1/2，其收缩时产生的力线与下肢的机械轴构成了朝向内上方 50°~60°的角，有对抗髌骨外移的动力性稳定作用。

髌骨的内外侧支持带是维持髌骨排列的静力性平衡机制。在急性损伤中可以发现有内侧支持带的撕裂；而在慢性的髌骨脱位病例中会出现内侧支持带的松弛。

（二）病因及损伤机制

1. Q 角的异常　Q 角的存在使髌骨受到向外侧的剪切应力；而 Q 角的变化可以改变剪切应力大小，导致髌股接触区出现向外或向内的移行，最终影响到髌股接触应力的分布。研究表明 Q 角的增大和髌股关节紊乱有显著相关性。

2. 股骨、胫骨的扭转畸形　股骨、胫骨可以造成髌股关节相对位置的异常，影响了髌股对合，并通过使髌骨支持带局部应力的增高，造成髌股关节接触应力的增加，容易引起膝关节发生早期退变，且多伴有髌股关节对合不良和髌骨不稳。

3. 髌骨排列异常　髌骨相对于股骨位置的排列异常，包括髌骨的侧方倾斜和垂直的上下移位，即高位髌骨或低位髌骨。由于髌骨的排列异常，使髌股关节接触区面积较正常明显减小，从而增加了接触区单位面积的应力，使得髌骨软化症的发病率增加。

4. 肌力平衡失调　股内侧肌是对抗髌骨向外移位的动力性稳定因素。股内侧肌的无力以及与外侧肌收缩的失同步，导致髌骨在股四头肌收缩时出现排列异常。

（三）诊断

1. 病史　有过度运动、退变、骨骼肌肉韧带结构力线异常的情况。

2. 症状及体征

（1）疼痛：多位于膝前髌骨后方，常发生于上下楼梯、蹲坐位站起时，有时可有打软腿现象。

（2）髌骨压痛：伸膝位按压或推动髌骨可有摩擦感、疼痛感。单纯髌骨软骨损害时，无关节积液，后期形成髌股关节骨关节病时，可继发滑膜炎而出现关节积液，此时浮髌征阳性。

如未能得到及时有效的治疗，可以导致软组织与骨组织的继发性病变，也可以使得原发性病变进一步加重，出现外侧支持带挛缩，股内侧肌由于缺乏有效的收缩效能而萎缩，髌骨内侧支持带，尤其是内侧髌股韧带由于长期受到牵拉而延长并松弛，髌股关节因为不正常的载荷传导出现软骨病变，导致骨性关节炎的发生。胫骨外移时 Q 角增大，但当髌骨外移时 Q 角可以表现为正常。

3. 辅助检查

（1）X 线检查：通过屈膝 30°的侧位片测量髌骨下缘至胫骨上端的距离，来评价髌骨相对于股骨滑车的位置高低。在髌骨轴位片上，可以通过测量髌股适合角、髌骨倾斜角、髌骨指数等来判断髌股关节面的适合性。

（2）CT 与 MRI 检查：由于髌骨软骨的厚度变化趋势和其软骨下骨不一致，因此，

CT 和 MRI 通过对软骨的显影,可以更好地了解髌股关节的对合关系,发现关节软骨的损伤(图 4-10)。

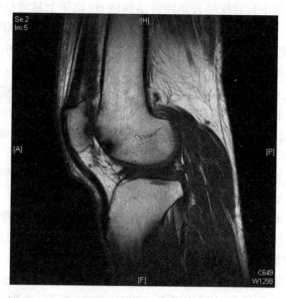

图 4-10 髌骨软化症的 MRI

（四）鉴别诊断

需与膝关节骨性关节炎、滑膜炎、滑膜皱襞综合征等鉴别。

（五）治疗及康复

主要目的是为了缓解疼痛。各种治疗手段都是针对发病机制,通过改变 Q 角的大小、改善髌股关节的对合、降低髌股关节的接触应力来发挥作用的。

1. 治疗

（1）保守治疗:绝大多数患者可以通过非手术治疗缓解疼痛。主要有:消炎镇痛对症治疗、关节内注射透明质酸钠、口服氨基葡萄糖、理疗、外固定和功能锻炼等方式,进行股四头肌的训练、肌力的平衡和本体感觉的训练。病程较长的患者,需要通过理疗和手法松解髌骨外侧支持带、髂胫束等挛缩的软组织。外固定可以选择护具和黏胶带,改变髌股关节面的接触区域,避免关节运动中对损伤部位的进一步磨损;另外还可以对抗股外侧肌牵拉髌骨向外侧移位的异常应力。

（2）手术治疗:长期保守治疗无效的患者可以考虑手术。包括:①清理局部病变组织,如切除周围软组织中的痛性瘢痕、神经瘤或损伤的滑膜皱襞等;②纠正髌股关节力线异常,即髌骨重排列术;③通过股骨髁截骨或髌骨截骨,改善髌股关节的对合;④治疗关节软骨的缺损;⑤假体置换。

2. 康复 股四头肌内侧头的力量训练,是康复训练的重要环节,应着重加强股内侧肌的肌力,并恢复股四头肌收缩的同步性。在功能锻炼中应根据软骨损伤部位,决定训练时膝关节的屈伸范围;避开引起疼痛的角度,以尽量减少损伤部位的载荷。

（六）预防

加强儿保工作,减少发育异常。根据个人的形体特征参加合适的运动。

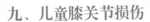

九、儿童膝关节损伤

儿童的膝关节由于其特殊的骨和韧带结构特点,临床上易发生骨骺损伤、韧带损伤和伸膝装置疾病,需要早期诊断,准确治疗,否则可造成成角和短缩畸形、下肢不等长和肌肉萎缩、前交叉韧带松弛和胫骨结节突起等后遗症,严重影响患儿下肢功能。

（一）解剖概要

1. 骨骺 是儿童生长发育时的重要组织结构,骨骺有两类:"受压骨骺"和"牵拉骨骺",前者为关节骨骺,其骺板司长骨的生长,如果受损则可影响肢体长度和关节外形;后者位于大肌肉的起止点,如胫骨结节部骨骺,主要承受张力,它不提供骨的纵轴生长,因此受损后不影响肢体长度。

儿童的骨骺比正常的肌腱和韧带的强度弱 2~5 倍,也不及关节囊牢固。因此,运动中肌肉的猛烈收缩,常引起儿童的骨骺损伤。

2. 伸膝装置 伸膝装置包括股四头肌、肌腱及其扩张部和髌骨、髌韧带等参加的具有伸膝功能的组织的总称。髌骨后方关节面有 2 个,内侧关节面较小,外侧关节面较大。内侧髌股韧带是防止髌骨外侧半脱位的最主要机制。

（二）病因及损伤机制

1. 儿童膝关节骨骺损伤的原因通常有四种:剪力、撕脱、劈裂和挤压。骺板的弱点在钙化层,是骨骺骨折和分离的主要发生部位。股骨远端骨骺损伤的发病率比胫骨近端骨骺损伤更常见。其原因可能是股骨远端骨骺的活性更大些,大致占全部股骨生长的 70%。一般采用 Salter-Harris 分型,可分为五型,Salter-Harris Ⅱ 型骨折(骨折线从骨骺延伸至干骺端)是最常见的类型。

2. 韧带损伤 儿童膝部常见的韧带损伤有:内侧副韧带损伤、前交叉韧带损伤等,病因和成人类似,多为膝关节外翻或屈曲旋转暴力所致。

3. 儿童伸膝装置疾病 ①急性损伤:髌骨脱位、胫骨结节骨折、髌骨袖状骨折,大多数病因为伸膝装置突然收缩或直接外力。其中髌骨脱位、胫骨结节骨折和髌骨袖状骨折发病率比成人高。②儿童伸膝装置疾病劳损类:二分髌骨、Osgood-Schlatter 病和 Sinding-Larsen-Johansson 病。病因多为伸膝装置的肌腱起止点或骨受到反复牵拉所致。

（三）诊断

1. 病史 急性损伤有明显的外伤史,慢性劳损则有反复的膝关节屈伸运动病史,发病过程缓慢。髌骨袖状骨折是指带有较大软骨片的髌骨撕脱骨折,是一种见于儿童患者(特别是 8~12 岁)的特殊骨折;Osgood-Schlatter 病最常见于 13~14 岁的男性青少年运动员,约 20%~30%的患者为双侧病变,女性患者通常为 10~11 岁疼痛;Sinding-Larsen-Johansson 病类似成人的跳跃膝,最常见于 11~13 岁的患者。

2. 症状及体征

（1）骨骺损伤:患儿通常无法行走并诉肿胀和疼痛,损伤合并移位时,查体可发现畸形,胫骨近端骨骺损伤中易出现腘血管或神经损伤,必须仔细地进行神经血管检查以排除。

（2）韧带损伤:儿童的韧带损伤多为附着点的撕脱骨折,其他症状及体征和成人相似。

（3）伸膝装置疾病

1）髌骨脱位:外伤性脱位,膝关节积血,肿痛明显,膝关节呈半屈曲位,不敢伸直,在脱位侧可触及脱位髌骨,若髌骨已复位,则髌骨内上缘有明显压痛。习惯性脱位脱出时伴响声,膝前平坦,在股骨外髁前外方可触及脱位髌骨,局部压痛,轻度肿胀,当患者忍痛自动或被动伸膝时,髌骨可自行复位。

2）胫骨结节骨折:剧痛,伤后不能主动伸膝,不能患膝站立。查体见膝部肿胀,可触及骨折块,压痛阳性,主动伸膝无力,抗重力直抬腿试验阳性。

3）髌骨袖状骨折:膝关节肿胀、剧痛、活动受限,查体可见关节积血、肿胀、压痛,伸膝迟滞和高位髌骨。

4）二分髌骨:通常无临床症状,膝在半蹲位发力时痛软是较早期症状,副髌骨部位(髌骨外上极最常见)突出多可确诊。

5）Osgood-Schlatter 病:跳跃、用力时胫骨结节疼痛、肿胀,训练时加重,休息后缓解。胫骨结节局部早期压痛明显,晚期压痛减轻,局部变为骨性。

6）Sinding-Larsen-Johansson 病:膝关节疼痛,运动后加重,休息后减轻,甚至跛行。疼痛局限于髌骨下极,局部热感。局部有压痛、肿胀,软组织增厚,伸膝和跪时疼痛,急性发作起跳、落地皆痛。

3. 辅助检查

（1）X 线检查:膝关节正、侧和轴位片可明确诊断。

（2）MRI 检查:冠状位或矢状位片对于发现骨骺损伤的隐匿骨折有一定帮助。

（3）关节镜检查:关节镜的诊断目前被作为关节内结构损伤诊断的"金标准"。

（四）鉴别诊断

需与髌骨骨折、髌骨软化症相鉴别。

（五）治疗及康复

1. 治疗

（1）骨骺损伤:Salter-Harris Ⅰ型、Ⅱ型骨折经闭合复位并以长腿或髋人字石膏管型制动 4~6 周后效果通常良好;Salter-Harris Ⅲ型或Ⅳ型骨折用针或螺钉固定,骨折移位的 Salter-Harris Ⅲ型和Ⅳ型骨折,以及Ⅰ型和Ⅱ型骨折闭合复位后效果不佳者,应进行切开复位内固定治疗

（2）韧带损伤:先尝试保守治疗,包括调整活动和支具,对于症状持续存在或不稳的半月板撕裂常需要手术重建。

（3）伸膝装置疾病

1）髌骨脱位:外伤性脱位复位后制动 3 周,进行股四头肌练习。习惯性脱位应针对病因手术治疗。

2）胫骨结节骨折:无移位骨折或Ⅰ型骨折保守治疗,支具或石膏固定膝伸直位 4 周;Ⅱ型或Ⅲ型骨折可行手术切开复位固定(克氏针或螺钉固定),亦可在关节镜配合下进行。

3）髌骨袖状骨折:对于轻微移位(≤2mm)且伸膝装置完整的骨折,可伸直位制动治疗。移位或伸膝装置断裂的骨折常需要切开复位内固定治疗(包括使用张力带或螺钉)。

4）二分髌骨:活动调整,使用非甾体类消炎镇痛药治疗,可在保护下佩戴支具负重,同时每天取下支具数次进行关节活动度练习 3~4 周。保守治疗无效可手术切除

副髌骨。

5）Osgood-Schlatter 病：急性期可减训或停训，非甾体类消炎镇痛药治疗，局部可以泼尼松龙封闭，有时需制动并进行日常活动度练习。对于有症状持续存在的患者可手术切除小骨片。

6）Sinding-Larsen-Johansson 病：保守治疗为主，轻者卧床休息或用支持带保持 3～6 周症状可消失；重者膝关节制动 6～12 周，甚至更长达 6 个月。手术仅适用于年龄较大儿童。

2. 康复　保守治疗期佩戴支具可在耐受下负重；骨折需要制动至骨折愈合；后期可进行股四头肌舒缩锻炼，防止肌肉萎缩，并加强膝关节的伸屈锻炼，逐步恢复膝关节正常屈伸功能。

（六）预防

1. 根据儿童的耐受力，调整合适的训练量和运动强度。

2. 进行股四头肌锻炼，增强肌力，增强对损伤的保护。

3. 可适当佩戴支持带保护，防止损伤。

 知识拓展

儿童膝部韧带损伤治疗的问题在于：最理想的治疗方法是重建，但重建需要在股骨远端和胫骨近端钻孔，对于儿童来说，这会损伤生长板。

有一些关于避免干扰生长板技术的报道，但结果不像成人前交叉韧带重建那样令人满意。不幸的是，不损伤骨骺的重建技术并不能恢复膝关节的正常运动学，但可为某些患者提供暂时或永久的解决方案。混合重建，例如利用腘绳肌或其他软组织移植物固定至胫骨中央的隧道中和股骨上，也可提供成功的结果。经骨骺的重建更接近前交叉韧带的正常解剖，与成人的手术方法类似。但这种技术需要在股骨远端和胫骨近端的骨骺上钻孔。有些医生建议延期手术，即股骨骨骺厚度不足 1cm 时再手术。

第七节　股与髋关节损伤

一、髋关节解剖及生物力学基础

（一）髋关节解剖

1. 骨结构　髋臼是由髂骨、坐骨和耻骨三部分组成，其中髂骨和坐骨分别参与构成上和下外侧 2/5 髋臼，而耻骨参与构成内下 1/5 髋臼。

2. 附件　髋关节附件由髋臼唇、关节纤维囊、滑膜及韧带组成。髋臼唇为附着于髋臼边缘的纤维软骨环，加深髋臼的深度，其跨越髋臼切迹的部分称为髋臼横韧带，形成一完整的环。髋关节纤维囊坚韧致密，包绕股骨颈，前面附着于转子间线；上方附着于股骨颈的根部；后面止于转子间嵴上方 1cm 处；下方至股骨颈近小转子处。滑膜起自股骨头关节面的周缘，被覆于股骨颈在关节囊内的部分，于此返折至纤维囊的内面，覆盖在髋臼唇、股骨头韧带和髋臼窝的脂肪组织表面。

髋关节的韧带包括髂股韧带、坐股韧带、耻股韧带和股骨头韧带。髂股韧带呈三角形,位于关节囊的前面,其深面与关节囊愈合;其尖部附着于髂前下棘与髋臼之间,其基底部附着于转子间线。耻股韧带也呈三角形,其基底部附着于髂耻隆起、耻骨上支、闭孔嵴和闭孔膜;远侧与关节囊及内侧髂股韧带的深部愈合。坐股韧带位于关节囊的后面,起自坐骨,斜向外上与关节囊融合,环绕股骨颈后面,在髂股韧带的深面止于大转子。股骨头韧带为三角形扁平带。其尖部附着于股骨头凹的前上部,基底部连于髋臼切迹两侧,并在二者之间与髋臼横韧带愈合。

3. 髋关节的毗邻　髋关节囊被肌肉包绕。在髋关节前方,耻骨肌外侧部的纤维将关节囊的最内侧部与股静脉隔开;耻骨肌外侧是腰大肌腱和髂肌,腰大肌腱绕过关节囊下行,有一滑膜囊将其与关节囊部分隔开。再向外为股直肌的直头与髂胫束筋膜的深层跨过关节囊,髂胫束筋膜的深层在股直肌外侧缘的深面与关节囊愈合。在髋关节上方,股直肌的返折头与关节囊的内侧部愈合,臀小肌则覆盖于关节囊的外侧部,并与其紧密黏着。在髋关节下方,关节囊与耻骨肌外侧份的肌纤维相贴,稍后方,可见闭孔外肌呈螺旋状斜行至关节囊后面。在髋关节的后方,关节囊的下半部被闭孔外肌腱覆盖,在闭孔外肌腱上方,可见闭孔内肌腱和孖肌与关节囊相贴,在闭孔内肌腱上方,可见梨状肌绕过髋关节的后面。

4. 髋关节的血营和神经　髋关节的动脉来自闭孔动脉、旋股内侧动脉和臀上、下动脉的分支。神经来自股神经或股神经肌支、闭孔神经、副闭孔神经、臀上神经和臀上神经。

（二）髋关节的生物力学

1. 髋关节属多轴的球窝型关节（杵臼关节）　股骨头与杯状的髋臼相关节,髋臼被纤维软骨形成的髋臼唇所加深,髋臼的关节面是一不完整的环,称为月状面,上部最宽阔,直立姿势时承受体重的压力。

2. 髋关节的运动　髋关节可做屈—伸、内收—外展、环转、旋内和旋外运动。由于脊柱和骨盆的调节、膝关节的屈曲及伴随髋关节的旋内或旋外,可使髋关节的屈伸及外展、内收的运动幅度增大。

3. 影响运动因素　髋关节股骨头几乎一半被紧紧塞入髋臼内,并被髋臼唇紧紧地环绕,甚至在关节囊破裂时股骨头也被控制在原位。在所有的韧带中,髂股韧带最为强韧,当股骨伸至与躯干呈一条直线时,髂股韧带逐渐紧张。当髋关节接近紧密衔接位置时,耻股韧带和坐股韧带也紧张,以对抗髋关节快速增加的扭力矩。除了由于强有力的牵引可造成两关节面的轻微分离之外,髋关节没有附加运动。

二、髋部和大腿肌肉的拉伤和挫伤

髋部及大腿部的肌肉和韧带比较坚实牢固,筋伤的发生率较其他部位低,但在局部骨折、脱位时常并发损伤。此外,由于解剖部位存在着应力薄弱点,外力伤害或慢性劳损成为髋与大腿部筋伤的主要原因。

（一）解剖概要

髋肌位于髋关节周围,作用于髋关节。分前后两群,前群主要有髂腰肌,后群主要有臀大肌和梨状肌等。股肌也称大腿肌,分三群,前群:股四头肌,位于股前部,缝匠肌,呈扁带状,可屈髋屈膝;内侧群为5块内收肌,即长收肌、短收肌、大收肌、耻骨肌、股薄肌,均可使髋关节内收;后群共三块,即股二头肌、半腱肌、半膜肌,三肌均可屈膝关节、伸髋关节。

（二）病因病机及损伤机制

青壮年多因激烈运动、摔跌或高处坠下时,扭挫损伤髋部肌肉、韧带和关节囊,导致局部组织撕裂伤或嵌顿。

儿童多见于奔跑、跳跃、劈叉、体操等运动损伤后,因其髋臼及股骨头发育尚未成熟,扭挫伤后,股骨头受到顶撞或松弛之关节囊短暂嵌入关节腔,引起关节滑膜炎、关节囊水肿及关节周围软组织肿胀,使髋部正常的生理功能失调。

大腿肌肉的拉伤和挫伤主要是股四头肌损伤,多由于股四头肌遭受直接暴力打击而致的挫伤,以及因扭拉所致的肌纤维的撕裂伤,严重时可致肌肉完全断裂,多见于运动量过大和运动前准备不足的运动员及中老年人。

（三）诊断

1. 病史

（1）髋部肌肉的拉伤和挫伤:患者多有髋部外伤史或过度运动史。

（2）大腿肌肉的拉伤和挫伤:患者大腿前方有明显的外伤史。

2. 症状及体征

（1）髋部肌肉的拉伤和挫伤:损伤后局部疼痛、肿胀、功能受限,患肢不敢着地负重行走,呈保护性姿态,如跛行、拖拉步态、骨盆倾斜等。查体时骨盆向患侧倾斜,患侧腹股沟部有明显的压痛与肿胀,髋膝微屈,髋关节各方向运动受限,患肢呈外展外旋半屈曲位,并呈假性变长,托马斯(Thomas)征阳性。X线检查多无异常表现。

（2）大腿肌肉的拉伤和挫伤:外伤后局部疼痛剧烈,肿胀显著,不敢触碰,伤肢的功能活动受限,数小时后可出现瘀斑,伸小腿、屈大腿时疼痛加重;重者明显跛行,或需扶拐行走,膝关节屈曲小于90°;完全断裂者可在髌上疼痛部位触及肌腱离断后近端收缩遗留的凹陷空隙;单纯股直肌断裂常因肿胀不易触及断端,造成漏诊。迁延日久可使股四头肌痿废无力,甚至肌萎缩。查体见患肢伤处压痛明显,压痛点固定或广泛,髋、膝关节活动功能受限,股四头肌抗阻力试验阳性;若为慢性劳损或陈旧性损伤者,大腿前侧压痛虽轻微,但跟臀试验可诱发大腿前部不同程度的牵拉痛,或见肌萎缩、肌无力现象。肌肉僵硬、血肿明显者,穿刺可抽出血性积液。

3. 辅助检查

（1）髋部肌肉的拉伤和挫伤:X线检查多无异常表现。

（2）大腿肌肉的拉伤和挫伤:X线检查可以排除附着处的撕脱性骨折,陈旧性损伤后出现钙化阴影,提示发生骨化性肌炎。

（四）鉴别诊断

髋部肌肉的拉伤和挫伤若经久不愈,髋关节功能进行性障碍,或伴有低热,则应注意与髋关节结核、化脓性髋关节炎、风湿热合并髋关节炎及髋关节一过性滑膜炎等相鉴别。

大腿肌肉的拉伤和挫伤应与附着处的撕脱性骨折等相鉴别。

（五）治疗及康复

1. 治疗

（1）髋部肌肉的拉伤和挫伤:治疗的目的是舒筋活血、消肿止痛,防止髋部软组织产生粘连及挛缩,恢复髋关节的活动度。临床以保守疗法为主,注重个体化运用。

1)内服药:早期多为血瘀气滞型,症见髋部疼痛肿胀、刺痛不移、夜间痛甚,关节屈伸活动不利,舌黯红或有瘀点,脉弦涩。治宜活血行气止痛,方用活血止痛汤加减。后期为筋脉失养型,症见髋部隐隐疼痛、时轻时重、劳累后加重、休息后减轻,步行乏力,舌质淡,苔薄白,脉弦细。治宜养血壮筋,方用壮筋养血汤加减,也可选用活血化瘀类中成药及非甾体抗炎止痛药。

2)外用药:早期宜外敷消肿止痛膏或云南白药喷雾剂;后期可选用海桐皮汤外洗、热敷以促进血液流通,解除肌肉挛缩。

(2)大腿肌肉的拉伤和挫伤:首先辨清股四头肌损伤的性质与程度,如直接钝性暴力伤、慢性劳损伤,还是牵拉伤、挫伤、撕裂伤与断裂伤,以及损伤的部位。轻度损伤者,可做手法、药物和练功活动治疗;挫伤引起股四头肌下血肿,血肿应力争一次抽出,并立即冰敷或活血消肿止痛类中药外敷,加压包扎固定;若有肌肉部分断裂者,应将患肢置屈曲位石膏固定4~6周;完全断裂者,应早期手术修补缝合断端,恢复伸膝装置的完整性。

1)内服药:①血瘀气滞型:突然强力收缩或直接暴力撞击致伤。局部疼痛,肿胀,瘀斑,压痛。如肌肉断裂伤者,疼痛剧烈,在断裂处可叩及肌肉凹陷,伸膝功能障碍。舌黯红,脉弦。治宜活血祛瘀,消肿止痛,方用复元活血汤或活血舒筋汤加减。②瘀热阻络型:损伤后局部肌肉僵硬,关节强直,有条索状硬结,或灼热红肿,活动后肌肉疼痛加重。舌质红,脉弦数。治宜活血散瘀,清热解毒,方用仙方活命饮加减。③气血虚损型:股四头肌萎缩,伸膝无力,劳累后肌肉酸痛,面色苍白,少气懒言。舌淡,脉细无力。治宜补气血,壮筋骨,方用当归鸡血藤汤或健步虎潜丸等。

2)外用药:早期局部外敷双柏散或消肿止痛膏,中后期可配合中药外洗。也可应用非甾体类药物外擦。

(3)髋部肌肉的拉伤和挫伤,以及大腿肌肉的拉伤和挫伤这两种损伤除了内服及外用药物治疗外,还可以用以下治疗方法:

1)理筋手法:损伤初期不宜直接按摩,绝对卧床休息,限制患肢活动。中后期可适当对伤肢进行理筋手法。患者取仰卧位,术者立于患侧,先在伤处施以㨰法、推法、拿揉法及弹拨法数分钟,以松解肌肉及其筋膜粘连;再屈膝屈髋反复伸直活动数次,范围由小到大、力量由轻到重,最后以牵抖患肢而收功。手法前后可配合中药搽擦、热敷熏洗或配合理疗。本法适用于术后恢复性治疗。

2)固定治疗:一般不用严格的固定,但急性损伤者在治疗同时应卧床休息2~3周,抬高患肢利于消肿,避免患肢负重,以利早日康复。

3)用醋酸泼尼松龙1~2ml加1%利多卡因1~3ml做局部封闭,有助于病情恢复。股四头肌完全断裂或有髂前下棘附着处撕脱分离者,可早期手术清除血肿,做肌腱、筋膜、肌肉组织的修补缝合术。对于陈旧性断裂者可利用减张缝合术,或阔筋膜修补缝合、股四头肌延长术。术后伤肢固定4~5周。

2.康复

(1)髋部肌肉的拉伤和挫伤:可坐凳上,屈膝屈髋,脚下踩一粗圆柱,来回滚动,以活动下肢,有助于症情缓解与功能恢复。

(2)大腿肌肉的拉伤和挫伤:为预防股四头肌失用性肌萎缩,练功以主动轻微舒缩股四头肌活动为主。肌肉部分肌纤维断裂者,应将伤肢处于受损肌肉拉长位,练功方式以主动屈膝后伸为主,目的是使损伤肌纤维不致因瘢痕挛缩而变短,后期主动伸膝练功。肌肉完全断裂和肌腱附着处完全断裂者,术后 6 周加强主动练功,加强患髋功能活动,防止股四头肌肌萎缩。如下肢步行、跑跳练习、并膝下蹲、四面摆腿、仰卧举腿、蹬空增力等动作的练习。

（六）预防

损伤早期应以卧床休息为主,不宜手法理筋治疗,以免加重损伤;中后期可理筋按摩配合适当的髋部及股四头肌练功活动,加速肢体的功能恢复;平时应加强体质训练,在进行各种运动前应充分做好放松性准备活动。

三、腹股沟韧带拉伤

腹股沟韧带是腹外斜肌肌腱膜的下缘增厚卷曲,连于髂前上棘与耻骨结节之间的组织,腹股沟韧带拉伤多见于体操运动员准备不充分而进行劈叉及踢腿等造成此韧带的损伤。

（一）解剖概要

腹股沟韧带是由腹外斜肌腱膜在髂前上棘至耻骨结节间向后上方反折形成,其内侧的部分纤维向下后方反折,形成腔隙韧带(又名陷窝韧带、Gimbernat 韧带),它的内侧与腹壁下动脉、腹直肌外侧缘构成腹股沟三角,又称 Hesselbach 三角,这里无腹肌覆盖,腹横筋膜亦较周围薄,是腹股沟区最薄弱的区域。

（二）病因及损伤机制

由于该韧带起于髂前上棘,止于耻骨上支,为不跨明显活动关节的韧带,因此多因大腿部及髋部的软组织过度牵拉致伤。

（三）诊断

1. 病史　患者多有外伤史或过度运动史。

2. 症状及体征　腹股沟韧带拉伤后,患者多表现为患侧髋部、臀部肌肉及股四头肌等软组织的疼痛,但不同时出现,且痛不过膝,劈横叉及患肢在用力蹬腿时疼痛明显。触诊时,腹股沟韧带的起止点,即髂前上棘和耻骨结节处常有压痛。

3. 辅助检查　X 线无明显异常,MRI 除 T_2WI 显示高信号外,余均无异常。

（四）鉴别诊断

腹股沟韧带拉伤应与髋关节滑膜炎相鉴别。

（五）治疗及康复

1. 治疗　一般行保守治疗,方法是采用醋酸泼尼松龙 25mg 加上 2% 利多卡因 2~3ml 做局部封闭,在患者耻骨上支腹股沟韧带止点疼痛处常规消毒,进针至骨面推药,并向四周做浸润注射,以医用敷贴覆盖针眼,嘱患者患处不要沾水,保持洁净,避免感染,3 天内不做劈叉等重复损伤的训练。一般经保守治疗可痊愈,待患者痊愈后,再逐渐恢复正常比赛及训练。

2. 康复　可选用中频电疗法、超短波、温热疗法,以镇痛、消炎、改善局部血液循环及促进水肿和炎症的消散,减轻疼痛。

（六）预防

1. 正确掌握训练技术,尽量避免易造成腹股沟韧带损伤的动作。

128

2. 指导运动员采用合理的训练方法及安排合理的训练量。

3. 加强运动员及教练的宣教工作,强化安全训练及比赛的意识。

四、弹响髋

弹响髋是指髋关节在做某一动作时,感到或听到的闷响声。多见于青壮年,常为双侧性,虽症状不显著,但对患者精神心理有一定的影响。

（一）解剖概要

髋关节由股骨头与髋臼相对构成,属于杵臼关节。髋臼内仅月状面被覆关节软骨,在髋臼的边缘有关节盂缘附着,加深了关节窝的深度。在髋臼切迹上横架有髋臼横韧带,并与切迹围成一孔,有神经、血管等通过。

（二）病因及损伤机制

弹响髋以病变发生之部位不同,可分为关节内及关节外两种。关节内的弹响是髋臼盂缘软骨松弛,股骨头呈自发性移位,或髂股韧带增厚在髋过伸外旋时向前方滑移时引起的,好发于儿童。关节外的弹响是由于臀大肌肌腱部的前缘增厚或髂胫束的后缘在大粗隆顶部滑动发出的,临床多见,习惯上称为弹响髋或阔筋膜紧张症。

（三）诊断

1. 病史　患者有明显的外伤或劳损史。

2. 诊断及体征　髋关节自动屈伸及行走时可发出弹响声,并不影响关节活动,疼痛不明显。若继发有大转子区滑囊炎时可出现疼痛,局部可触到条索样物,令患者主动伸直、内收或内旋髋关节,可摸到一条粗而紧的纤维带在大转子处滑动和发出弹响声。儿童的弹响髋常发生于髋关节突然屈曲和内收时。

3. 辅助检查　经 X 线检查排除髋关节周围的骨性病变后即可诊断。

（四）鉴别诊断

临床应注意与先天性髋关节脱位、髋关节骨性关节炎等相鉴别。

（五）治疗及康复

1. 治疗　视病变程度而定。本病证只有弹响而无疼痛不适者,一般无碍健康,确诊后给予心理疏导解释,不需特殊治疗。若髋关节时常有疲乏感且疼痛时,可采用非手术疗法对症治疗。若症情明显或引起患者精神心理过度不安者,可考虑手术治疗。

（1）药物治疗

1）内服药:治宜养血荣筋,方用壮筋养血汤加减。

2）外用药:可选用下肢洗方或海桐皮汤局部熏洗热敷,洗后外敷宝珍膏。

（2）手术疗法:若由于髂胫束或臀大肌肌腱增厚,可将这些组织在大转子处切断或将大转子上的滑囊及骨块切除,术后早期进行练功活动。若属关节内型,时常合并髋臼后缘骨折,或关节内游离体者,可手术根除。

（3）其他疗法

1）用醋酸泼尼松龙 1~2ml 加 1%利多卡因 2~4ml 做局部痛点封闭。

2）局麻下,小针刀沿髂胫束两侧垂直刺入,纵行疏拨分离数刀,至手下病变处有松解感时出刀。行针刀治疗后 1 周内避免剧烈活动。

2. 康复　患者取侧卧位,病侧在上,先顺阔筋膜张肌走行之方向做按揉、推摩、提拿与弹拨法;再取仰卧位,在屈膝屈髋下边摇转边下压,并外展外旋伸直下肢数次。

笔记

（六）预防

本病一般不影响髋关节正常的功能活动,但关节弹响声对患者心理有一定影响,应做好解释疏导工作。经保守治疗,多数预后良好。

五、坐骨结节滑囊炎

坐骨结节滑囊炎是一种常见病,多发于髋关节用力较大或有蹲挫伤的运动员。足球运动员、短跑运动员等长期髋关节反复较大强度用力,易造成此部位损伤,跳远运动员技术动作掌握不熟练时易造成髋关节蹲挫伤,造成此病发生。

（一）解剖概要

坐骨结节为坐骨突起的部分,在坐骨结节的顶端有一个起到自身保护作用的滑囊。滑囊的结构和关节里的滑膜相似,内含滑囊液,其功能是减少肌肉、肌腱和骨骼之间的摩擦。

（二）病因及损伤机制

1. 外伤　运动员因剧烈活动髋关节,使附着在坐骨结节上的肌腱损伤,从而牵拉损伤滑囊或肌腱损伤处的瘢痕刺激周围滑囊易导致此病。

2. 持续刺激　足球、跑步、跳远等长期反复较大力量活动髋关节,易刺激到滑囊,长时间反复刺激从而造成坐骨结节滑囊炎的发生。

3. 缺乏保护　有一类患者发病,与长期过久的坐位工作及臀部脂肪组织缺失有关,特别是体质较瘦弱者,由于坐骨结节滑囊长期被压迫和摩擦,囊壁渐渐增厚或纤维化而引起症状,如棋类运动中,长时间坐位易造成此损伤,另外,年老体弱者也比较容易发病。

（三）诊断

1. 病史　长期坐位工作史或坐骨结节挫伤史。

2. 症状及体征　患者臀尖(坐骨结节部)疼痛,坐而不适或难以坐下,坐于硬的凳面可引起明显疼痛,严重者不能坐下。但疼痛部位局限,不向其他部位放射。做屈膝屈髋动作时,可因挤压、牵扯滑囊而引起疼痛。局部压痛明显,为臀部坐骨结节处均可触及圆形或椭圆形囊性肿块。注射器穿刺可抽出淡黄色或黯红色液体。无发热、无周围血液白细胞数增高等全身情况。

3. 辅助检查　坐骨结节部 X 线检查常无异常,CT 检查为囊性,位于坐骨结节与皮下软组织之间,大部分呈多房扁平状,边界较清晰,囊壁增厚。

（四）鉴别诊断

1. 坐骨结节撕脱骨折　此病多发于 15~25 岁人群,坐骨结节处压痛、肿胀、疼痛为主要症状,屈髋伸膝可诱发及加重疼痛,X 线可见坐骨结节处撕脱移位的骨片,对于骨骺未闭合的青少年,诊断有困难时可进行 CT 或者骨扫描检查。

2. 坐骨结节囊肿　多由创伤性坐骨结节滑囊炎引起,滑囊炎发生之后,囊内充血、肿胀、浆液性渗出物增多,迁延日久积液就会变得黏稠、混浊、纤维素沉着而发生粘连。这时,滑囊壁增厚、滑膜表面粗糙,最后形成了囊肿,治疗时应加以鉴别。

（五）治疗及康复

1. 治疗　可先行保守治疗,方法是通过局部穿刺的方法,抽出滑囊内的囊液,并向滑囊内注射醋酸泼尼松,抑制囊液再分泌。注射后加压包扎,每周 1 次,共 3 次。由于此滑囊位置较深,距坐骨神经较近,手术野接近肛门,容易污染,且手术切口瘢痕在负重区,因此应尽可能避免手术疗法。若治疗效果不佳,可考虑行坐骨结节滑囊切除术。

一般经保守治疗可痊愈,但坐骨结节滑囊因特殊的解剖部位而易暴露在慢性损伤中,容易复发,因此运动员发病后应尽量暂停训练或改变训练计划,减少对坐骨结节周围部位的刺激,待患者痊愈后再逐渐恢复正常比赛及训练。

此外,本病可采用中药内服和外用治疗。

(1)内服药

瘀滞型:多见于早期,局部肿胀、压痛,皮肤暗红,触及有波动感,质较硬,舌红、苔薄黄,脉弦略数,治宜活血、通络、止痛。方用舒筋活血汤。

虚寒型:多见于后期,局部酸胀,困累,恐寒,喜暖,神疲体倦,舌淡,苔薄白,脉沉细,治宜补气血,温经通络。方用桂枝汤加味。

(2)外用药:可选用追风虎骨膏或中药热敷等方法。

2.康复 可选用中频电疗法、超短波、温热疗法,以起到镇痛、消炎、改善局部血液循环,以及促进水肿和炎症的消散,减轻疼痛,软化松解瘢痕组织及肌腱挛缩等作用。

(六)预防

1.尽量避免易造成坐骨结节周围损伤的动作。

2.指导运动员采用合理的训练方法及安排合理的训练量。

3.讲究坐姿及坐具 对于好发人群,要坐软凳,也可在硬质坐具上放置较厚的海绵垫、布垫,改善不良的坐姿习惯,坐时不跷"二郎腿"、不长时间盘腿坐,尽量使两侧坐骨结节均衡承受上身体重,避免无意识地厚此薄彼而引起病变。

4.动静交替 平时不要长时间坐着不动,每次坐半小时至1小时后站起来伸伸腰、弯弯腿,活动一下筋骨,并用手轻轻按摩坐骨结节部位3~5分钟,以促进血液循环和改善新陈代谢。

5.加强运动员及教练的宣教工作,强化安全训练及比赛的意识。

六、骶髂关节损伤

骶髂关节损伤是指骶髂关节周围韧带被牵拉而引起的损伤,临床上多见于中年以上者,是引起下腰痛的常见原因之一。

(一)解剖概要

骶髂关节由骶骨与髂骨的耳状面相对而构成,属微动关节。关节面凸凹不平,互相嵌合十分紧密,关节囊坚韧,并有坚强的韧带加固。主要的韧带是骶髂间韧带,位于关节面的后上方,连结于相对的骶骨粗隆和髂骨粗隆之间。在关节的前后还分别有骶髂前韧带和骶髂后韧带加强。

(二)病因病机

间接暴力是导致本病的主要原因,如弯腰、下蹲时搬物斜扭,下楼时踏空失足等。或因骶髂关节周围韧带松弛,关节稳定性减弱,在某种诱因作用下发生关节损伤。

骶髂关节损伤,依据损伤时的机制不同分为前移(错)位和后移(错)位两种。当弯腰时损伤,主要为附着于髂骨前侧的股四头肌紧张,向前牵拉髂骨,而骶骨向同侧后旋,两者牵引作用力相反,致髂骨向前移位(前错位),较少见;当髋关节屈曲,膝关节伸直时,腘绳肌紧张,向后方牵拉髂骨,而骶骨向对侧前旋,两者牵引作用力相反,致髂骨向后方移位(后错位),最为常见。

（三）诊断

1. 病史　多有暴力性外伤史。

2. 症状及体征　患侧骶髂关节疼痛,常放射至臀部和股外侧,甚至小腿外侧。躯干向患侧倾斜,患肢不能负重或跛行,疼痛严重者需要用双手撑住凳子以减轻疼痛。患者脊柱腰段可有侧弯,腰肌紧张。患侧髂后上、下棘压痛明显,骶髂部有叩击痛。旋腰试验、"4"字试验、床边试验、骨盆挤压分离试验和俯卧提腿试验均为阳性。骨盆X线正位片可显示骨盆倾斜,伤侧髂骨移位,两侧关节间隙不等宽,关节面排列紊乱。

有下肢放射痛的骶髂关节损伤须与腰椎间盘突出症相鉴别。腰椎间盘突出症的压痛点多在腰4、5或腰5、骶1棘突旁,同时有放射性痛至小腿或足,伸蹈肌力减弱,小腿前外或后外侧皮肤感觉减退,胫后肌腱反射及跟腱反射减弱或消失。

3. 辅助检查　X线检查及CT扫描可清楚地显示骶髂关节损伤的部位、关节间隙及骨质变化情况。

（四）鉴别诊断

本病需与腰椎间盘突出症相鉴别。

（五）治疗及康复

1. 治疗

（1）理筋手法:先以掌揉法或㨰法在腰骶部施术,放松腰背部肌肉,再根据关节移(错)位的类型选用复位手法。

1）单髋过伸复位法:患者俯卧位,术者立于患者左侧,右手托患膝上部,左掌根按压同侧骶髂关节,先缓缓旋转患肢髋关节5~7次,术者尽可能上提大腿使髋关节过伸,左手掌同时下压骶髂关节,两手呈相反方向扳按。此时可闻及关节复位响声或手下有关节复位感。

2）牵拉按压复位法:患者俯卧位,助手握患者踝部向后上方牵引,术者双手掌叠按其患侧骶髂关节,在牵拉的同时向下按压,可听到关节复位声。

3）斜扳复位法:患者侧卧,患侧在上,屈髋屈膝,健侧下肢伸直,全身肌肉放松。术者立于患者前面,前臂置于患者肩前部向后固定其躯体;另一上肢屈肘置于患侧臀部向前,双臂同时向前后交错施力,逐渐增大幅度,感到有明显的抵抗时,骤然加力顿挫闪动一次,可听到复位的弹响声。

上述手法用于骶髂关节后移(错)位。

4）单髋过屈复位法:患者仰卧,助手按压健侧伸直的膝关节处;术者立于患侧,一手握患侧踝关节,另一手扶按患侧膝关节,屈伸患侧髋膝关节5~7次,再向对侧季肋部过屈患侧膝关节,趁患者不备用力下压,闻及复位声响,手法即告完毕。

5）屈髋屈膝冲压法:患者仰卧位,术者立于患侧,一手握患侧踝关节,令其向胸腹部尽可能屈髋屈膝;另一手屈肘,前臂向下冲压膝关节2~3次,使髋膝关节过度屈曲,膝部抵胸腹部为度,以听到弹响声或患者痛感减轻、消失为佳。

上述手法用于骶髂关节前移(错)位。

（2）固定方法:损伤轻微者不需要固定。损伤较重或伴有错缝者,经复位后应卧硬板床休息1~2周,然后方可逐渐进行活动。

（3）药物治疗:急性损伤内服跌打丸、云南白药等;慢性劳损者服用左归丸、右归丸等。亦可选用活血化瘀、舒筋通络类中药水煎外敷。

（4）其他疗法：除急性损伤最初48小时外，均可采用物理治疗或骶髂关节及其周围封闭治疗。

2. 康复 患者经过治疗后，需注意休息，适当锻炼，可以多做后踢运动、卧侧髋关节操练、旋髋运动等，需避风寒，注意保暖。

（六）预防

1. 治疗后期可行腰功操锻炼，加强腰骶、骶髂部的软组织运动耐力，增加腰骶部的稳定性，减少损伤的发生。

2. 注意纠正日常生活中的不良姿势，避免过劳及风寒侵袭。

3. 对急性或初发性骶髂关节损伤应及时治疗，防止转变为慢性劳损。

第八节 腕与手部损伤

一、腕和手部的解剖及生物力学基础

（一）腕和手部的解剖

1. 骨与关节 腕关节由尺桡骨的远端及腕骨组成。桡骨远端变为膨大，其桡侧的突起即为桡骨茎突。背侧的骨棘——Lister结节（桡骨结节）是显见的标志。尺骨远端为尺骨小头，其尺侧的突起是尺骨茎突。桡骨尺侧的弧形关节面与尺骨小头相应组成下尺桡关节。尺骨小头的远侧有一软骨盘呈三角形，由桡骨远端软骨的尺侧缘至尺骨茎突基底。它将腕骨与尺骨小头隔开，使之不能直接接触，同时，也将下尺桡关节与桡腕关节分开。

腕骨共8块，即由桡侧至尺侧近排的舟状骨、月状骨、三角骨、豆骨；远排的大多角骨、小多角骨、头状骨、钩骨。八块腕骨，形状各异而不规则，彼此间相互交错接触，有韧带相互连接，活动度不等。

2. 腕及手部的肌肉

（1）外来肌

1）掌侧：桡侧腕屈肌止于第二掌骨基底，尺侧腕屈肌止于豆骨。主要功能是屈腕，并分别做腕桡侧倾及尺侧倾动作。掌长肌止于腕横韧带，远端连于掌腱膜。指浅屈肌分成四条，腱通过腕管后分向示、中、环、小指方向，屈近侧指间关节。指深屈肌也为四条，在指浅屈肌肌腱的深面，屈指间关节。拇长屈肌通过第一掌骨头掌侧的籽骨间止于拇指末节掌面，功能为屈拇指指间关节。

2）背侧：腕背侧由腕背侧韧带与桡尺骨构成6个骨性纤维鞘管（间隔），由桡侧向尺侧排列：①拇外展长肌腱和拇短伸肌腱；②桡侧腕伸长肌与桡侧腕伸短肌腱；③拇长伸肌腱；④指伸总肌腱及固有示指伸肌腱；⑤固有小指伸肌腱；⑥尺侧腕伸肌腱。

（2）手内在肌

1）大鱼际肌：拇短展肌、拇指对掌肌、拇短屈肌、拇内收肌。

2）小鱼际肌：小指外展肌、小指短屈肌、小指对掌肌。

3）中间肌群：①蚓状肌（4条）：各起自屈指深肌腱的手掌部，向背侧止于手指背侧伸指肌腱扩张部的桡侧，并延至指伸肌腱的侧束。②骨间肌：共9条，分别起自掌骨干，止于近节指骨侧方，并参加伸指肌腱腱帽组织。其功能为使示、中、环指外展和示、环、小指内收。蚓状肌及骨间肌的功能除上述外,由于它们参与了指伸肌腱腱帽组织,故共同使掌指关节屈曲,使指间关节伸直。

3. 神经支配

(1) 运动支配:凡手及腕背部的肌肉(腕伸肌、指伸肌、拇长外展肌、拇短伸肌)皆由桡神经支配。掌侧通常是外来肌的尺侧腕屈肌、指屈深肌的尺侧两条(屈环、小指)由尺神经支配。手内在肌的小鱼际肌,骨间肌及尺侧两条蚓状肌、大鱼际的拇指内收肌、拇短屈肌的深头由尺神经支配。余者皆由正中神经支配。

(2) 感觉支配(图 4-11):桡神经支配手背桡侧半和桡侧两个半指的皮肤感觉,其单一支配区为第一及第二掌骨间背侧皮肤(虎口区);尺神经支配手掌尺侧及尺侧一个半指的皮肤感觉;正中神经支配手掌桡侧半、桡侧三个半指的掌面以及背面中、远节皮肤的感觉。

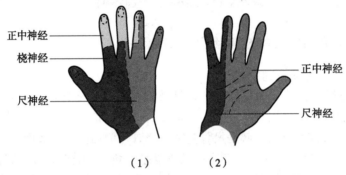

图 4-11　手部皮肤感觉神经分布区
(1) 手背侧;(2) 手掌侧

4. 手的姿势

(1) 休息位:是指入睡或麻醉下的自然静止状态,手部所有肌肉肌腱处于相对平衡的状态。正常情况下应为腕轻度背伸(10°~15°),轻度尺倾。掌指关节及指间关节半屈位,从示指至小指屈曲度渐大(图 4-12)。

熟知手休息位的意义在于:①当中枢神经、周围神经、肌肉、肌腱病变或损伤,甚至骨折畸形时,破坏了原有的平衡状态则产生畸形,有助于诊断;②当修复损伤的肌肉、肌腱调整张力时,应遵循休息位的关系。

(2) 功能位:该姿势为腕背伸 25°~30°,拇指充分外展,掌指及指间关节微屈,手指分开(图 4-13)。当外伤包扎固定时应注意此姿势。否则,长期固定包扎在非功能位易引起关节僵直,严重丧失手的功能。

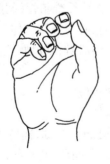
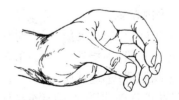

图 4-12　手的休息位　　　　　　图 4-13　手的功能位

笔记

134

（二）腕关节的生物力学

1. 腕关节运动范围　腕关节有三个方向的活动,在矢状面,可有屈伸(即掌屈和背屈)活动;在额状面,可有尺偏和桡偏(即外展和内收)。两者也可联合行动,其最大运动范围可自桡偏伸直至尺偏掌屈。头状骨的近极呈圆球形,说明头状骨-舟状骨-月骨的接连可形成一个杵臼关节,使之能形成轴向旋转。

（1）屈和伸:正常腕关节的屈曲幅度为 85°~90°,伸直幅度为 75°~80°,但不同人有很大差异。正常人的腕部 X 线检查,总的平均屈伸弧为 121°,其幅度可自 84°~169°。

（2）桡偏和尺偏:桡尺骨偏斜的总弧度约为 50°,15°~20° 为桡偏,35°~37° 为尺偏。

（3）前臂的旋前—旋后:前臂的旋前与旋后活动发生于远侧尺桡关节。尺骨头在桡骨的乙状切迹上滑动,自背侧远端位至掌侧近端位,使前臂能从完全旋前位至完全旋后位。

2. 腕关节的功能性活动　由于腕的近侧关节可发生代偿性活动,所以即使腕关节功能明显消失,日常活动不会受太大的影响。多数活动是在腕微屈曲位。

3. 腕关节的稳定性　腕关节的近侧关节和腕中关节的结构产生一个双铰链系统,提供内在稳定性。按控制双肌肉和双铰链的定律,其结构属于在挤压负荷下承受的锯齿状塌陷。由于腕骨上无肌肉附着,不提供动态性稳定,长屈肌和长伸肌产生的挤压力会将桡腕关节和腕中关节内腕骨束缚住。复杂的韧带制约力和多面关节面的精确匹配可产生稳定力。

（三）手部的生物力学

手是一个非常活跃的器官,能协调任何活动的变化,发挥每一组成部分的作用。手和腕的功能结合可使手能适应物体的形状,能摸,能握。手的最大能动性是由于关节形态,骨间相互关系的位置和肌肉内在系统的动作。

1. 手的稳定与控制　手不同关节的稳定与控制有许多解剖因素。手的外在肌和内在肌的协调动作可控制指线;背侧肌腱复合体称为伸肌组合,提供远侧和近侧指间(IP)关节的稳定与控制。发育良好的屈肌腱鞘滑车系统能使关节有一个平滑而稳定的屈曲。掌指(MCP)关节的骨与韧带的不对称性可按其关节形态与特殊的韧带制约力获得稳定。

2. 肌腱的活动　手指活动时,每根肌腱均将滑动一段距离,称为肌腱活动。在关节运动时,屈肌腱活动和伸肌腱活动同时进行。主缩肌的肌腱向一个方向移动,而拮抗肌的肌腱向另一个方向移动,以适应运动的运行。

二、屈指肌腱腱鞘炎

本病多见于妇女及手工操作者(如纺织工人、木工和抄写员等),亦可见于婴儿及老年人,好发于拇指、中指和环指,起病缓慢。

（一）解剖概要

肌腱在跨越关节处,如转折角度较大,都有坚韧的腱鞘将其限制在骨膜上,以防止肌腱像弓弦一样弹起。腱鞘和骨之间形成弹性极小的"骨-纤维隧道"。

（二）病因及损伤机制

由于屈指肌腱与掌指关节处的屈指肌腱腱鞘反复摩擦，产生慢性无菌性炎症反应，局部出现渗出、水肿和纤维化，鞘壁变厚，肌腱局部变粗，阻碍了肌腱在该处的滑动而引起临床症状。当肿大的肌腱通过狭窄鞘管隧道时，可发生一个弹拨动作和响声，故又称为"扳机指"或"弹响指"。

（三）诊断

1. 病史　患者多有手指长期单一活动，如织毛衣、书写文稿、电脑操作等慢性劳损史。

2. 症状及体征　屈指肌腱腱鞘炎多发于拇指，少数患者为多个手指同时发病。患指屈伸功能障碍，清晨醒来时特别明显，活动后能减轻或消失。疼痛有时向腕部放射。掌指关节屈曲可有压痛，有时可触到增厚的腱鞘，呈结节状。当弯曲患指时，突然停留在半弯曲位，手指既不能伸直，又不能屈曲，像被突然"卡"住一样，酸痛难忍，用另一手协助扳动后，手指又能活动，产生像扳枪机样的动作及弹响。

（四）鉴别诊断

需与手指的骨性关节炎、类风湿关节炎相鉴别。

（五）治疗及康复

1. 治疗　早期可以口服或外用消炎镇痛药物，理疗，热敷，减少局部活动。还可采用局部封闭疗法，每周 1 次，1~3 次为 1 个疗程。药物应准确注入鞘管内，疗效多良好。近年冲击波治疗逐渐得到认可，效果良好，同时可以避免局部封闭的各种副作用。

经非手术治疗无效或反复发作、腱鞘已有狭窄者，可行手术治疗，切开腱鞘并松解屈肌腱周围粘连，直到伸屈患指时，弹响消失。术中注意勿损伤指神经和指神经血管束。

2. 康复　急性炎症反应减轻后，即可开始活动，以减少术后粘连。

（六）预防

避免屈指过多过猛，注意适度保暖，加强关节营养。

1. 指导运动员采用合理的训练方法，避免手部的过度使用。

2. 对运动员合理安排训练及比赛计划，注意控制局部负荷量。

3. 加强运动员及教练的宣教工作，尽量避免运动中损伤的发生。

三、桡骨茎突狭窄性腱鞘炎

桡骨茎突部有拇长展肌和拇短伸肌的共同腔鞘（图 4-14）。在日常生活和劳动中，桡骨茎突部的肌腱在腱鞘内经长时间的摩擦和反复的损伤后，滑膜呈现水肿、增生等炎症变化，引起腱鞘管壁增厚、粘连或狭窄，并引起一系列临床症状者，称桡骨茎突狭窄性腱鞘炎。

（一）解剖概要

桡骨茎突在桡骨下端外侧面，朝向下方的锥形突起，可在体表触及，其根部及末端分别为肱桡肌及腕关节桡侧副韧带的附着部。

（二）病因及损伤机制

拇长展肌和拇短伸肌肌腱，经过桡骨茎突桡侧的纤维鞘管内，出鞘管后肌腱呈一折角分别抵止于第 1 掌骨基底和拇指近节指骨基底。当拇指和腕关节屈伸活动时，此

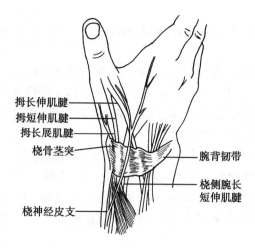

图 4-14　桡骨茎突部位解剖示意图

折角加大,从而增加了肌腱与腱鞘的磨损,故发病率较高。因此腱鞘可发生损伤性炎症,致肌腱、腱鞘均发生水肿、肥厚、管腔变窄,肌腱在管内滑动困难而产生症状。

该病好发于 30~50 岁之间,女性多于男性。女性的拇长展肌和拇短伸肌肌腱从腕到拇指止点的折角大于男性,发病率高于男性的原因可能与此特点有关。此外,哺乳期或更年期的女性发病率高于平常,这可能与内分泌变化有关。

（三）诊断

1. 病史　起病多较缓慢,有时可突然出现症状。

2. 症状及体征　桡骨茎突处疼痛和压痛,有时可触及增厚的鞘管。拇指与腕关节屈伸活动时局部疼痛明显,尤以腕关节尺偏及屈拇动作时加重。个别病例拇指伸展活动受限,握拳尺偏试验阳性。

3. 辅助检查　该病一般不需要行影像学检查即可明确诊断,必要时可行 MRI检查。

（四）鉴别诊断

该病需与第一腕掌关节炎相鉴别。

（五）治疗及康复

1. 治疗

（1）理筋手法:术者一手托扶患手,另一手在桡侧痛处做轻柔按摩、推拿,边做边拔伸牵引与旋转腕部,最后将拇指伸屈外展 5~6 次,并向远心端牵拉。以上方法需缓慢而稳妥,可每日或隔日 1 次。

（2）固定方法:疼痛重时,可用大小合适、能与拇指贴合的纸板或铝板,将拇指固定在背伸 20°、桡侧偏 15°和拇指外展位,根据患者情况可固定 3~4 周。

（3）药物治疗

1）内服药

气滞血瘀型:多为早期,有急性劳损史。局部肿痛,皮肤稍灼热,筋粗。舌苔薄白,脉弦或涩。治宜活血化瘀,行气止痛,方用活血止痛汤加减。

阳虚寒凝型:多为后期,劳损日久,腕部酸痛乏力,劳累后加重,局部轻度肿胀,筋粗,喜按喜揉。舌质淡,苔薄白,脉沉细。治宜温经通络,调养气血,方用桂枝汤加当归、威灵仙、黄芪等。

2）外用药：手法治疗后，在固定期间，可外敷三色药膏。去除外固定后，可用海桐皮汤熏洗。

（4）其他疗法：病程较长，桡骨茎突处结节隆起明显，或经非手术治疗不缓解或反复发作者，可行肌腱松解术，疗效肯定。还可以采用以下治疗方法：

1）针灸治疗：取阳溪为主穴，配合谷、曲池、手三里、列缺、外关等，得气后留针15分钟左右，隔日1次，疗程为4周。

2）局部封闭治疗：醋酸泼尼松龙或曲安奈德做局部封闭时，用量不要太大，每隔7~10天封闭1次，2~3次为一疗程，最多不超过两个疗程。

3）针刀疗法：在封闭后，经封闭点顺肌腱走向进针刀，达骨面后，纵行切开腱鞘，疏通分离，再横向推移松解拇长展肌和拇短伸肌肌腱数次。应注意避开桡动、静脉及桡神经浅支。

2. 康复　拇指与腕部及其他各指的活动，应在不引起桡骨茎突部疼痛的情况下，循序渐进地进行。

（六）预防与调护

注意防止过度运动劳损，注意保暖，尽量不要使用冷水，特别是已患病后，冷刺激可以加重临床症状。

1. 指导运动员采用合理的训练方法，避免腕部的过度使用。

2. 对运动员合理安排训练及比赛计划，注意控制局部负荷量。

3. 加强运动员及教练的宣教工作，尽量避免运动中损伤的发生。

四、手部肌腱损伤

在手外科领域中，有关肌腱的问题占很大的比重，肌腱修复的质量直接关系到手功能恢复的程度。肌腱修复过程中，熟悉肌腱系统的功能解剖，掌握肌腱损伤的处理原则与操作技术，是肌腱修复术后获得较好疗效的基本条件。

（一）解剖概要

手部肌腱在掌侧主要有桡侧腕屈肌、尺侧腕屈肌、掌长肌、拇长屈肌、4条指浅屈肌及4条指深屈肌。在背侧主要有拇短伸肌腱、桡侧腕伸长肌腱、桡侧腕伸短肌腱、拇长伸肌腱、指伸总肌腱及固有示指伸肌腱、固有小指伸肌腱、尺侧腕伸肌腱。

（二）病因及损伤机制

手部肌腱损伤常见于直接创伤，如切割伤、挫伤，间接创伤如过度负荷。直接创伤又常见于锐器伤。间接损伤的机制多种多样，与解剖学位置、血管、骨骼发育情况及肌腱的受力程度密切相关。肌肉—肌腱—骨整体受力如果超出了此结构的生理范围，则会在连接的薄弱环节上发生断裂。大多数肌腱能承受的张力比肌肉或骨骼上能承受的张力要大得多，所以，撕脱性骨折以及在肌肉、肌腱连接处发生的撕裂，比在肌腱内发生的撕裂伤要多得多。

当肌腱发生间接应力损伤时，常在过度负荷之前就已存在肌腱的病变。这种情况已通过对大量不同肌腱损伤进行研究后得到证实。

（三）诊断

1. 病史　患者有明显的直接创伤如切割伤、挫伤，间接创伤如过度负荷史。

2. 症状及体征

（1）指屈肌腱损伤：当指浅、深屈肌腱断裂，可发现该指屈侧肌腱张力消失，手指于伸直位，手不能主动屈曲近、远指间关节。单纯指深屈肌腱断裂，受伤指远侧指间关节不能主动屈曲，可通过控制近侧指间关节检查远侧指间关节有无主动屈曲功能（图4-15、图4-16）。

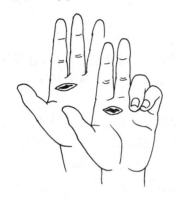

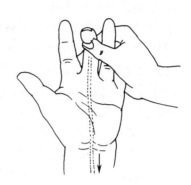

图4-15 示、中指浅、深屈肌腱断裂，远近指间关节主动屈曲功能丧失

图4-16 指深屈肌腱检查方法

单纯指浅屈肌腱断裂，指深屈肌腱正常时，手指主动屈曲一般无明显异常，但可用固定相邻指于完全伸直位，健指深屈肌处于拉伸的紧张状态，再主动屈曲伤指，此时伤指则不能主动屈曲近侧指间关节（图4-17）。

指深、浅屈肌腱均断裂，远近侧指间关节无主动屈曲功能，伤指呈伸直位。由于掌指关节有骨间肌、蚓状肌的作用，可主动屈曲。陈旧性肌腱损伤，由于肌腱断端回缩、粘连，手指可处在伸直位或屈曲位。检查伤指，肌腱所经过部位空虚，触不到肌腱张力，伤处近端常可触到断腱回缩断端，并可随肌肉收缩而活动。

（2）指伸肌腱损伤：指伸肌腱于止点处至近侧指间关节之间断裂时，则不能主动伸直远侧指间关节，出现锤状指畸形（图4-18）。指伸肌腱断裂发生在掌指关节至近侧指间关节之间，表现为主动伸直近侧指间关节动作消失，掌指关节仍可主动伸直。发生在掌指关节伸肌腱帽或伸腱扩张部的断裂，该关节主动伸直受限或消失。此种损伤易被忽略，检查时应注意，增加伸指阻力时力量明显降低。

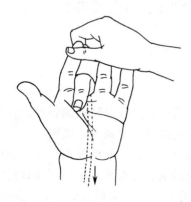

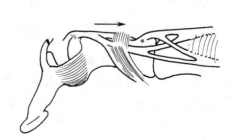

图4-17 指浅屈肌腱检查方法

图4-18 示指伸肌腱近止点断裂，肌腱近断端回缩可致近侧指间关节过伸

3. 辅助检查 MRI 检查及术中探查可见肌腱连续性中断,肌腱缩短。

（四）鉴别诊断

手部闭合性肌腱损伤需与感染性肌腱炎等病相鉴别。

（五）治疗及康复

1. 治疗

（1）肌腱损伤处理原则

一期缝合:屈伸肌腱无论在何区域断裂,只要情况允许,都应该进行一期缝合。

二期缝合:在下列情况下可考虑行肌腱的二期缝合:①肌腱有缺损,直接缝合有困难;②肌腱缝合部位皮肤缺损,需行皮肤移植或皮瓣覆盖;③严重的挤压伤,合并骨与关节粉碎性骨折;④伤口污染严重。

迟延缝合:下列情况下应选择迟延缝合:①肌腱损伤时伤口污染严重,不能一期闭合伤口;②患者有其他损伤,危及生命时;③术者不熟悉肌腱外科手术操作。

（2）肌腱缝合方法:有关肌腱的缝合方法较多,其中以 Kessler 缝合法、Kleinert 缝合法、"8"字缝合法最常用。近年来多提倡采用肌腱显微外科缝合方法,目的是尽量减少对肌腱血供的影响,有利于肌腱愈合和减少粘连。

（3）固定方法:手部肌腱修复后一般应石膏固定 4~6 周,待肌腱愈合后,解除固定进行功能锻炼并辅以物理治疗。

（4）药物治疗

1）内服药:损伤早期治宜活血化瘀,利湿消肿为主,以减轻肌腱周围炎性渗出,减轻术后粘连;后期治宜温经通络,可内服当归四逆汤或麻桂温经汤等。

2）外用药:后期可配合中药热敷、熏洗,方用上肢损伤洗方。

2. 康复 肌腱缝合后,早期有控制的活动是防止肌腱粘连的有力措施,可加速肌腱愈合、减少粘连发生。早期被动活动应在严格监督及指导下进行,避免在锻炼时发生肌腱缝合处断裂。

（六）预防

避免外伤,及时治疗,肌腱缝合后,指导患者早期有控制地进行练功锻炼,以促进功能恢复。

1. 指导运动员采用合理的训练方法,避免手部的过度使用。

2. 对手部创伤要及时、正确处理,尤其手部肌腱断裂损伤,诊断明确后应尽快采取手术治疗。

3. 向教练及运动员进行有关手部肌腱损伤的宣传教育。

五、三角纤维软骨复合体损伤

本病多由于跌倒时手掌撑地,腕关节过度背伸,前臂旋前或向尺侧偏斜等扭转挤压的暴力致伤。软骨盘挤压于尺骨和三角骨及月骨之间而发生破裂或撕脱。也有腕部做过多的支撑固定动作时,因反复背伸、旋转挤压引起软骨的慢性损伤。多见于体操、排球运动中,易被忽略,导致经久不愈,严重影响运动员的训练。三角纤维软骨复合体(triangular fibrocartilage complex,TFCC)损伤主要产生腕关节的尺骨侧(小指侧)症状,轻微的损伤往往被认为是腕关节扭伤;腕关节的软组织结构非常复杂,三角纤维软骨复合体起到腕关节各方向活动时的稳定作用。TFCC 损伤会严重影响腕关节的功能。

（一）解剖概要

三角纤维软骨复合体由很多韧带和软骨组成，外形像三角形，使腕关节可以各方向自由活动。位于尺骨和腕关节的月骨、三角骨之间，靠月骨、尺骨，以及尺骨、三角骨韧带连接固定。在腕关节活动时稳定桡骨、尺骨远端关节，在腕关节内滑动。TFCC中央有一个小的软骨盘（三角纤维软骨盘），起到衬垫缓冲的作用。TFCC还包括掌侧桡骨尺骨韧带，背侧桡骨尺骨韧带，半月板近似物（尺腕半月板），腕尺侧副韧带，部分尺侧伸腕肌腱鞘，月骨、尺骨韧带和尺骨、三角骨韧带。占据尺腕关节间隙。这些组成成分不能完全分开，而是形成一个复合体结构。

TFCC的功能：维持桡骨尺骨远端关节的稳定；在腕关节尺侧，腕骨和尺骨力传导时起衬垫和缓冲作用；作为桡骨远端滑动关节面的尺侧延伸，为腕骨在尺骨远端的运动提供光滑的界面；维持腕关节尺侧的稳定。

（二）病因及损伤机制

TFCC损伤可在摔倒手撑地时发生，此时腕关节在伸腕、旋前的位置受到轴向应力。其他损伤机制包括较大的旋转暴力或牵张暴力造成损伤。网球和体操运动员也容易发生TFCC损伤，常伴随尺骨茎突骨折不愈合。长期使用冲击电钻的震动和扭转力也容易导致TFCC损伤。由于TFCC结构深藏于尺腕关节较小的空间内，受伤后，当时的疼痛和肿胀症状不一定会特别明显，患者通常误认为只是普通的手腕扭伤，常延误就诊和治疗。

1. TFCC损伤 包括关节纤维软骨盘损伤，半月板近似物（尺腕半月板）损伤。

2. TFCC损伤最常用的分型是Palmer分型。该分型分为创伤性（Ⅰ型）及退变性（Ⅱ型）损伤，对治疗有指导意义，因此理解Palmer分型非常重要。Ⅰ型：急性、创伤性损伤根据其损伤部位不同分为四个亚型。ⅠA型损伤是指中央无血供区损伤，通常不能直接修复；ⅠB型（尺侧撕脱）是指TFCC自尺侧附着点的撕脱，有时会合并尺骨茎突骨折；ⅠC型（尺侧远端）是指损伤累及TFCC掌侧附着部位或尺腕关节远侧韧带，可以被修复；ⅠD型（桡侧撕脱）的损伤位置在TFCC桡侧附着点，可合并或不合并桡骨乙状切迹骨折。Ⅱ型：退化性TFCC损伤均累及中央部分，并依据有无TFCC穿孔、月骨及尺骨软骨软化、月三角韧带损伤及退化性桡腕关节炎的存在分为A到E五期。这些病理变化多继发于尺骨撞击，一般来讲，Ⅱ型损伤不能通过外科手术修复。

3. 根据TFCC损伤时间进行分型，急性损伤指损伤时间距修复时间小于3个月，与健侧对比，可以恢复80%以上的握力及关节的活动度，其预后优于亚急性（3个月到1年）和慢性损伤（1年以上）。TFCC亚急性损伤还可以直接修复，但一般力量会减退。偶尔慢性损伤也可以修复，但结果与急性损伤相比不满意。

（三）诊断

1. 病史 患者有明显外伤史。

2. 症状及体征 腕关节尺侧疼痛是主要症状，也有全腕关节疼痛的报告，前臂旋转并且腕关节尺侧偏斜时疼痛加重，使很多日常活动受到影响。其他症状如：肿胀、弹响、卡压感、关节活动时摩擦音、无力、关节不稳定感等。腕关节尺侧压痛，前臂旋转受限。TFCC挤压试验可能阳性。

3. 辅助检查

（1）正侧位 X 线片及旋前握拳位片：可观察静态和动态的尺骨变异。

（2）CT：是检查 TFCC 不稳定的常用影像学方法。但结论必须和临床查体相结合，并避免过度诊断。

（3）MRI：已成为诊断 TFCC 损伤的主要手段。当需要进行切开或腕关节镜手术前，MRI 检查可为手术医生提供一些必要的、有价值的信息。

（4）腕关节镜检查：是诊断 TFCC 损伤的金标准，可以更加准确地诊断撕裂的类型和严重程度。关节镜还同时具有诊断和治疗的功能，不可修复和退变性的 TFCC 损伤可以进行清创，而可修复的损伤可以同时修复。

（四）鉴别诊断

本病需与尺骨茎突骨折等相鉴别。

（五）治疗及康复

1. 治疗

（1）保守治疗：如果腕关节稳定，用支具固定 4~6 周，使损伤的韧带形成瘢痕修复。同时可以应用理疗、口服抗炎药物、局部封闭等。如果腕关节不稳定，但是又不愿意手术，需要用超过肘关节的石膏固定 6 周，再进行功能锻炼、理疗。

（2）手术治疗：保守治疗 2~3 个月无效的 TFCC 损伤有进行关节镜手术的指征。另一个手术指征是远尺桡关节不稳定。如果患者存在放射学或临床上的不稳定，应该考虑早期进行关节镜检查评估，并进行修复。手术治疗的方式取决于损伤的类型。总的说来，对于创伤性中央型损伤，如果损伤未累及掌背侧韧带，不会影响 TFCC 的功能，关节镜下清创可获得不错的治疗效果。对于 TFCC 外周部撕裂，可在关节镜下进行修复。如果合并尺腕撞击的因素，需同时进行手术处理。对于退变性 TFCC 损伤，多继发于尺骨撞击，一般来讲，这类损伤不能通过外科手术修复 TFCC 本身的损伤，但可通过对退变的原因进行处理而获得不错的疗效。

2. 康复　术后腕关节会被支具固定在功能位，5~7 天后开始腕关节活动锻炼，要根据手术方法决定康复方案。手术后 6 周一般可以恢复到关节的正常活动范围。手术后 1 周，去除支具，改用旋后位石膏托，让肘关节自由活动；旋后位石膏托术后 6 周去除；再进行 6~8 周理疗恢复关节活动度和力量。进行腕关节尺偏和旋前旋后锻炼；在进行腕关节锻炼时还要排除肩关节的代偿作用。康复目标是恢复腕关节活动度、肌力和功能。少数患者尺骨茎突需要去除，如果还很不满意，最终需要关节融合术。

（六）预防

1. 指导运动员采用合理的训练方法，避免腕部的过度使用。

2. 对腕部创伤要及时、正确处理，尤其是腕部的骨折、脱位，要对位良好。

3. 向教练及运动员进行有关三角纤维软骨盘损伤的宣传教育。

六、腕管综合征

腕管综合征是指由于正中神经在腕管部受压，而引起的以手指麻痛乏力为主的一组症状和体征，是周围神经卡压综合征中最常见的一种，在摩托车及举重等手腕部活动较多的运动员中常见，且好发于女性运动员，优势手占多数。

（一）解剖概要

腕管系指腕掌侧的掌横韧带与腕骨所构成的骨-纤维隧道。其解剖定义非常明确,掌侧的桡腕韧带及腕骨间韧带联合体共同形成腕管底床,而其顶部则由屈肌支持带的三部分构成:近侧较薄,是前臂深筋膜向下的延伸;腕横韧带主体附着于舟骨结节及其桡侧面,尺侧附着于豆状骨及钩状骨的钩部;远侧部分为大、小鱼际间的筋膜。腕管内包含 9 条肌腱,即屈拇长肌腱,和屈指浅、深肌腱各 4 条。正中神经位于最浅层,直接处于腕横韧带下方,出腕管后分支支配除拇内收肌以外的大鱼际肌、第 1、2 蚓状肌、桡侧手掌及 3 个半手指的皮肤感觉。

（二）病因及损伤机制

与任何一种管腔内容物受压的原理相同,外源性压迫、管腔本身变小及腔内容物增多、体积变大等各种因素所引起的腕管内压力增高,都可引起此症。

1. 外源性压迫　比较少见。因腕管外可能对腕管产生的压迫只能来源于掌侧的腕横韧带浅面,而此处仅有皮肤和皮下组织。

2. 管腔本身变小　腕横韧带可因内分泌病变(肢端肥大症、黏液性水肿)或外伤后瘢痕形成而增厚;腕部骨折、脱位(桡骨下端骨折、腕骨骨折和月骨周围腕脱位等)可使腕管后壁或侧壁突向管腔,使腕管狭窄。

3. 管腔内容物增多、体积增大　腕管内腱鞘囊肿、神经鞘膜瘤、脂肪瘤、外伤后血肿机化,以及滑囊炎、屈指肌肌腹过低、蚓状肌肌腹过高等,都将过多占据管腔内容积,而使腕管内各种结构相互挤压、摩擦,这时较为敏感的、容易表现出功能障碍的即是正中神经。

4. 其他原因　长时间过度使用腕部,如举重运动员的抓举训练,腕管内压力反复出现急剧变化:腕管内压力,在过度屈腕时为中立位的 100 倍;过度伸腕时为中立位的 300 倍。这种压力改变也是正中神经发生慢性损伤的原因。还有一些患者找不到原因,可能与内分泌有关,如闭经、妊娠、哺乳期妇女常发生。

（三）诊断

1. 病史　一般缓慢发病,逐渐加重。

2. 症状及体征　主要表现为正中神经受压后,引起腕以下正中神经支配区域内的感觉、运动功能障碍。

（1）疼痛、麻木:患者首先感到拇、示、中指疼痛或麻木,持物无力,以中指为甚。夜间或清晨症状最重,温度增高时疼痛明显,适当抖动手腕,症状可以减轻。有时疼痛可牵涉到前臂。

（2）感觉异常:拇、示、中指感觉过敏或迟钝,但感觉异常仅出现在腕下正中神经支配区。

（3）运动功能障碍:拇指对掌无力,有时产生拇指活动失灵。

（4）神经营养障碍:严重者大鱼际肌萎缩、皮肤发亮、指甲增厚、患指溃疡。

（5）压痛或包块:腕管内有炎症或肿块者,局部隆起、有压痛或可扪及包块边缘。

（6）Tinel 征阳性:轻叩腕管部的正中神经,腕以下正中神经支配区有放射性触电样刺痛感。

（7）屈腕压迫试验阳性:屈腕的同时压迫正中神经,1~2 分钟后麻木加重,并向示、中指放射,需双手对比。

3. 辅助检查

（1）电生理检查：大鱼际肌肌电图及腕-指的正中神经传导速度测定有神经损害征。

（2）X 线检查：有的患者可见到腕关节有骨质增生、脱位、骨折等所致的腕管形态变化，个别患者可有腕横韧带钙化影。

（四）鉴别诊断

1. 神经根型颈椎病　腕管综合征的症状部位主要在腕及手指，而颈椎病的神经根损害除手指外，尚有前臂屈肌运动障碍，屈腕压迫试验及腕部 Tinel 征均阴性。电生理检查两者有明显的区别。

2. 多发神经炎　症状常为双侧性且不局限在正中神经。桡、尺神经也受累，呈手套状感觉麻木区。

3. 颈肋　可有手部发麻或疼痛，但不局限于正中神经区，较多在患手尺侧，患者往往伴有血管症状，如手指发冷、发绀，桡动脉搏动较另一侧减弱，X 线示有颈肋等，可以鉴别。

（五）治疗及康复

1. 治疗　早期腕管综合征多保守治疗，保守治疗无效者应尽快手术，具体治疗措施如下：

（1）休息、制动：一旦发现腕管综合征，应停止训练，使腕关节得到充分休息。疼痛较重时，可选用贴体的夹板或铝板将前臂与腕部固定于中立位，观察 1~2 周，如症状缓解可解除固定。

（2）封闭疗法：早期可用醋酸泼尼松龙腕管内封闭，通常可收到较好效果。但应注意不能将药物注入正中神经内，否则可能因类固醇晶体累积而产生化学性炎症，反而加重症状。

（3）手术治疗：疑有新生物或有腕骨脱位压迫时应手术。对于腕管内腱鞘囊肿、病程长的慢性滑膜炎、良性肿瘤及移位的肌腹应切除；由于腕壁增厚导致的腕管狭窄者可行腕横韧带切开减压术；手术中发现正中神经已经变硬或局限性膨大时，应做神经外膜切开，神经束间瘢痕切除神经松解术。

2. 康复

（1）神经肌肉电刺激疗法：失神经支配后第一个月，肌萎缩最快，宜及早进行神经肌肉电刺激，失神经后数月仍有必要施用神经肌肉电刺激治疗，以保持肌肉质量，迎接神经再生。通常选用三角形电流进行电刺激。

（2）功能锻炼：固定 24 小时后疼痛减轻，在有外固定的情况下，应加强练习手指伸屈活动，解除固定后，练习腕关节的屈伸及前臂的旋转活动，使肌肉及肌腱得到运动，以防止失用性肌萎缩和粘连。

（3）理筋手法：先在外关、阳溪、鱼际、合谷、劳宫及阿是穴等穴位处施以按压、揉摩手法；然后将患手在轻度拔伸下，缓缓旋转、屈伸腕关节数次；再用左手握住患腕上部，右手拇、示指捏住患手拇、示、中、环指远节，向远心端迅速拔伸，以发生弹响为佳。以上手法可每日做一次，局部不宜过重过多施用手法，以避免腕管内压力过度增高。

此外，针灸、物理因子等措施也是重要的康复治疗方法。

（六）预防

1. 指导运动员采用合理的训练方法，避免腕部的过度使用。

2. 对腕部创伤要及时、正确处理，尤其是腕部的骨折、脱位，要对位良好。

3. 经保守治疗无效者应尽快手术治疗，防止正中神经因长时间受压而变性。

4. 向教练及运动员进行有关腕管综合征的宣传教育。

第九节　肘及前臂损伤

一、肘关节解剖及生物力学基础

（一）肘关节解剖

1. 肘关节的构成　肘关节由 3 部分组成：①肱桡关节，由肱骨小头与桡骨头关节面组成；②肱尺关节，由肱骨滑车与尺骨滑车切迹组成；③上尺桡关节，由尺骨桡侧切迹及桡骨头和环状韧带组成。

桡骨、尺骨和肱骨对应关节面的最大适配性是在前臂位于完全旋前与旋后位，肘关节屈曲成直角位时。在半旋前位，桡骨与肱骨小头接触面最大。肘关节有纤维性关节囊覆盖，在关节囊与滑膜之间可有脂肪垫，在侧位 X 线片上，尺骨下段前缘可见透亮区，即桡骨窝和冠突窝脂肪垫的叠加，其脂肪垫抬高、移位或尺骨后缘出现透亮区（脂肪垫征阳性），可高度怀疑肘关节损伤。

2. 肘关节的韧带　肘关节韧带包括外侧副韧带复合体和内侧副韧带复合体。

（1）外侧副韧带复合体：由桡骨副韧带、环状韧带和外侧尺骨副韧带组成。桡骨副韧带是一束厚韧的近乎三角形的纤维组织，起于肱骨外上髁，止于尺骨桡骨切迹和环状韧带。外侧尺骨副韧带起自肱骨外上髁，沿尺骨的旋后肌嵴止于环状韧带后方。

（2）内侧副韧带复合体：由 3 个互相连接的独立韧带构成。

前束：起自肱骨内上髁前面，止于冠突内缘的小结节，略呈扇形。

后束：起自肱骨内上髁后面，止于鹰嘴内缘的骨面，其纤维呈扇形排列。

中间束：较薄，起自内上髁，经横或斜束于冠突和鹰嘴处，融合于前后束。

3. 肘关节周围肌肉　肘部肌肉多分成后、前、外、内 4 群。

后肌群：包括肱三头肌和肘肌。

前肌群：包括肱二头肌和肱肌。

外侧肌群：包括旋后肌、肱桡肌以及腕与手的伸肌。

内侧肌群：包括旋前圆肌、掌长肌及手和腕部的屈肌。

在肘关节运动中，肘部肌肉的协同起到动力性稳定作用。

（二）生物力学基础

有学者提出了肘关节结构稳定环的概念，其将肘关节分成内、外、前、后 4 个柱围成一个环，使肘关节得以稳定。大多数的上肢运动是在肘关节屈曲 20°～120°内完成，此时骨性结构对肘关节的侧方稳定作用主要依赖于肘关节的侧副韧带维持。而骨性结构在形状上高度匹配，通过关节囊韧带紧密连接，在肘屈曲<20°和>120°时对肘关节的稳定也发挥主要作用，同时骨性阻挡是维持肘关节前后稳定的重要因素。

内侧副韧带复合体主要抵抗肘关节外翻应力，维持其外翻稳定性。肘关节从中立伸直位到屈曲 120°时,内侧副韧带前束均处于紧张状态,其前部是最重要的抵抗外翻和内旋应力的结构,后束在肘关节屈曲 30°~120°时协同抵抗外翻应力。肘关节外侧副韧带复合体对维持关节外侧的稳定约起 50% 的作用,主要是抵抗肘关节外旋外翻应力,维持其后外侧旋转稳定性,在肘关节屈曲过程中,桡侧副韧带将桡骨环状韧带牵拉向上向内,使其内外侧均处于紧张状态,而外侧尺骨副韧带是对肘关节后外侧不稳定的初级限制。

肘部的屈肌和伸肌组,在肘关节创造有力的稳定和产生压缩力方面起着重要作用。尤其是肘肌,由于其起源于外上髁,并广泛连接尺骨,是对抗后外侧旋转不稳定的重要因素之一。

二、网球肘

网球肘,即肱骨外上髁炎,是肘关节最常见的过度使用性损伤。本病多见于网球、羽毛球、乒乓球等运动项目,在普通人群中患病率为 1%~3%。流行病学结果显示:只有 5%~10% 患者因打球发病,更多的患者是由于进行反复的伸腕动作使桡侧伸腕短肌止点退变而发病。

（一）解剖概要

肱骨外上髁是桡侧伸腕短肌、桡侧伸腕长肌、伸指总肌、尺侧伸腕肌的共同止点,其中,桡侧伸腕短肌是网球肘的主要病变组织,位于桡侧伸腕长肌和伸指总肌深面。桡侧伸腕短肌血供来自桡侧返动脉、桡侧副动脉后支及骨间返动脉,在桡侧伸腕短肌深面血供较差,容易退变或部分撕裂。桡侧伸腕短肌由桡神经关节支和肌皮神经支配。

（二）病因及损伤机制

在网球、羽毛球、乒乓球运动中,由于"反拍""下旋"击球时,球的冲力反复作用于伸腕肌或被动牵扯该肌致伤。网球肘的病理改变属典型的肌腱腱病改变。其腱止点部可因捩伤出现纤维断裂、镜下骨折、腱变性血管增生,继发止点骨质增生或腱的钙化骨化。在腱的周围有筋膜粘连血管增生,腱下的疏松组织也有损伤性炎症与粘连。

（三）诊断

1. 病史　患者多喜欢参加网球、羽毛球、乒乓球运动等项目,或经常做家务活、针线活。

2. 症状及体征　主要表现为以肱骨外上髁为中心的疼痛,可以向远端或近端放射,疼痛在举物或握持时加重。体检发现肱骨外上髁处存在压痛点。肘关节伸直时抗阻背伸中指或背伸腕关节后可以诱发疼痛。

3. 辅助检查

（1）X 线片:用以排除骨折、骨肿瘤等骨性病变。

（2）高频彩超:可以显示腱内部线性撕裂、腱止点骨质增生,腱增厚,腱周积液、腱内钙化、止点骨皮质不规律、局部低回声区以及弥漫的腱组织不均匀。

（3）MRI:可以显示桡侧伸腕短肌增厚,T_1 和 T_2 加权图像上信号增高,严重病例在 T_2 成像上显示囊性高信号区,意味着桡侧伸腕短肌撕裂或大面积黏液样变性。

（四）鉴别诊断

需要排除颈椎病、桡管综合征、骨间后神经卡压综合征等。

（五）治疗及康复

1. 治疗　大多数的网球肘患者可以通过保守治疗缓解症状。包括休息、口服或外用消炎镇痛药物、护具保护、逐步的伸腕肌肌力训练、缓慢恢复伸腕运动等。以上治疗不佳时，可以采用冲击波（低能量）或局部封闭治疗。近年来有报道认为局部注射自体血浆或 A 型肉毒毒素也可以取得良好的疗效。网球肘症状可能有自限性，在 6~12 个月内可以自行消失。

保守治疗 6~12 个月无效的患者，可以手术治疗。绝对禁忌证：局部感染。相对禁忌证：严重的骨性强直；既往有肘关节手术史。手术的目的在于清除退变组织，治疗并发损伤，同时尽可能避免手术后伸腕肌力下降。

2. 康复　术后弹力绷带加压包扎，不需要留置负压引流。术后 2 天内冰敷，3 次/天，每次 10 分钟。术后次日开始被动练习伸屈关节活动度。术后 3 天开始主动练习伸屈关节活动度。4 周后开始肘关节力量和牵拉练习，平时注意避免伸腕活动，8~12 周后恢复正常活动。

（六）预防

避免过度练习或扭转伸腕肌群，注意合理使用相关肌群，保证休息及营养。

1. 指导运动员采用合理的训练方法，避免腕部的过度使用。

2. 对运动员合理安排训练及比赛计划，注意控制局部负荷量。

3. 加强运动员及教练的宣教工作，尽量避免运动中损伤的发生。

三、肘关节内侧副韧带损伤

肘关节内侧副韧带损伤通常见于投掷、体操、举重类运动项目。

（一）解剖概要

绝大多数的上肢运动是在肘关节屈曲 20°~120° 范围内完成的，此时骨性结构对肘关节的侧方稳定作用很小，主要依赖于肘关节的侧副韧带维持关节的侧方稳定性，包括内侧副韧带复合体和外侧副韧带复合体。

肘内侧副韧带复合体由前束、后束和横束等三部分组成。前束在肘关节的整个屈伸活动中均处于紧张状态，而后束仅在肘屈曲超过 90° 时起作用。前束在肘关节屈曲 30°~120° 范围内，是对抗外翻应力的主要稳定因素，桡骨头-肱骨小头的骨性阻挡为次要稳定机制。

（二）病因及损伤机制

肘关节内侧副韧带损伤常由于反复的外翻应力损伤导致，标枪、手球、棒球、垒球、体操、举重等运动项目高发，日常生活中也有该类损伤。损伤常常由于运动员前臂旋后，肘关节于屈曲位突然外展受力引起，反复的过度练习或者突发的暴力均可损伤该韧带。

（三）诊断

1. 病史　肘内侧副韧带损伤均有明显外伤史，常因跌倒时用手撑地，手臂呈伸直外展位或伸直外展略后伸位致伤。

2. 症状及体征　肘部疼痛且活动时加重，肘部内侧肿胀，可有不同程度的瘀斑。肘关节仍有部分主动伸屈活动，但不能完全伸直和屈曲，被动屈伸常引起剧烈疼痛，内侧关节间隙处压痛。外翻应力试验：固定肘关节的远近端，保持患肘屈曲 30° 下施加

笔记

外翻应力,肘内侧副韧带处疼痛,关节间隙明显增大。凡局部症状严重和 X 线摄片显示无骨折脱位者,可在麻醉下先将肘关节完全伸直,再做肘外翻,可见异常外翻活动,其外翻度常在30°以上,表示肘内侧副韧带断裂。

3. 辅助检查

(1) X 线片:需进一步确诊此韧带断裂时,可摄取外翻应力位 X 线片。正常肘关节常显示内侧关节间隙无增宽。随外翻应力增加,肘内侧间隙较对侧增大超过0.5mm 者,对诊断肘内侧副韧带断裂有意义。

(2) 高频彩超:对诊断内侧副韧带损伤价值很大,但对于超声医生的技术水平要求较高。

(3) MRI:对于肘关节韧带损伤的诊断价值尚存在争议,但是有助于全面了解肘关节内骨骼、软骨、滑膜等结构的整体情况。

(四)鉴别诊断

本病需与肱骨内上髁骨折、肘关节脱位相鉴别。

(五)治疗及康复

1. 治疗 大部分急性断裂通过使用肘关节支具制动、局部冰敷、弹力绷带加压包扎、口服非甾体类消炎镇痛药物,均可获得满意疗效,不需要特殊治疗。

肘关节慢性不稳患者,一般保守治疗效果有限。保守治疗的目的主要是缓解疼痛,控制局部炎症。因皮质类固醇激素的局部注射可能加剧韧带的退变,应避免多次使用。

对肘关节功能有较高要求的患者,有证据表明韧带完全性断裂的,症状反复发作,影响日常生活者,可以考虑手术治疗;尤其对于要求很高的投掷类运动员,应通过手术恢复稳定机制,对于伤者的重返赛场和恢复竞技状态具有重要意义。

慢性不稳的手术治疗有损伤韧带修复术和韧带重建术。虽然韧带重建术疗效优良的达到70%~90%,但是也只有50%的运动员患者术后可以重返赛场。

2. 康复 术后一般戴铰链式支具,逐渐开始恢复活动度,3 周内:30°~90°;4~6 周:15°~115°;3~6 个月恢复至接近正常活动范围。逐渐恢复肌力。

(六)预防

避免肘关节内侧副韧带承受反复的外翻应力损伤是减少此类损伤的关键。

1. 指导运动员采用合理的训练方法,避免肘部的过度使用。

2. 对运动员合理安排训练及比赛计划,注意控制局部负荷量。

3. 加强运动员及教练的宣教工作,尽量避免运动中损伤的发生。

四、肘关节剥脱性骨软骨炎

肘关节剥脱性骨软骨炎大都发生在肱骨小头,常见于体操、技巧等以上肢支撑为主的项目,也常见于棒球和垒球等以投掷为主的项目。

(一)解剖概要

肱骨、尺骨、桡骨共同组成肘关节。由尺侧副韧带、桡侧副韧带及环状韧带连接。3 个骨端在 1 个关节囊内又分别构成 3 个关节:肱尺关节(为屈戌关节)、肱桡关节及上尺桡关节(是车轴关节)。肱桡关节形态上属球窝关节,但它有两个轴向的运动:一个与桡骨长轴一致,前臂旋转时桡骨小头凹关节面与肱骨小头关节面相对旋转摩擦,随着肘由屈到伸,桡骨小头在肱骨小头关节面上旋转活动的轨迹逐渐由肱骨小头的前面移行到远端下面;另外一个与肱骨滑车轴一致,桡骨与尺骨一同做伸屈运动,桡骨小头在肱骨小头上滑动。所以,肱桡关节本身可以做复合运动,即伸屈滑动的同时还可以有旋转磨动。另外,肘完全伸屈时肱桡关节有前后移位错动的倾向,即伸时桡骨小头向前,屈时向后移位。当关节松弛时易造成脱位。另一方面,当前臂受到垂直方向的冲击力时,冲力即由桡骨小头传到肱骨小头上。

（二）病因及损伤机制

外伤是主要的发病原因,大多认为是桡骨小头与肱骨小头相互撞击致伤;或者是肘极度外翻时肱骨与桡骨小头顶撞所致;也有认为是超强度或长时间的支撑或支撑旋转,使肱骨小头与桡骨小头受到微细损伤,进而引起软骨退变剥脱。

该病是桡骨小头与肱骨小头相撞击的结果。如技巧运动的翻跟斗,运动员往往使前臂处于旋前位置,推手发力时肘半屈支撑,同时伴随旋转则易造成损伤。肱桡关节在屈伸过程中桡骨小头由肱骨小头的前面滑向远端下面,滑动中加之旋转磨动,肱骨小头关节面受到两个不同方向的应力;而且推手时由于技术要领不对或肌肉力量不足等原因引起关节不稳,还使肱骨小头受到切线方向的剪切力,扭错力增大,当超过耐受量时则易引起损伤。

（三）诊断

1. 病史 一般都有急性或慢性反复肘关节做支撑动作或投掷动作时受伤的病史。多见于青少年运动员。

2. 症状及体征 早期只是在肘关节活动后感到肘部钝痛,休息后好转。病情发展,症状逐渐加重,表现为肘关节伸屈时疼痛,伸屈受限,支撑痛,或者交锁。活动时肘关节可以出现响声,可有关节肿胀。症状每于运动后加重。体征:伸屈受限,局限于肱桡关节间隙的滑膜、肱骨小头、桡骨小头的压痛,滑膜增生、肥厚较多见。有时,可触到骨软骨片或关节内游离体(俗称"关节鼠")。桡侧挤压痛有助于诊断(肘稍屈曲被动外翻)。

3. 辅助检查 X线检查和MRI检查对确诊有重要意义。但因病期及损伤部位不同,表现也各异。早期可看到肱骨小头的骨小梁结构破坏,呈囊性变或有硬化环,肱骨小头关节面粗糙不平。典型表现为肱骨小头关节面有缺损,缺损内有脱落的死骨片,骨片的密度不一,很淡或增高,形状大小也不一致,其外周有一透明带。坏死骨片脱落游离后,肘关节内可见"关节鼠"。

（四）鉴别诊断

主要与肱骨小头骨骺无菌性坏死和骨关节结核相鉴别。

1. 肱骨小头骨骺无菌性坏死(Panner 病) 发病年龄更小,一般在 5~10 岁。为骨骺骨化中心缺血性改变,表现为骨化中心的变形及早期关节间隙变宽。

2. 骨关节结核 关节肿胀明显,滑膜肥厚,呈梭形肿胀。晚期肌肉萎缩,活动明显受限。有全身结核症状,血沉快。X 线检查常有骨质破坏的表现。

（五）治疗及康复

1. 治疗

（1）症状不明显、不影响训练者,不必停止训练。可在训练中观察,当有症状时可做药物、理疗、护具固定等非手术治疗,以减轻病变刺激引起的无菌性炎症反应。训练中应合理控制支撑用力的训练量,但同时应加强肘部肌肉力量的训练以稳定关节,防止重复损伤。

（2）症状明显、疼痛、交锁、肘关节屈伸障碍,经以上治疗骨软骨片不能愈合者,可考虑手术探查,摘除骨软骨片。手术范围越小则恢复越快,如骨软骨片过大,可将骨床及骨片的相对面清理,再固定使之愈合。出现"关节鼠"而经常交锁者,应摘除"关节鼠"。术后解除交锁,可以很快恢复训练。若病变周围软骨严重软化、不平,或关节软骨软化广泛而有再剥脱的可能时,可稍加修整。合并肘关节骨关节病,桡骨小头极度肥大增生,伸屈旋转有障碍者,可以同时切除桡骨小头,疗效良好。鹰嘴、冠状突或鹰嘴窝、冠状窝有骨质增生,并引起明显症状者,可同时切除骨刺。肘伸屈受限有逐渐加重的趋势,应尽早手术。尤其少年运动员正处于骨关节发育生长阶段,肘关节长期活动范围受限,必然造成关节活动轨迹的改变,手术后难以完全恢复正常屈伸范围。

2. 康复　除进行骨块内固定,手术后需石膏固定直至愈合者外,一般术后应尽早活动。手术后宜在肘伸直位包扎,防止伸直受限。术后5~6天可做小量主动屈伸活动,逐渐增大范围及活动量,这样可能缩短恢复时间。但是,支撑动作宜延缓进行。恢复期间可配合理疗、中药外用等,力量练习要着重静力训练。3个月后再考虑恢复专项运动的正常训练。

关节镜微创手术为肘关节剥脱性骨软骨炎的首选手术方法,具有创伤小、恢复快的优点。如无骨块固定术,术后2~3天可行体疗活动,1~2个月恢复训练。

（六）预防

肱骨小头剥脱性骨软骨炎从受伤原因上分析是可以预防的,应从以下几方面着手:

1. 年龄小的少年运动员要相对减少单位时间内上肢支撑扭转动作的密度,合理安排训练,减少局部负担量以克服骨骺愈合前生理解剖上的弱点。

2. 少年运动员在训练内容上,早期要注重身体素质的全面训练,加强肘关节周围肌肉力量的练习,增强关节稳定性。

3. 某些专项训练(跳马、翻跟斗)要适当控制。正确处理技术动作。肱桡关节处疼痛、肿胀,可能是肘关节剥脱性骨软骨炎的早期症状。要密切观察,同时减少运动量。挑选新运动员时,对严重肘外翻的青少年要慎重招收集训。

五、肘关节不稳

肘关节不稳是一种较为广泛的损伤,是继发于急性骨折脱位和慢性运动劳损的常见疾患,分为后外侧旋转不稳、外翻不稳、内翻不稳及前方不稳。临床有急性、慢性或复发性不稳定的区分。随着人们对生物力学的不断研究和认识,对现有各种治疗方法的改进,将会有更好的符合肘关节生物力学的内固定物及手术方式出现,肘关节不稳的疗效将会有更大的提高空间。

（一）解剖概要

肘关节由肱桡关节、肱尺关节、上尺桡关节3部分组成。桡骨、尺骨和肱骨相对应关节面的最大适配性是在前臂位于完全旋前与旋后之间,肘关节屈曲至直角的位置。在半旋前位,桡骨与肱骨小头之间的接触面最大。肘关节有纤维性关节囊覆盖,前方和后方薄弱,两侧由内侧和外侧副韧带复合体加强,在关节囊与滑膜之间可有脂肪垫,在侧位 X 线片上,尺骨下段前缘可见透亮区,其脂肪垫抬高、移位或尺骨后缘出现透亮区(脂肪垫征阳性),可高度怀疑肘关节损伤。肘关节韧带包括外侧和内侧副韧带复合体。肘部周围的肌肉分成后、前、外、内 4 群,其协同作用在肘关节运动中起到动力性稳定作用。

（二）病因及损伤机制

肘关节的稳定分为静力性稳定和动力性稳定,前者依赖于肘关节的骨性结构及周围的韧带和关节囊,后者主要依赖于关节周围的肌肉。外伤和劳损是肘关节不稳发生的最直接因素。研究表明,肘关节脱位发生率仅次于肩关节居第 2 位。此外,外侧尺骨副韧带的医源性损伤应引起重视,在治疗网球肘的伸肌腱松解术和桡骨头切除术时,常会误伤外侧尺骨副韧带而致后外侧旋转不稳。

桡骨小头对外翻和内旋是仅次于侧副韧带的一种约束,能提供 20% ~ 30% 的外翻稳定性。尺骨冠状突是前柱和内侧柱的重要组成部分,研究表明,当尺骨冠突骨折超过 1/2 时,前束会受损伤,但临床中往往被忽视,在肘关节屈曲过程中,前束对抗外翻应力有非常重要的作用。

1. 后外侧旋转不稳　多见于肘关节急性后脱位,而外侧尺副韧带及内侧副韧带前束的断裂是导致肘后外侧旋转不稳的主要机制。有学者将后外侧旋转不稳分为 3 期:Ⅰ期即后外侧旋转不稳,尺骨在肱骨上的旋转半脱位;Ⅱ期即肘关节半脱位,桡骨副韧带、外侧尺骨副韧带及关节囊前、后部分撕裂;Ⅲ期即肘关节脱位,包括内侧副韧带后束撕裂——ⅢA 期,以及内侧副韧带后束、前束都撕裂——ⅢB 期,脱位复位后,ⅢA 期保留了对外翻应力的稳定,而ⅢB 期在肘关节所有方向都不稳定。

2. 外翻不稳　前束在肘外翻稳定上起主要作用,其损伤后可直接导致肘外翻不稳。而急性肘外翻损伤或反复的微小创伤累积可导致前束损伤。多数急性前束损伤可自然愈合,但投掷类运动员由于对肘关节施加外翻扭转力而造成的内侧副韧带急性前束损伤,如未得到有效治疗则难以愈合,继而逐步发展成为慢性肘外翻不稳。

3. 内翻不稳　肘关节脱位是造成外侧副韧带损伤的最常见原因,有学者研究报道,肱骨外上髁炎患者出现肘关节外侧副韧带功能不全,可能继发于反复的糖皮质激素注射。广泛的外科清理术治疗外上髁炎会减弱外侧韧带功能,导致肘关节内翻不稳。

4. 前方不稳　肘关节的前方不稳较为少见,多继发于内外侧副韧带撕裂和尺骨鹰嘴骨折后的肘关节前脱位。治疗主要是针对骨折的处理,很少继发慢性前方不稳。

（三）诊断

1. 病史　大多数患者均有明显的外伤史。

2. 症状及体征　急性肘关节脱位的症状、体征较为典型,外侧旋转不稳时侧方轴移试验、撑椅征、撑桌试验、后外侧旋转抽屉试验、主动压地征阳性。而慢性肘关节不稳的症状因潜在因素较多而不典型,一般表现为局部的疼痛、关节弹响、交锁等,其症状出现的机制与不稳的类型有关。

3. 辅助检查

（1）应力位 X 线片:急性脱位后 X 线片上肱尺关节变宽(下垂征),提示肘关节韧带和软组织损伤,有复发性不稳的风险。

（2）CT 和 MRI 检查:对于肘关节韧带损伤的诊断价值尚存争议,MRI 有助于对内侧副韧带损伤的诊断。关节内造影有助于准确地发现内侧副韧带关节侧的部分撕裂。

（3）动态超声检查：也可用来评估内侧副韧带，能够发现外翻不稳时松弛度增加。

（4）关节镜检查：可观察肘外侧韧带复合体损伤或松弛、桡骨头半脱位以及关节间隙。有学者描述了一种"穿越征"，即通过后正中入口，关节镜可从后外侧沟移入肱尺关节内，提示存在后外侧旋转不稳定。

（四）鉴别诊断

本病需与孟氏骨折、盖氏骨折等疾病相鉴别。

（五）治疗及康复

1. 治疗　肘关节脱位大多无需手术，手法复位后石膏或支具固定肘关节于屈曲90°、前臂旋前位 4~6 周，通常可以痊愈。肘关节脱位伴有桡骨头骨折时，若同时伴有冠状突骨折，则无论冠状突骨折块大小，均可明显增加急性或慢性肘关节不稳定及创伤后肘关节退变的风险而需手术治疗。

（1）后外侧旋转不稳：冠突骨折不超过冠突原高度的 1/4 时，对肘关节稳定性无显著影响，在冠突破坏超过高度的 1/2 时，应重建冠突及内侧副韧带前束。

（2）外翻不稳：及时治疗后内侧韧带前束多能愈合，很少造成外翻不稳定。主要为内侧副韧带前束的修复与重建。慢性内侧副韧带功能不全（特别是运动员）的治疗方法早期主要是休息制动和使用抗炎药物，活血化瘀、舒筋通络类中药制剂外用也有较好效果。

（3）内翻-后内侧旋转不稳：采用内侧直切口，使用小 T 板或特制的冠状突支持钢板进行固定。若存在不稳定，需附加外侧切口，使用缝合锚钉修复外侧副韧带。铰链式外固定架固定既可维持肱尺关节的同心圆性活动，也能对修复的韧带和骨骼结构起保护作用。

2. 康复　术后一般带支具固定，恢复期间可配合理疗、中药外用等，力量练习应着重静力训练，3 个月后再考虑主动屈伸活动，逐渐增大范围及活动量。

（六）预防

肘关节不稳的预防要点主要是避免因外伤或慢性劳损所造成的鹰嘴周围软组织损伤，避免长期关节摩擦及关节感染。

1. 指导运动员采用合理的训练方法，避免肘部的过度使用。

2. 对运动员合理安排训练及比赛计划，注意控制局部负荷量。

3. 加强运动员及教练的宣教工作，尽量避免运动中损伤的发生。

六、肘管综合征

肘管综合征，是尺神经在肘部尺神经沟内的一种慢性损伤，过去又称迟发性尺神经炎。此病较为常见，在运动员中也偶有所见，特别是在举重及体操中应予以注意。

（一）解剖概要

尺神经在上臂下段走行于肱二头肌筋膜浅面内侧，经肱骨内髁和内上髁之间的尺神经沟到前臂尺侧腕屈肌和指深肌之间下行。尺神经沟的浅面有尺侧副韧带、尺侧腕屈肌筋膜和弓状韧带共同形成的顶，尺神经沟与该顶之间的通道称为肘管。尺神经即被约束在肘管之中。当肘关节屈、伸时，尺神经在肘管内被反复牵张或松弛。

（二）病因及损伤机制

任何原因引起的肘管形态结构异常或肘管内出血、组织水肿等致尺神经受到卡压，都可以引发肘管综合征。临床上以下几种原因较常见：

1. 创伤性骨化 肘关节是创伤性骨化肌炎最易发生之处。举重、体操、投掷等项目最易发生肘内侧骨唇，压迫尺神经即发生此病。

2. 尺神经半脱位 此类因先天性尺神经沟较浅或肘管顶部的筋膜、韧带松弛，在屈肘时尺神经易滑出尺神经沟外，这种反复滑移使尺神经受到摩擦和碰撞而损伤。尺神经脱位在运动员中较易发生，但原因尚不清楚，是否与伤肘的尺神经沟底部较饱满有关尚待观察。

3. 肘外翻 幼时肱骨髁上骨折或肱骨外髁骨骺损伤，均可致肘外翻畸形。此时尺神经被推向内侧使张力增高，肘关节屈曲时张力更高，如此在肘管内反复摩擦即可产生尺神经慢性创伤炎症或变性。肘外翻程度轻者，可在数十年后发病，而程度重者一两年内即可发病。

4. 肱骨内上髁骨折 如骨折块向下移位，即可压迫尺神经。

5. 肿物压迫 肘管内囊肿、肿瘤等也可致尺神经受到卡压。

（三）诊断

1. 病史 一般发病缓慢，逐渐加重。

2. 症状及体征 早期症状多不明显，晚期则往往出现功能障碍。

（1）早期：多不影响训练，仅手背尺侧、小鱼际、小指及环指尺侧半感觉异常，通常为麻木或刺痛。有时写字、用筷子等精细动作不灵活。继而发生感觉异常，一定时间后可出现小指对掌无力及手指收、展不灵活。

（2）晚期：检查可见手部小鱼际肌、骨间肌萎缩，环、小指呈爪状畸形。尺神经支配区域痛觉减退。夹纸试验阳性及尺神经沟处 Tinel 征阳性。

3. 辅助检查

（1）电生理检查：可发现肘下尺神经传导速度减慢，小鱼际肌及骨间肌肌电图异常。

（2）X 线检查：如有骨关节病改变，X 线片多可证明。

（四）鉴别诊断

1. 颈椎病神经根型 下颈段之颈椎病可因椎间孔狭窄而发生第 8 颈神经刺激症状，以手尺侧麻木、乏力为主要表现，这与肘管综合征有相似之处。主要区别在于颈椎病时肘管区无异常表现。

2. 神经鞘膜瘤 肘部尺神经鞘膜瘤与肘管综合征有同样表现，检查时多可扪及节段性增粗的尺神经，Tinel 征阳性，而无肘部骨关节病变。有时鉴别困难需经手术或病理检查来确定诊断。

（五）治疗及康复

1. 治疗 症状轻者可以保守治疗，症状明显者应及时手术治疗。

（1）保守治疗：可以通过使用一肘部垫托来保护尺神经免受进一步损伤，也可使用夹板将肘关节固定于屈曲 45°位，根据症状发生的频率和严重程度决定持续固定还是仅行夜间固定。

（2）手术治疗：手术的目的是松解尺神经。尺神经前置术是基本治疗方法。如术中发现该段尺神经较硬,则应切除神经外膜,并行束间松解才能彻底解决问题。应注意,分离尺神经时,不要将尺侧腕屈肌的神经肌支切断,关节分支常需切断,影响不大。术后石膏托固定 2 周。

对于正在集训的优秀运动员,早期应紧密观察,如病情有发展,以早期手术为宜。

2. 康复

(1)物理因子:可应用超短波、微波、红外线等温热疗法,既有利于改善局部血液循环,又有利于促进神经再生。有条件时可用水疗。

(2)神经肌肉电刺激:可选用三角形电流、直流电、调制中频、温热等进行治疗。

此外,还可选用针灸、理筋等方法进行治疗。

(六)预防

1. 运动员应加强上肢肌肉力量的训练,减少尺神经牵拉伤的发生几率。

2. 指导运动员采用合理的训练方法,安排合理的训练量。

3. 对肘关节创伤要及时、正确处理,尤其是肘部的骨折、脱位,要对位良好,避免对尺神经造成卡压。

4. 向教练及运动员进行有关肘管综合征的宣传教育。

七、尺骨鹰嘴滑囊炎

尺骨鹰嘴滑囊炎,因多发生于学生或矿工,故又称学生肘或矿工肘。在运动员中,主要好发于此部位易受伤或易受到反复磨损的运动项目,如足球运动中守门员做扑球动作时,肘后鹰嘴部撞击地面造成损伤,网球或羽毛球运动员反复强力伸肘,肘部过度活动、受力,肘部滑囊持续受到摩擦或挤压,长时间造成劳损性损伤,产生创伤性滑囊炎而发病。

(一)解剖概要

在肘部,肱三头肌止于尺骨鹰嘴。此处有两个滑囊,一个位于鹰嘴突和肱三头肌肌腱之间,称鹰嘴腱下囊;另一个位于肱三头肌肌腱和皮肤之间,称鹰嘴皮下囊。正常的滑囊分泌滑液,有润滑作用,以减少对肌腱的摩擦和缓冲对局部的机械冲击作用。

(二)病因及损伤机制

1. 皮下滑囊的急性损伤　多由于鹰嘴部外伤导致。常见于足球守门员,在守门员扑出救球,将球抱住时,经常肘后鹰嘴部撞地,使滑囊受伤发炎或积血肿胀,产生急性滑囊炎症状。

2. 慢性劳损　体操、投掷、网球、羽毛球及举重等项目选手由于肱三头肌经常反复爆发式用力,很容易发生腱止点的末端病,腱纤维断裂,这样就常常影响腱上下的滑囊,产生慢性滑囊炎。

3. 局部慢性摩擦性刺激　肘后部长期反复的支撑用力或被刺激,尺骨鹰嘴后滑囊内层滑膜的分泌反应性增加,导致囊内滑液代谢的不平衡,滑囊增大、隆起而形成本病。病程长者,滑囊壁逐渐增厚并纤维化,滑囊变得硬韧,囊内液体逐渐变得黏稠,甚至有钙盐沉积,从而发生此病。

(三)诊断

1. 病史　急性创伤性滑囊炎多有急性鹰嘴部撞击史,慢性滑囊炎患者多有局部长期摩擦史。

2. 症状及体征

（1）急性创伤性滑囊炎：有鹰嘴部撞击史，伤后疼痛，迅速肿胀，但肘部活动一般正常，局部有压痛及波动，张力较高，皮温可稍高，穿刺抽出血性液体。若急性损伤后滑囊炎合并感染，则局部有红肿热痛，还可有波动感及冲击痛，全身症状可有发冷、发热，血象升高，穿刺抽出脓血液。需与血肿和肱三头肌肌腱止点断裂相鉴别。

（2）慢性鹰嘴滑囊炎：多见于学生、矿工、肘部反复用力的运动员等。逐渐发病，尺骨鹰嘴部逐渐形成圆形或椭圆形包块，推之可移动，触之有轻微波动感觉。包块的硬度与囊壁的厚薄和积液多少有关，有钙化时包块发硬，肘关节屈伸活动轻度受限制。

3. 辅助检查 X线检查可提示肘后部软组织肿大阴影，慢性者可有钙化影，晚期可见鹰嘴嵴有"成角"改变。

（四）鉴别诊断

1. 肱三头肌断裂 此伤多系肱三头肌肌腱于尺骨鹰嘴止点处断裂或撕脱骨折，表现为尺骨鹰嘴尖部疼痛、红肿，肘支撑无力，抗重力试验阳性，X线检查可有撕脱骨折片，必要时可行 MRI 检查。

2. 肱骨小头剥脱性骨软骨炎 关节肿胀、疼痛、活动受限、支撑痛或交锁症状为其突出表现，查体有肱骨小头及桡骨小头压痛，滑膜增生、肥厚，X线检查易见多个游离体。

（五）治疗及康复

1. 治疗 急性滑囊炎初伤时可用厚棉花压迫包扎，如果运动员在场地上可用氯乙烷喷后再包扎，3~4 天即可。如有积血，应穿刺抽出，同时注入泼尼松龙，再压迫止血，并对肘关节进行固定，以减少对滑囊的摩擦和刺激，促进囊内炎症的吸收，三角肌悬吊 2 周。已成慢性反复肿胀，按以上处理又不收效者，可以手术将滑囊切除。

中药治疗尺骨鹰嘴滑囊炎处方及应用可参照坐骨结节滑囊炎治疗。

2. 康复

（1）物理治疗：可采用局部干扰电治疗，也可采用红外线或超短波治疗以促进局部血液循环、减轻疼痛及消除炎症，同时用温热疗法、音频电疗法、超短波疗法等，可改善局部血液循环，促进水肿、炎症的消散，减轻疼痛，软化松解瘢痕组织及肌腱挛缩，两者或两者以上结合使用效果比较明显。

（2）推拿治疗：①患者坐位，屈肘。指、掌按揉法施于尺骨鹰嘴部及少海、小海、天井、清冷渊诸穴，时间约 10 分钟；②肘关节屈伸法、摇法，治疗原则主要是舒筋通络，活血化瘀；③肘后部擦法，注意手法轻柔，切勿强刺激患部。

（六）预防

尺骨鹰嘴滑囊炎的预防要点主要是避免因外伤或慢性劳损所造成的鹰嘴周围软组织损伤，避免长期关节摩擦及关节感染。

1. 指导运动员采用合理的训练方法，避免肘部的过度使用。

2. 对运动员合理安排训练及比赛计划，注意控制局部负荷量。

3. 加强运动员及教练的宣教工作，尽量避免运动中损伤的发生。

第十节 肩部损伤

一、肩关节解剖及生物力学基础

肩关节是人体活动范围最大的关节,可做三轴运动,即冠状轴上屈、伸,矢状轴上内收、外展,垂直轴上旋内、旋外及环转运动,但也是稳定性相对较低的关节,这与肩关节的解剖有关。肩关节是球窝关节,肱骨头大而圆,关节盂浅而小,仅有 1/4～1/3 肱骨头与关节面相接触。肩关节囊薄而松弛,其肩胛骨端附着于关节盂的周缘,肱骨端附于肱骨解剖颈,在内侧可达肱骨外科颈;关节囊的滑膜层可膨出形成滑膜鞘或滑膜囊,以利于肌腱的滑动。肩关节的韧带有喙肩韧带、喙肱韧带和盂肱韧带。肩关节的稳固既需要关节静力性稳定结构(关节囊和韧带等)来维持,也需要动力性稳定结构(肌肉)来维持。肩关节周围肌肉是肩关节稳定最重要的动力结构,背阔肌、胸大肌、三角肌、冈上肌、冈下肌、小圆肌、大圆肌和肩胛下肌分别止于肩关节的前方、上方、后方,腱纤维与关节囊纤维相交织,增加了肩关节的稳定性;但关节囊的下方无类似的韧带和腱纤维加强,成为肩关节的薄弱处。肩胛骨稳定肌群由前锯肌、菱形肌、背阔肌、斜方肌等组成。

肩关节是全身最灵活的关节,肩关节的形态结构与其生理功能高度适应,关节的灵活性和稳定性对立统一。静态稳定结构和动态稳定结构互相之间紧密相关,共同对任何不利于肩关节的运动或移位作出反应。影响肩关节灵活性的因素有:关节面的形状、两个关节面的弧度之差、关节囊的厚薄与松紧、囊内外韧带的强弱、关节周围肌肉的强弱等。

肩关节运动的本质是肌肉系统与骨骼系统组成的杠杆运动。肩关节杠杆装置运动的支点位于肩胛侧,肌肉作用点位于肱骨近端,重力作用点位于肌肉作用点的远侧,即肌肉作用点位于支点与重力作用点之间,这种杠杆力量损耗大,但能获得运动的速度。肌肉作用点的作用位置决定了运动力量和运动范围的大小。

二、肩袖损伤

肩袖损伤是指肩袖肌腱的损伤,该伤在体操、投掷、排球、羽毛球、网球、举重和游泳运动中较为多见。

(一)解剖概要

肩关节肌群可分为两层,外层为肥厚坚强的三角肌,内层是肩袖肌群,两层肌肉之间有肩峰下滑囊。肩袖是由冈上肌、冈下肌、小圆肌和肩胛下肌的肌腱组成,像袖套样跨越盂肱关节,附着于肱骨上端的大结节和小结节,其肌腱部分在止点处相互交织,形成腱帽样结构(图 4-19)。

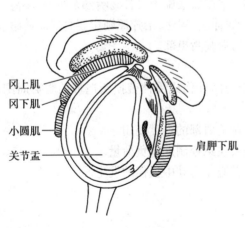

图 4-19 肩袖结构示意图

冈上肌
冈下肌
小圆肌
关节盂
肩胛下肌

（二）病因及损伤机制

肩关节的长期反复旋转或超常范围的活动使肩袖肌腱和肩峰下滑囊受到肱骨头与肩峰或喙突的不断挤压、摩擦和牵扯,当肩关节外展尤其是略带内旋或外旋情况下的外展时,肩袖肌腱特别是冈上肌肌腱不断在肩峰下发生摩擦及挤压。当外展至60°~120°时,这种摩擦与挤压最为严重。肩袖损伤与机械性肩峰下撞击或喙突下撞击有关。肩峰下撞击易导致冈上肌肌腱断裂,而喙突下撞击可能导致肩胛下肌肌腱断裂。

（三）诊断

1. 病史　50岁以上的中老年人,肩袖损伤的发病率随年龄增加而增高。提拉重物、上举过猛、摔跤等动作经常成为老年人肩袖损伤的诱因。而年轻人在上肢运动为主和冲撞为主的体育运动中,肩袖损伤的发病率较高,如投掷、划船、举重、橄榄球、足球等。

2. 症状及体征

（1）肩部疼痛或弹响:最典型的疼痛是肩部的夜间疼痛和"过顶位"活动疼痛(当患肢高举超过自己头顶时,简称"过顶位"活动),有时伴有向颈部和上肢的放射性疼痛。夜间痛严重影响睡眠,患者十分痛苦。

（2）肩关节主动活动度下降:肩关节活动度包括主动和被动活动度,检查时两侧进行对比。由于疼痛和无力,肩关节主动活动受限,但被动活动范围通常无明显下降。

（3）肩关节无力:肩袖的肌力检查包括冈上肌的肩外展肌力;肩胛下肌的内旋肌力,冈下肌、小圆肌的外旋肌力。根据肩袖损伤的部位不同,分别表现为外展、外旋或内旋的肌力下降。

（4）特殊的体征:由于肩袖损伤和肩峰下撞击综合征,常常互为因果,因而撞击诱发试验在肩袖损伤的诊断以及治疗方案的选择上具有重要意义。常用的撞击试验包括 Neer 征和 Hawkins 撞击征。

Neer 征:检查者一手固定患者的肩胛骨,另一只手保持肩关节内旋位,使患者拇指尖向下,然后使患者上肢前屈,如果出现肩痛为阳性。

Hawkins 撞击征:检查时患者肩关节前屈 90°,肘屈 90°,前臂保持水平,然后肩关节逐渐内旋,患者感到肩痛为阳性。

3. 辅助检查　肩袖损伤的辅助检查主要依靠肌骨超声或磁共振,关节镜检查也可以作为一种创伤性检查。

（四）鉴别诊断

肩袖损伤要注意和其他可能造成肩痛的疾病进行鉴别,如颈椎病、肩胛上神经损伤、胸廓出口综合征、肩锁关节退变、冻结肩和冈上肌钙化性肌腱炎等。由于存在肩部疼痛,甚至伴有患肢的放射性疼痛,肩袖损伤常被误诊为"颈椎病"。另外也可能因肩关节主动活动受限而常被误诊为"肩周炎"。这种误诊误治的情况在专业分科程度不高的地区十分常见,导致许多患者久治不愈或延误治疗。

（五）治疗及康复

肩袖损伤的治疗包括减轻损伤局部的炎症反应、减少损伤肩袖与邻近结构可能存在的撞击因素,以消除疼痛;重建肩袖的力偶平衡机制,促进肩关节功能恢复,满足生活运动的需要。

1. 治疗　强调避免引起疼痛的动作,进行被动或助力关节活动度训练。使用非激素类药物,症状严重的采用可的松注射和物理治疗,可以帮助减轻疼痛。保守治疗的效果与治疗前的病程长短、损伤程度密切相关。

手术在肩袖损伤的治疗中占有重要地位。手术的目的包括修补撕裂的肩袖,重建力偶平衡,清除不稳定的撕裂缘,扩大间隙,去除撞击因素等。随着关节镜设备和技术的进步,越来越多的医生趋向于选择在关节镜辅助下通过小切口和全关节镜下修补术治疗肩袖损伤。

2. 康复　患者持续戴吊带或外展垫 4~6 周,只能做支具或枕垫上方的被动活动度练习(前屈、外旋),可以做肩胛稳定性练习(肩胛回收)、耸肩、握拳、绷紧上臂肌肉练习;6 周后可以做助力活动度练习(内旋、内收、外展);3 个月后开始主动活动;半年后逐渐加大活动力度。

（六）预防

1. 运动或者训练前,尤其低温环境情况下,应先进行肩部活动,提高肌肉温度和体温,保证运动安全性。

2. 掌握正确的动作要领,避免因动作错误或不流畅出现误伤。

3. 加强肩部力量和柔韧性训练,增加肩部的稳定性。

4. 如有损伤,及时治疗,避免迁延形成慢性或反复损伤。

三、肩峰下撞击综合征

肩峰下撞击综合征是由于各种原因使喙突肩峰-肱骨之间产生撞击并导致疼痛和继发损伤的一类疾病,是肩峰下滑囊炎和肩袖损伤的主要原因之一。

（一）解剖概要

肩峰下间隙是由骨性组织和软组织共同形成的空间。其上界是喙肩弓(由肩峰、喙肩韧带、喙突构成)和肩锁关节。下界是肱骨大结节和肱骨头上表面。在间隙中间的是肩袖、肱二头肌长头腱、肩峰下滑囊和喙肱韧带等软组织。任何引起肩峰下间隙变小的因素(无论外因或内因)均可以引起间隙中的软组织和相邻骨性结构的撞击,导致肩峰下撞击综合征的发生。

（二）病因及损伤机制

过多的过顶运动、喙突肩峰周围解剖结构的异常、盂肱关节不稳定、肩袖病变、肩关节周围肌肉不平衡、肩峰下负荷过大等均可引起肩峰下撞击综合征。

（三）诊断

1. 病史　提拉重物、上举过猛、摔跤等动作经常是老年人肩峰下撞击综合征的诱因。而年轻人在上肢运动为主和冲撞为主的体育运动中的发病率较高,如投掷、划船、举重、橄榄球、游泳等。

2. 症状及体征　患者主诉肩关节前外侧急性或慢性疼痛。疼痛在做过顶动作时诱发或加重。夜间患侧卧位时疼痛明显。体检可以发现肩关节前侧或前外侧的压痛和疼痛弧的存在,可有肩关节活动度下降和肩关节内捻发音。肩关节撞击试验阳性是诊断肩峰下撞击综合征的主要依据,其中 Neer 试验和 Hawkins 试验是最常用的撞击试验。

3. 辅助检查

（1）X 线片：包括正位片、侧位片、腋位片和冈上肌出口位片。通过冈上肌出口位片可以评估肩峰骨性形态。在冈上肌出口位片上肩峰可以分为 3 型。Ⅰ型：肩峰扁平；Ⅱ型：肩峰呈弧形；Ⅲ型：肩峰呈钩突状（图 4-20）。Ⅲ型肩峰的肩峰下间隙相对较小，易导致肩峰下撞击综合征的发生。

（2）肌骨超声：可以清晰显示肩峰下滑囊和肩袖的结构，可用于明确是否存在肩袖撕裂等继发损伤。超声检查相对价格低廉，适合广泛开展。但超声检查的准确率依赖于操作医生的经验。

（3）MRI：是目前最好的诊断肩峰下撞击综合征的无创性检查方法。不仅可以鉴别有无肩袖撕裂、肩峰下滑囊炎症等病理情况，还可以清晰显示肩峰形态和肩关节各结构的总体情况，对治疗方案的制订起指导作用。

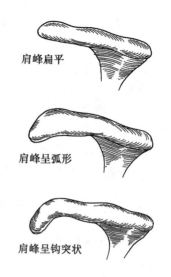

图 4-20　肩峰分型

（四）鉴别诊断

肩峰下撞击综合征还需要和肩锁关节损伤、肱二头肌长头腱炎、颈椎病、肩周炎、斜方肌肌筋膜炎、肩袖撕裂、胸廓出口综合征等疾病鉴别。

（五）治疗及康复

1. 治疗　需要根据疾病的不同分期分型制订相应的治疗方案。消除病因是其他任何治疗的基础。轻度肩峰下撞击综合征可以采用保守治疗方法，包括：休息、理疗、口服消炎镇痛类药物等。

对于保守治疗 6 个月以上无效的肩峰下撞击综合征，关节镜下肩峰减压术是解除疼痛症状最好的方法。与开放减压术比较，关节镜下手术具有创伤小、恢复快、可以同时处理关节内其他疾患等优点。术中须彻底清理肩峰下滑囊，注意避免损伤肩袖组织和三角肌。对于Ⅱ型、Ⅲ型肩峰，需要行肩峰成形术。肩峰成形完成后，需要对肩峰下其他合并损伤同时进行处理。肩袖损伤的患者需要行肩袖修补或肩袖成形术。对肩锁关节的骨赘进行成形修整。除了肩锁关节存在明显压痛，退变严重的患者外，一般不主张行肩锁关节切除术。

2. 康复　肩峰下撞击综合征的康复训练，以伤后的任何训练不引起肩痛为原则，必要时可以佩戴合适的护具保护。

急性炎症期可进行关节活动度练习以避免肩关节粘连，进行肌力训练以防止肌肉萎缩。关节活动度训练包括耸肩，垂臂摆动训练和扩胸训练等。肌力训练包括肩关节的前平举训练、侧平举训练和负重耸肩训练等。

急性炎症控制后，康复训练应继续关节活动度训练，并在肩部无痛范围内进行协调性训练：牵伸挛缩的肌肉、韧带、关节囊，如胸大肌、大圆肌、肩后关节囊等；加强肩关节稳定肌群的肌肉力量训练，包括肩胛骨稳定肌群（前锯肌、斜方肌和菱形肌）训练和肩袖肌群训练；强化肩带神经肌肉控制训练，可以在悬吊下进行。

（六）预防

1. 每次运动训练前热身运动，增加肌肉温度以及血液循环，减少运动伤害的发生。

2. 加强肩部肌肉力量训练，包括肩袖肌群和肩胛骨稳定肌群肌力训练，采用低负荷多重复训练方法。

3. 进行肩部本体感觉锻炼，如采用悬吊进行肩前屈、后伸、内收、外展训练，强化肩关节神经肌肉控制能力。

4. 尽量采用能减少肩部应力的动作技术，或者使用防护器具。如网球运动员加大躯干侧倾或后倾的程度，可减少肩部主动外展和前屈的幅度，从而减轻症状。

四、肩关节上盂唇从前到后撕裂

肩关节上盂唇从前到后撕裂（superior labrum anterior and posterior，SLAP），是上盂唇自前至后的损伤，常常累及肱二头肌长头腱附着区。多见于长期从事过头运动的运动员，如棒球的投手较为常见。

（一）解剖概要

肩关节是球窝关节，肱骨头大而圆，关节盂浅而小。肱二头肌有长、短二头，长头起于肩胛骨盂上粗隆，短头起于肩胛骨喙突。肩袖是由冈上肌、冈下肌、小圆肌和肩胛下肌的肌腱组成，像袖套样跨越盂肱关节。

（二）病因及损伤机制

运动员在肩关节外展外旋位训练时，肱二头肌长头腱受到牵拉或肩袖止点下表面与上盂唇间摩擦，即内撞击所致。还有肩关节撞击伤，常见于肩关节外展位，上肢伸直位摔伤，或者肩部外侧受到直接外力，此时肱骨头与上部肩盂撞击所致。另外，上肢突然受到牵拉也会导致，如即将摔倒前突然抓住其他物体，肱二头肌肌腱突然受到牵拉后自上盂唇附着点撕脱。

（三）诊断

1. 病史　长期从事举手过头运动的运动员，如铅球、棒球等运动员。

2. 症状及体征　主要表现为肩部疼痛，尤其上肢外展外旋位时疼痛明显。另外还可见肩关节弹响、摩擦感、交锁、活动受限、肩部力量下降等。

肱二头肌张力试验：患者上肢伸直，前臂旋后，肩关节前屈60°，抗阻前屈上肢，如引出肩前上方疼痛为阳性。

挤压旋转试验：患者仰卧位，肩外展90°，检查者对肩关节施以轴向挤压力并旋转肩关节。此时如果感到撕裂的上方盂唇被挤压出现弹响或引出肩关节疼痛为阳性。

3. 辅助检查

（1）X线：通常无异常发现，偶见盂上结节骨折（骨性撕脱的SLAP损伤）。

（2）CT：如合并肩关节不稳定，CT检查可能发现骨性异常。

（3）MRI造影：可见肱二头肌肌腱附着区或上盂唇有异常信号。

（四）鉴别诊断

SLAP 损伤需要和肩袖损伤、肩峰下撞击综合征、肩锁关节损伤、肱二头肌长头肌腱炎、颈椎病等疾病鉴别。

（五）治疗及康复

1. 治疗　多数患者可经保守治疗缓解，主要目的是消除炎性水肿，减少对盂唇的损伤。

（1）休息：症状初次发作时，避免过顶运动。

（2）消炎镇痛：非甾体类镇痛药如双氯芬酸、布洛芬等，镇痛效果强，但不宜较长时间服用。

（3）局部药物封闭治疗：药物封闭治疗是将局麻药物和激素进行肩部压痛点注射等，起到消除炎症的作用，对于疼痛剧烈的急性期患者，止痛效果相当好。

（4）手术治疗：对于年轻或体育运动爱好者、保守治疗失败的患者，由于盂唇和韧带损伤后无法自行愈合，若不及时修复，可继发骨性关节炎，因此建议采取关节镜下 SLAP 损伤成形或修复术。

（5）其他治疗：膏药、针灸、脉冲激光、中频脉冲电等疗效确切。

2. 康复　保守治疗的患者可增加肩关节周围力量训练，训练的强度和关节活动范围都以不引起肩痛为原则，利用小力量，多次训练，可用哑铃操进行肩关节屈伸、外展、环绕运动。手术患者在保证伤口愈合的前提下尽早开始训练，一般术后 4 周内是炎症期，肩部肿胀，康复训练以放松、防止粘连为主。4~6 周以后可以进行肩部力量和活动度训练，训练强度逐渐加大。

（六）预防

1. 掌握正确的技术动作。

2. 加强肩部周围肌肉力量训练，提高肩关节的稳定性。

3. 注意场地的安全，避免摔倒。

4. 减少训练中对肱二头肌和肩袖肌腱的过度牵伸。

五、肱二头肌长头腱撕裂

40 岁以上有肩关节疾病史的人群好发肱二头肌长头腱撕裂（图 4-21），年轻人往往在举重物、运动或外伤情况下发生。优势侧上肢易发。肱二头肌撕裂多发生在骨性止点或腱-盂交界处。

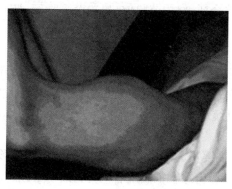

图 4-21　肱二头肌长头腱撕裂

笔记

（一）解剖概要

肱二头肌是上肢最长的肌肉组织,横跨两个关节,远端止于桡骨粗隆,近端止于关节盂上结节,是最重要的屈肘肌,受肌皮神经支配,有两个头,分别是肱二头肌长头和短头。长头腱还有防止肱骨头上移的作用。在体力劳动时,因肌肉强力收缩容易发生肱二头肌断裂,其中以长头腱断裂最为常见。

（二）病因及损伤机制

肩峰下撞击等疾患常对肱二头肌长头腱产生慢性损伤,同时在局部产生炎症反应,使二头肌长头腱慢性磨损变性,而后在轻度损伤下即可导致撕裂。急性撕裂往往因为腱受到过度或快速的外力,如举重、外伤等情况时。90%~97%的肱二头肌长头腱撕裂见于近端,可以是肱二头肌长头腱在腱-盂唇止点的撕裂或者是在肌腱-肌腹交界处的撕裂。

（三）诊断

1. 病史　40岁以上有肩关节疾病史的人好发,喜欢运动的年轻人,尤其是喜欢举重的人容易发生。

2. 症状及体征　急性期表现为活动时肩关节前方突然的锐痛,伴随断裂感。慢性期表现为肩关节屈曲、屈肘、前臂旋后的力量减小。疼痛症状可有很大差异,可有过顶运动时疼痛;也可是肩关节前方弥漫的疼痛,夜间可加重;部分患者可没有疼痛症状,仅触及或可见肩肘之间的突出包块。体检可有撕裂处局部压痛,Speed 试验及Yergason 试验阳性,部分患者肱二头肌腱沟处可见凹陷。

Yergason 试验:患者屈肘 90°,前臂旋前,上臂固定于胸壁旁。检查者一手扶住患者肘部,一手扶住腕部,嘱患者用力屈肘、外展、外旋,检查者给予阻力,结节间沟处产生疼痛为阳性征。

Speed 试验:患者肩关节前屈,肘关节伸直,前臂旋后。令患者用力抗阻屈肘,在肱二头肌长头腱沟处出现疼痛为阳性征。

3. 辅助检查

（1）肌骨超声:可以清晰显示肱二头肌长头腱撕裂。

（2）MRI:不仅可以鉴别有无肱二头肌长头腱撕裂等病理情况,还可以清晰显示肩关节各结构的总体情况,以指导治疗方案的制订。

（四）鉴别诊断

肱二头肌长头腱撕裂的诊断需要与肩周炎、臂丛神经炎、颈椎病、肩袖损伤、肩锁关节损伤、肩峰下撞击综合征、肩关节脱位、肩关节不稳定、肱骨头无菌性坏死等疾病鉴别。

（五）治疗及康复

1. 治疗　肱二头肌长头肌腱撕裂慢性期以及对伤后外形不太关注的患者以保守治疗为主,包括休息、理疗、口服消炎镇痛类药物等。同时处理其他伴发疾病。一般疼痛症状在 6~8 周内可以缓解。如果保守治疗 6 个月以上,疗效不佳可以行腱固定术或移位术。

运动员、年轻患者、需要最大旋后力量的患者或对伤后外形关注的患者,可以采用腱固定术治疗,有肩峰下撞击综合征表现者同时行肩峰下减压。

2. 康复　肱二头肌长头肌腱损伤疼痛缓解后,应尽早进行康复训练,防止发生肩关节粘连。可做肩部主动活动:弯腰使患肢放松下垂,做肩部摆动运动;爬墙运动:患手顺墙向上活动,逐渐恢复肩部外展和上举;滑车带臂上举法:两手分别拉住装在墙上的滑轮绳子两端,上下来回滑动,以恢复肩部外展活动。患者术后以颈腕吊带固定3~6周。术后次日可以开始钟摆样运动。3~6周后逐渐恢复正常活动。

（六）预防

1. 合理安排训练,运动前做好充分的准备活动。

2. 避免过度练习或扭转,避免屈肘过重过猛。

3. 加强肩关节周围肌肉力量训练。

六、肩关节不稳

肩关节不稳指肩关节活动中肱骨头与肩胛盂不能保持正常的对合关系,出现过度偏移且产生临床症状。不同于肩关节松弛,后者仅是肩关节活动度过大,但并无临床症状和病理变化。肩关节不稳常常会继发肩峰下撞击综合征。

（一）解剖概要

详见本节第一部分内容(肩关节解剖及生物力学基础)。

（二）病因及损伤机制

肩关节不稳多由肩关节反复上举活动所致,多见于举重、体操、铅球等运动项目。运动员在肩关节的极限范围内反复进行上举运动时,如关节囊和韧带松弛的人,开始可依靠肩袖肌群维持肩关节稳定性,但一旦肩袖肌群疲劳,则无法维持肩关节稳定性;而肩袖肌力弱的运动员,则关节囊和韧带负荷会增加,从而逐渐牵张,肩关节的稳定性就会下降。另外,肩袖损伤或者肩关节脱位也可以引发肩关节不稳,这类不稳多见于肩前方和下方。

（三）诊断

1. 病史　其发病史与职业多有关联。举重、投掷、铅球、体操运动员中多见。

2. 症状及体征　表现为肩部钝痛,在运动或负重时加重,关节有脱出感或突然觉乏力,无法完成动作。

（1）恐惧试验:肩外展90°,肘屈90°,将肩关节极力外旋,出现肩痛或感觉肩关节脱位为阳性。

（2）重新复位试验:重复恐惧试验步骤,同时从肩前向后施压,肩痛缓解为阳性。

（3）凹陷征:患者上肢自然下垂,屈肘,并将肘向远端牵拉,肩峰下出现凹陷为阳性。

3. 辅助检查

（1）X线检查:常规X线前后位片上发现肱骨头后上方缺损支持复发性肩关节脱位的诊断。如向下牵引患臂时,肱骨头有明显下移现象,则为肩关节下方不稳定的X线表现。

（2）CT检查:可发现肱骨头与关节盂缺损情况。

（3）肌骨超声或磁共振、关节镜检查也可以进一步查看肌肉韧带病变,了解肌肉韧带损伤的程度和位置。

（四）鉴别诊断

肩关节不稳要注意和其他可能造成肩痛的疾病进行鉴别,如肩袖损伤、颈椎病、肩峰下撞击综合征、肩锁关节退变、肩周炎等。由于存在肩部疼痛以及肩关节主动活动受限而常被误诊为"肩周炎",导致许多患者久治不愈或延误治疗。

（五）治疗及康复

1. 治疗 佩戴肩保护带进行活动,减轻训练强度。如果合并肩部周围肌肉损伤,应停止训练,治疗局部的炎症反应、减少损伤,以消除疼痛。若出现 bankart 损伤,应在关节镜下重建损伤的韧带及盂唇。

2. 康复 主要加强肩部周围肌肉力量训练,尤其是肩袖肌群;逐步增强肩袖肌群和肩胛骨稳定肌群力量;改善肩关节神经肌肉控制能力;重建肩袖肌群与大肌群、肩外旋肌和内旋肌之间的平衡;前向不稳时牵伸肩后部关节囊等结构。康复方案每周都要评估,以便及时调整训练强度和项目。

（六）预防

1. 每次运动训练前要热身,增加肌肉温度以及血液循环,减少运动伤害的发生。

2. 加强肩部肌肉力量训练,包括肩袖肌群和肩胛骨稳定肌群肌力训练,采用低负荷多重复训练方法。

3. 进行肩部本体感觉锻炼,如采用悬吊进行肩前屈、后伸、内收、外展训练,强化肩关节神经肌肉控制能力。

4. 加强全身素质训练,使全身运动链得到强化,减轻肩部应力。

七、肩锁关节损伤

肩锁关节损伤在肩部损伤中较为常见,多见于摔跤、柔道、体操运动。

（一）解剖概要

肩锁关节由肩胛骨肩峰关节面与锁骨肩峰端关节面构成。关节囊较松弛,附着于关节面的周缘。另有连接于肩胛骨喙突与锁骨下面的喙锁韧带加固。肩锁关节属平面关节,可做各方向的微动运动。

（二）病因及损伤机制

运动中暴力致使肩胛骨向下,锁骨远端向上,引起关节受伤。

1. 直接暴力 在肩部处于内收位时跌跤,患肩受到撞击,暴力把肩峰推向内、下,使之肩锁关节损伤,这是最常见的原因,受伤时因其作用力的程度不同,引起损伤的程度也不同,严重者可发生肩锁关节脱位。

2. 间接暴力

（1）向上的间接暴力:患肢上臂内收位跌跤时,向上的力量冲击肩外侧,使肱骨头撞向肩峰,导致肩峰骨折,或肩峰向上,撕脱上肩锁韧带,造成损伤,这种损伤少见。

（2）向下的间接暴力:整个上肢被暴力牵拉,而使肩锁关节在非直接暴力作用下损伤,这是极少见的损伤。

（三）诊断

1. 病史 其发病史与职业特点、外伤史多有关联。多见于摔跤、柔道、体操运动。

2. 症状及体征 临床上将肩锁关节损伤,分为六型。轻型肩部活动时稍有疼痛,喙锁间隙无压痛。重型肩部疼痛,喙锁间隙有压痛,肩部活动时,特别外展运动时有明显的疼痛,甚至合并骨折和臂丛神经损伤。

3. 辅助检查 X线轻型无明显异常,中重型可有肩锁关节间隙增宽、锁骨外侧端上升。

（四）鉴别诊断

肩锁关节损伤还需要和肩峰下撞击综合征、肱二头肌长头肌腱炎、颈椎病、肩袖撕裂、胸廓出口综合征等疾病鉴别。

（五）治疗及康复

1. 治疗 临床上往往根据患者受伤程度、分级情况来选择适当的治疗方法。对于急性Ⅰ或Ⅱ型患者,局部冰敷,建议用颈腕带或者三角巾固定2周左右。Ⅲ型或者Ⅰ型和Ⅱ型患者迁延不愈者,建议手术治疗。手术方法:关节内手术、关节外手术、重建喙锁韧带、锁骨远端切除术。

2. 康复 Ⅰ或Ⅱ型患者,在固定的2周内,可做前臂旋转和手指伸展。固定去掉后可做肩部的功能锻炼,从小力量和小范围开始训练,以不引起肩部明显疼痛为标准,以改善血液循环,增加肌力,防止肌肉萎缩。手术患者要根据手术的方式和肩锁关节损伤的程度,系统评估后再具体制订康复方案。

（六）预防

1. 剧烈运动前,做好肩部准备活动,增加柔韧性,防止损伤发生。

2. 掌握正确的动作要领,避免摔倒或者摔倒时掌握正确的自我保护姿势。

3. 平时加强肩部肌肉力量训练,有肩锁关节损伤时及时制动和治疗,避免逐渐加重致慢性改变。

第十一节 脊柱损伤

一、脊柱解剖及生物力学基础

脊柱是人体运动的主轴,由颈椎、胸椎、腰椎、骶骨、尾骨借助韧带、关节和椎间盘连接而成。脊柱上端承托颅骨,下联髋骨,中附肋骨,并作为胸廓、腹腔和盆腔的后壁。脊柱具有支持躯干、保护内脏、保护脊髓和进行运动的功能。脊柱内部自上而下形成一条纵行的椎管,内有脊髓。

脊柱由椎骨和椎间盘构成,是一相当柔软又能活动的结构。随着身体的运动载荷,脊柱的形状可有相当大的改变。脊柱的活动取决于椎间盘的完整、相关椎骨关节突间的和谐。脊柱的后面由各椎骨的椎弓、椎板、横突和棘突组成。彼此借韧带互相联系,其浅面仅覆盖肌肉,比较接近体表,易于触及。椎间盘是位于人体脊柱相邻两椎体之间,分为中央部的髓核,是富于弹性的胶状物质;周围部的纤维环,由多层纤维软骨环按同心圆排列。椎骨前面的是前纵韧带,上连枕骨大孔前缘,下达骶骨前面,紧贴椎体和椎间盘前面,厚实而坚韧,对脊柱稳定有重要作用。椎体后面的后纵韧带长度与前纵韧带相当,与椎体相贴部分比较狭细,但在椎间盘处较宽,后纵韧带可限制脊柱过分前屈及防止椎间盘向后脱出的作用。相邻椎骨的椎弓之间由弹性结缔组织构成,呈黄色,故称黄韧带,黄韧带有很大的弹性,连接着相邻的椎板,协助椎板保护椎管内的脊髓,并限制脊柱的过度前屈。此外,在各棘突之间、各横突之间,有棘间韧带、横突间韧带和棘上韧带。脊柱两侧的肌肉大都附着于椎体的横突或棘突,是脊柱的动力装置,同时也增强了脊柱的稳定性。

运动节段是脊柱的最小功能单元,由两个相邻的椎体、椎间盘和纵韧带形成节段的前部。相应的椎弓、椎间关节、横突和棘突以及韧带组成节段的后部。椎弓和椎体形成椎管以保护脊髓。运动节段的前部椎体主要是为了承担压缩负荷,上部身体的重量加大时,椎体就相应变得更大,因此腰椎的椎体比胸椎和颈椎的椎体要高,其横截面积也大一些。腰椎椎体的尺寸增大,使它们能承受这部分脊柱所需的较大负荷。运动节段的后部控制运动节段的运动。运动的方向取决于椎间小关节突的朝向。脊柱运动一般是几个节段的联合动作,影响联合运动的骨性结构有胸廓和骨盆,胸廓限制胸椎运动,骨盆倾斜可以增加躯干的运动。脊柱运动的正常范围变异很大,有较强的年龄因素。骨盆前倾和髋部屈曲增加脊柱前屈范围,胸椎的作用有限。虽然胸椎小关节的形状有利于侧弯,但肋骨限制其活动。脊柱旋转主要发生在胸椎和腰骶部,腰椎的旋转十分有限。腰椎是脊柱主要承重部位。放松直立位时,椎间盘压力来自于椎间盘内压、被测部位以上的体重和作用在该运动节段的肌肉应力。躯干屈曲和旋转时椎间盘的压应力和拉应力均增加。腰椎载荷在放松坐位高于放松直立位,有支撑坐位小于无支撑坐位。仰卧位时脊柱承载最小。仰卧位膝伸直时,腰肌对脊柱的拉力可以在腰椎上产生载荷。髋和膝关节有支撑屈曲时,由于腰肌放松使腰椎前凸变直,载荷减小;携带重物时,物体重心与脊柱运动中心之间的距离越短,阻力臂越短,脊柱载荷越小。身体前屈位拿起重物时,除了物体重力外,上身重量也产生脊柱剪力,增加脊柱载荷。

二、颈部软组织损伤

颈部具有前屈、后伸、侧屈、旋转多方向活动的功能,是人体活动范围较大,并且比较频繁的部位之一,因此发生损伤的几率也较大。运动中外力容易引起颈部肌肉、肌腱、韧带的不同程度损伤,以局部疼痛、肿胀、活动受限为主要特征,多见于拳击、武术、篮球、体操等运动项目。

（一）解剖概要

颈部主要韧带有:前纵韧带位于椎体的前面,主要作用是限制脊柱的过度后伸活动,能部分对抗头颅的重量,增强颈椎的稳定性;后纵韧带位于椎管内椎体的后方,窄而坚韧,主要作用为椎体间的连接并防止脊柱过度前屈;黄韧带位于椎管后的两个椎板间,黄韧带弹性较大,有较强的伸缩性,可协助颈部肌肉维持头颈直立;棘上韧带在颈部称为项韧带,可限制颈椎过度前屈。根据颈肌的位置,将颈肌分为颈浅肌、颈前肌、颈深肌3个肌群和颈部筋膜,这些肌肉相互协调,既稳定颈部,又是颈部运动的动力。

（二）病因及损伤机制

颈部遭受外部暴力导致颈部的肌腱、韧带或筋膜撕裂,毛细血管破裂,颈部逐渐出现肿块、条索状硬结。

1. 长时间低头工作,由于颈部经常处于前屈的姿势,肌肉长久紧绷,发生疲劳、充血、水肿,局部出现无菌性炎症,导致颈部疼痛。

2. 头颈部突然受到后伸、旋转或前屈暴力而受伤。如汽车突然刹车,头部猛烈前冲,或者端盆泼水时头部突然后伸等,均可能造成颈部损伤。

3. 运动比赛或训练时,如果准备活动不充分,动作失误,颈部突然扭转或前屈、后伸,导致颈部肌肉骤然收缩或过度牵拉,或颈部被撞击及器械打击所致。

（三）诊断

1. 病史　其发病史与职业特点、外伤史多有关联。

2. 症状及体征　颈部损伤多为一侧疼痛,疼痛可向背部放射。损伤后头颈部多向一侧歪斜,活动受限,患侧肌肉紧张僵硬。头颈部向某一方向活动时疼痛加重,颈肩部似有重物压迫感。颈部有明显的压痛点,损伤处可见肿胀,肌肉痉挛。

3. 辅助检查　X 线检查一般无异常,可以排除颈部骨折、脱位和其他病变。必要时可行肌骨超声或磁共振检查,了解损伤的部位和程度。

（四）鉴别诊断

颈部软组织损伤和颈椎病都存在颈部疼痛,常被误诊为"颈椎病"。颈部软组织损伤多由外伤引起肌肉、韧带或筋膜损伤。颈椎病是一种以退行性病理改变为基础的疾患,主要由于颈椎长期劳损、骨质增生,或椎间盘脱出、韧带增厚,致使脊髓、神经根或椎动脉受压,出现一系列功能障碍的临床综合征。表现为椎体失稳、松动;髓核突出或脱出;骨刺形成;韧带肥厚和继发的椎管狭窄等,刺激或压迫了邻近的神经根、脊髓、椎动脉及颈部交感神经等组织,引起一系列症状和体征。

（五）治疗及康复

1. 治疗　本病病程不长,一般经数天的休息即可自愈。但有少数患者症状严重,需给予治疗。

（1）消炎镇痛:非甾体类镇痛药如双氯芬酸、布洛芬等,镇痛效果强,但一般不宜较长时间服用。

（2）局部药物封闭治疗:药物封闭治疗是将局麻药物和激素进行颈部压痛点注射等,起到消除肌肉韧带炎症的作用,对于疼痛剧烈的急性期患者,止痛效果相当好。

（3）外用药:包括中药外敷、云南白药膏等,减轻疼痛。

（4）其他治疗:针灸、拔罐、脉冲激光、中频脉冲电等疗效确切。

2. 康复　颈部功能锻炼,可以增强颈部肌肉力量;滑利颈椎关节;避免颈部劳损。可以进行颈部侧屈、前屈、后伸、旋转训练,训练活动范围由小到大,逐渐进行抗阻训练。

（六）预防

1. 运动和训练前做好充分的准备活动,合理安排运动量。

2. 掌握正确的动作要领,训练时循序渐进,由易到难。

3. 加强自我保护,避免颈部突然剧烈运动。

4. 如有损伤,及时治疗,避免迁延形成慢性或反复损伤。

三、臂丛神经损伤

臂丛神经损伤常发生在从事足球、摔跤、曲棍球等体育运动的运动员中。

（一）解剖概要

臂丛神经发自脊髓的 $C_5 \sim T_1$ 神经根,向下走行于颈部,经锁骨下进入上肢。神经根联合形成上、中、下三干（C_5、C_6 组成上干,C_7 为中干,C_8、T_1 组成下干）,然后每干分出前后两股,股间联合形成外侧束、后束和内侧束。在神经的不同水平发出周围神分支,继续向下分为支配肩部、躯干和上肢的运动和感觉神经分支。臂丛神经又可分为上臂丛和下臂丛,上臂丛包括 C_{5-7},下臂丛为 C_8、T_1,与下干神经相同。

（二）病因及损伤机制

臂丛神经损伤可发生于闭合损伤或穿透伤,骨折或脱位的牵拉伤对神经的撕裂。在穿透伤或伴有明显移位的粉碎骨折时,应考虑到是否存在血管损伤。

臂丛神经损伤多由牵拉伤所致。暴力使头部与肩部向相反方向分离,常引起臂丛上干损伤,重者可累及中干。肢体向上被牵拉,可造成臂丛下干损伤,水平方向牵拉则可造成全臂丛损伤,甚至神经根从脊髓发出处撕脱。

关于运动员臂丛神经损伤,最常见的是"burner"机制,即肩部撞击其他球员或摔倒在地,经常肩部被推向下,头被推挤到对侧,结果导致臂丛神经上干神经根受牵拉;或为压迫型损伤,头被推向撞击侧上肢相同的方向,或臂丛受到来自头盔或长曲棍的直接打击,而造成损伤。此外,从事摩托越野赛、滑板、滑雪等运动的运动员,可发生肩胛胸壁间的分离,此时附着在肩胛骨和躯干间的骨性和软组织结构撕裂,可造成神经的根性撕脱和血管损伤。

（三）诊断

1. 病史 有上肢受牵拉、肩部受撞击或直接打击等病史。

2. 症状及体征 臂丛神经损伤主要分为上臂丛损伤、下臂丛损伤和全臂丛神经损伤。

（1）上臂丛神经损伤:由于 C_7 神经单独支配的肌肉功能障碍不明显,主要临床表现与上干神经损伤相似,即腋神经支配的三角肌麻痹致肩外展障碍和肌皮神经支配的肱二头肌麻痹致屈肘功能障碍。

（2）下臂丛神经损伤:主要临床表现为尺神经及部分正中神经和桡神经麻痹,即手指不能伸屈,并有手内部肌麻痹表现,而肩、肘、腕活动基本正常。

（3）全臂丛神经损伤:表现为整个上肢肌呈弛缓性麻痹,全部关节主动活动功能丧失。

臂丛神经如为根性撕脱伤,则其特征性的表现为:C_{5-7} 神经根损伤:肩胛提肌、菱形肌麻痹及前锯肌麻痹;C_8、T_1 神经根损伤:出现 Horner 综合征,即患者眼裂变窄,眼球轻度下陷,瞳孔缩小,面颈部不出汗。臂丛神经根的感觉支配为:C_5——上臂外侧,C_6——前臂外侧及拇、示指,C_7——中指,C_8——环、小指及前臂内侧,T_1——上臂内侧中、下部。如臂丛神经根出现损伤则相应区域出现感觉障碍。

3. 辅助检查

（1）神经电生理检查:肌电检查和体感诱发电位对于判断神经损伤的部位、程度,以及帮助观察损伤神经再生及恢复情况有重要价值。

（2）X 线检查:burner 损伤的运动员应进行颈椎 X 线检查,以排除骨折或其他骨性损伤,必要时可行 CT 或 MRI 检查。

（3）动脉造影检查:高度怀疑肩胛胸壁分离时,应进行动脉造影以排除血管损伤。

（四）鉴别诊断

臂丛神经损伤会出现上肢的麻木、无力,需要与根性颈椎病相鉴别,根性颈椎病的上肢麻木、疼痛、无力与颈部活动有关,臂丛牵拉试验、叩顶试验阳性,颈部影像学检查有助于鉴别。腕管、肘管综合征也可见手部麻木,但卡压点以上无感觉、运动障碍;神经电生理检查有助于确定卡压点。

（五）治疗及康复

大多数运动致臂丛神经损伤的患者可自行恢复,后遗症很少。只有少数运动员恢复后偶发意外,可引起症状再次出现。

1. 治疗

（1）休息:禁止运动,直至症状消失、体检正常。上肢不能提重物,必要时早期肩部悬吊制动,减轻疼痛等不适。

（2）封闭疗法:症状不缓解的可用醋酸泼尼松龙等局部封闭治疗。

（3）神经营养药物应用:B 族维生素（维生素 B_1、B_6、B_{12} 等）、神经生长因子等药物有一定的促进神经再生作用。

（4）传统治疗:针灸、推拿等有助于神经恢复,预防肌肉萎缩。

（5）手术治疗:如 3 个月无明显功能恢复者应行手术探查,根据情况行神经松解、神经修复、神经移植、神经转移、肌肉转位等手术治疗。如为根性撕脱伤,则应早期探查。

2. 康复

（1）肌力训练:重视任何肌肉的肌力减退,鼓励患者进行颈椎和上肢在正常安全范围的康复训练,协助恢复上肢的运动和肌力。

（2）作业治疗:根据功能障碍的部位及程度、肌力及耐力的检测结果,进行木工、编织、打字、套圈、拧螺丝等操作。

（六）预防

1. 指导运动员采用正确的竞技技术,避免受伤。

2. 对抗性较强的运动如足球等,运动员应在肩垫上放置保护性垫环,可减少臂丛神经损伤的几率。

3. 对运动员进行有关臂丛神经损伤的宣传教育。

四、腰椎间盘突出症

腰椎间盘突出症是临床上常见的腰部疾病之一。本病多发于 20~40 岁之间,男性多于女性。

（一）解剖概要

脊柱由椎间盘、关节突关节、前后纵韧带、黄韧带、棘上韧带、棘间韧带、横突间韧带等将各脊椎连接而成。由骶棘肌、腰背肌和腹肌等肌肉增强其稳定性。以上任何结构损伤,均破坏脊柱的稳定性及平衡,从而产生各种症状。

椎间盘由上、下软骨终板,中心的髓核及四周的纤维环构成。

（二）病因及损伤机制

腰椎间盘突出症是腰椎间盘纤维环破裂,髓核从破裂处突出而致相邻神经根等组织受刺激或压迫,从而产生疼痛、麻木、酸胀等临床症状。其发病的内因主要是腰椎退行性改变;外因则有外伤、劳损或过劳等。

1. 椎间盘的退行性改变　椎间盘缺乏血液供给,修复能力较弱,20 岁以后椎间盘即开始逐渐退变,髓核含水量逐渐减少,椎间盘的弹性和抗负荷能力也随之减退。日常生活中椎间盘受到各方面的挤压、牵拉和扭转作用,易使椎间盘髓核、纤维环、软骨板逐渐老化,导致纤维环易于破裂,而致椎间盘突出。

2. 长期坐位和振动 汽车驾驶员在驾驶过程中,长期处于坐位及颠簸状态时,腰椎间盘承受的压力过大,可导致椎间盘退变和突出。

3. 过度负荷 当腰部负荷过重,长期从事弯腰工作,如:煤矿工人或建筑工人,需长期弯腰取重物,腰椎间盘负荷过重,容易导致椎间盘纤维环破裂。

4. 外伤 由于腰椎排列呈生理前凸,椎间盘前厚后薄,当患者在腰部损伤、跌伤、闪腰等时,椎间盘髓核向后移动,而致椎间盘向后突出。

(三)诊断

1. 病史 其发病史与性别、年龄、职业特点、外伤史多有关联。在举重、投掷、体操运动员中多见。

2. 症状及康复

(1)腰部疼痛:多数患者有数周或数月的腰痛史,或有反复腰痛发作史。腰痛程度轻重不一,严重者可影响翻身和坐立。一般休息后症状减轻,咳嗽、喷嚏或大便时用力,均可使疼痛加剧。

(2)下肢放射痛:一侧下肢坐骨神经区域放射痛是本病的主要症状。疼痛由臀部开始,逐渐放射至大腿后侧、小腿外侧,有的可发展到足背外侧、足跟或足掌,影响站立和行走。如果突出部在中央,则有马尾神经症状。合并腰椎管狭窄者,常有间歇性跛行。

(3)腰部活动障碍:腰部活动在各方面均受影响,前屈时明显受限。

(4)脊柱侧弯:多数患者有不同程度的腰椎侧凸。侧凸的方向可以表明突出物的位置和神经根的关系。

(5)下肢麻木感:病程较长者,常有主观麻木感。多局限于小腿后外侧、足背、足跟或足掌。

(6)患肢温度下降:不少患者患肢感觉发凉,检查时患肢温度较健侧降低;有的足背动脉搏动亦较弱,这是由于交感神经受刺激所致。

(7)腰部压痛伴放射痛:椎间盘突出部位的患侧棘突旁1cm处有局限的压痛点,并伴有向小腿或足部的放射痛,此点对诊断有重要意义。

(8)直腿抬高试验及加强试验:患者仰卧,伸膝,被动抬高患肢。正常人下肢抬高至60°~70°时感觉下肢后方疼痛不适。如果在60°以内即出现坐骨神经痛,则为阳性,说明有神经根受压或粘连。在直腿抬高试验阳性时,缓慢降低患肢高度,待放射痛消失,再被动背伸患肢踝关节以牵拉坐骨神经,又出现放射痛称为加强试验阳性。由于个人体质的差异,该试验阳性的度数标准不一定就是60°,应注意两侧对比。患侧抬腿受限,并感到向小腿或足的放射痛即为阳性。有时抬高健肢而患侧腿发生麻痛,系因患侧神经受牵拉引起。

(9)神经系统检查

1)感觉异常:腰3~4间盘突出(腰4神经根受压)时,小腿内侧感觉减退;腰4~5间盘突出(腰5神经根受压)时,小腿前外侧足背感觉减退,第2趾伸肌肌力常有减退;腰5骶1间盘突出(骶1神经根受压)时,小腿外后及足外侧感觉减退,第3、4、5趾肌力减退。

2）肌力下降：相关肌群的肌力下降。腰5神经根受压时,踝及趾背伸力下降;骶1神经根受压时,趾及足跖屈力减弱。神经压迫症状严重者患肢可有肌肉萎缩。

3）反射异常：腰3~4间盘突出(腰4神经根受压)时,可有膝反射减退或消失;腰5骶1间盘突出(骶1神经根受压)时,跟腱反射减退或消失。如突出较大,或为中央型突出,或纤维环破裂髓核碎片突出至椎管者,可出现较广泛的神经根或马尾神经损害症状,患侧麻木区常较广泛,可包括髓核突出平面以下患侧臀部、股外侧、小腿及足部。中央型突出往往两下肢均有神经损伤症状,但一侧较重;应注意检查鞍区感觉,常有一侧减退,有时两侧减退,常有二便障碍,性功能障碍,甚至两下肢部分或大部瘫痪。

3. 辅助检查

（1）X线片：需拍腰椎的正、侧位片,必要时加拍左右斜位片。常有脊柱侧弯,有时可见椎间隙变窄,椎体边缘唇状增生。X线征象虽不能作为确诊腰椎间盘突出症的依据,但可借此排除一些疾患,如腰椎结核、骨性关节炎、骨折、肿瘤和脊椎滑脱等。

（2）CT：可显示骨性椎管形态、黄韧带是否增厚及椎间盘突出的大小、方向等,有较大的诊断价值。

（3）MRI：可全面观察各腰椎间盘是否病变,了解髓核突出的程度和位置,并鉴别是否存在椎管内其他占位性病变。

（4）电生理检查：神经肌电图、神经传导速度及诱发电位等可协助确定神经损害的范围及程度,观察治疗及恢复进程。

（四）鉴别诊断

腰椎间盘突出症临床表现为腰痛、下肢麻木和疼痛,重者出现下肢无力、二便障碍等。和急性腰扭伤、腰椎后关节紊乱、腰椎管狭窄症、腰椎结核、椎体转移瘤、脊膜瘤及马尾神经瘤等临床症状相似,需要鉴别。通过X线、CT、MRI等影像学检查易于鉴别。

（五）治疗及康复

1. 治疗 多数患者可经非手术治疗缓解或治愈,主要目的是减轻椎间盘突出部分和受刺激神经根的炎性水肿,减少或解除对神经根的压迫。主要适用于年轻、初次发作或病程较短者;休息后症状可自行缓解者;无椎管狭窄者。

（1）卧床休息：症状初次发作时,立刻卧床休息。卧床2~3周后戴腰托起床活动,3个月内不做弯腰拿物动作。

（2）消炎镇痛：非甾体类镇痛药如双氯芬酸、布洛芬等,镇痛效果强,但不宜较长时间服用,尤其是对于同时患有肝肾病、高血压、糖尿病患者更要注意禁忌,以免引发新的问题。对处于急性期的腰椎间盘突出症患者,静点类固醇类药物,辅以脱水剂,以消除神经根水肿。

（3）腰椎牵引：使椎间隙略为增宽,减少椎间盘内压,扩大椎管容量,减轻对神经根的刺激或压迫。孕妇、高血压和心脏病患者禁用。

（4）局部药物封闭治疗：药物封闭治疗是将局麻药物以注射方式进行神经根封闭、椎管内封闭、骶管内封闭等,现在最常见的是骶管滴注方法,将生理盐水和局麻药物、激素、神经营养药等按照不同比例通过骶管滴注入硬膜外,起到消除神经根水肿和炎症的作用,对于疼痛剧烈的急性期患者,止痛效果相当好。

笔记

（5）外用药：包括药膏、中药外敷、药物加红外线导入、药物加离子导入、中药熏蒸等方法，可减少腰椎间盘突出引起的神经疼痛。

（6）物理治疗：推拿、针灸、拔罐、脉冲激光、中频脉冲电、红外线照射、磁疗等。可几种物理治疗方法一起使用，以提高疗效。

手术治疗的适应证：①非手术治疗无效或复发，症状较重影响工作和生活者；②神经损伤症状明显、广泛，甚至继续恶化，疑有椎间盘纤维环完全破裂，髓核碎片突出至椎管者；③中央型腰椎间盘突出有大小便功能障碍者；④合并明显的腰椎管狭窄症者。

常用手术有髓核摘除术、后路椎间盘镜或椎间孔镜微创术、腰椎融合术等。

2. 康复　腰椎间盘突出的根本原因就是长期的不良姿势，所以矫正异常姿势是核心和根本，可以减轻突出物对神经和脊髓的压迫，使症状减轻或消失。在矫正姿势的前提下，加强腰背肌群的肌力锻炼。可以采用仰卧位半桥、仰卧位全桥、俯卧位燕式等锻炼方法。

（六）预防

1. 纠正不良坐姿，长期伏案工作者需要注意桌、椅高度，定时改变姿势。

2. 治疗后的患者在一定时期内佩戴腰托。但应加强腰背肌训练，增加脊柱的内在稳定性。如果长期使用腰托而不锻炼腰背肌，反而会因失用性肌萎缩带来负面效果。

3. 尽量减少弯腰取物，特别是重物。如果必须弯腰，最好采用直腰、屈髋、屈膝下蹲的方式，减少对椎间盘后方的压力。经常弯腰工作的人群，应定时挺胸伸腰，适度佩戴腰托。

五、腰椎滑脱

腰椎滑脱是指创伤、劳损等原因造成相邻椎体的连接出现异常，上位椎体与下位椎体部分或全部滑移。正常人的腰椎排列整齐，如果其中一个腰椎的椎体相对与邻近的腰椎向前滑移，即为腰椎滑脱。

（一）解剖概要

腰椎椎体较大，棘突伸向后方，关节突关节面呈矢状位。人体有五块腰椎，每一个腰椎由前方的椎体和后方的附件组成。椎板内缘成弓形，椎弓与椎体后缘围成椎孔，上下椎孔相连，形成椎管，内有脊髓和神经通过，两个椎体之间的联合部分就是椎间盘。脊柱由椎间盘、关节突关节、前后纵韧带、黄韧带、棘上韧带、棘间韧带、横突间韧带等将各脊椎连接而成。

（二）病因及损伤机制

腰椎滑脱的发病原因主要是先天发育异常，或者外部损害，或者退行性变等造成。临床表现为腰骶部疼痛，有时合并下肢麻木、疼痛；严重者可出现大小便异常。

1. 发育不良性滑脱　多产生于 $L_5 \sim S_1$ 的小关节，常伴有较明显的隐裂。上下关节突发育不良，不能有效的相紧扣，在运动时就有可能出现滑移，多见于青少年运动员。

2. 椎弓崩裂性滑脱　是最早发现也是最常见的一种滑脱，滑脱发生于崩裂之后。椎弓崩裂的形成主要有三种类型：①峡部疲劳骨折；②峡部狭长薄弱（峡部微小骨折，椎体受牵拉略前移而愈合，往复多次导致峡部变细延长）；③峡部急性骨折。

3. 创伤性滑脱 由于急性外伤造成椎弓断裂、椎间盘损害、椎体脱位形成的滑脱,实际上是骨折脱位。与峡部崩裂区别的是,骨折常发生于下关节突或椎弓根,伴椎体向前移位。

4. 退行性变滑脱 多发生于老年女性,椎弓完整,主要由于小关节退变所致,一般滑脱不超过 1/3,常发生于 $L_4 \sim L_5$ 椎体。

（三）诊断

1. 病史 其发病与性别、年龄、职业特点、外伤史多有关联。

2. 症状及体征 椎弓崩裂和滑脱可无症状,部分出现症状主要为腰骶部疼痛,或者合并坐骨神经痛。

（1）腰骶部疼痛:只有腰骶部疼痛而无下肢疼痛麻木者,是因腰部结构紊乱、失稳产生的。多发生于腰部扭伤或者运动后,以后持续存在。疼痛为钝痛,劳累、久站、弯腰时加重,卧床休息后减轻。

（2）坐骨神经痛:疼痛原因:断裂处形成的纤维软骨瘢痕,刺激压迫神经根,产生节段神经根痛;滑脱的椎弓根及残留椎板,将神经根牵拉折曲;椎间孔处椎板远端倾斜压迫神经根;第5腰神经正好经过椎体横突韧带的下方,椎体滑脱时可能会压迫此神经;随椎体前移的马尾神经可因下位椎体上后缘的向后突起而受压。

3. 辅助检查

（1）X线片:侧位片可显示椎体移位程度,常用的测量方法为 Meyerding 法:将骶骨上面矢径划分为 4 等份,椎体后缘向前移位在 1/4 以内者,为 I 度滑脱,1/4~2/4 为 II 度滑脱,2/4~3/4 为 III 度滑脱,3/4 以上为 IV 度滑脱。此法简单,临床最常用。

（2）CT、MRI:诊断明确者,不必做这些检查,只有在怀疑峡部损伤,X线片显示不清者,可做 CT。MRI 可代替椎管造影,显示椎管狭窄及硬膜受压情况。

（四）鉴别诊断

腰椎滑脱主要症状是腰骶部疼痛、坐骨神经痛,与腰椎间盘突出症、腰椎后关节紊乱、腰椎管狭窄症、腰椎结核、椎体转移瘤、脊膜瘤及马尾神经瘤等临床症状相似,一般通过 X 线即可鉴别,复杂时可以进行 CT、MRI 等影像学检查,易于鉴别。

（五）治疗及康复

1. 治疗 可分为无症状者和有症状者两大类处理。大多数人本身无症状,是在体检中或者其他病检查中发现,一般不需要特殊处理,在运动时或弯腰搬运重物时注意保护腰部。对有腰痛、下肢痛者,应根据情况,给予下列相应治疗。

（1）非手术治疗:对于首次出现症状或腰痛不重者,可以卧床休息、消炎镇痛、局部药物封闭治疗、物理治疗等,并佩戴腰围保护。

（2）手术治疗:对于持续或者反复发作腰背痛,保守治疗不能治愈或缓解者;出现下肢神经或者马尾神经功能障碍者;滑脱有进展的青少年,应给予手术治疗。手术目的是解除神经受压,滑脱复位和融合,增加脊柱稳定性。常用手术方法:椎板切除减压、植骨融合术、减压复位椎弓根内固定术。

2. 康复 对于腰椎滑脱无症状者,可以进行增强腹肌、腰背肌肌力训练,主要方法有仰卧起坐、单桥训练、双桥训练等。对有症状者,急性期可以进行腹肌、腰背肌等长运动训练,逐渐可以进行等张运动,最后进行抗阻运动。对于手术患者,急性期要佩戴腰围保护,2 周以内可以进行踝泵练习、股四头肌和腘绳肌等长运动。在佩戴腰围确保安全的前提下,可以适当下床行走。术后 2~4 周可以进行腹肌、腰背肌等长运动,评估安全后可以进行双桥运动。4 周以后可进行脊柱的伸屈、旋转运动。

（六）预防

1. 运动前做好腰部准备工作,比赛时佩戴腰围保护。

2. 注意场地安全检查,清理地面水、沙子、冰雪等,避免摔倒。

3. 平时加强腰部核心稳定性力量训练,提高身体的控制能力。

4. 采用合理的技术动作和用力方式,提拉重物时尽量靠近身体,避免弯腰过多。

六、急性腰扭伤

急性腰扭伤是腰部肌肉、筋膜、韧带等软组织因外力作用突然受到过度牵拉而引起的急性损伤。由于运动员训练强度大,腰部要承受很大的扭转、牵拉、挤压,甚至撞击,损伤发生率更高。急性腰扭伤是常见的运动损伤,多见于体操、跳水、划船、田径、球类等运动项目。

（一）解剖概要

腰骶部是人体躯干连接下肢的桥梁,又是身体活动的枢纽。腰部有 5 块腰椎起支撑作用;椎间盘和韧带是被动稳定系统;深层肌肉是主动稳定系统。深层肌肉包括骶棘肌、半棘肌、多裂肌和回旋肌、横突间肌、棘突间肌等,这些肌肉也被称为稳定肌,作用是在躯干产生运动前收缩,以保证脊柱的稳定性。浅层肌肉包括斜方肌和背阔肌,是腰部运动的动力,也称原动力。

（二）病因及损伤机制

急性腰扭伤一方面是局部负荷量超过腰部所能承受的能力,引起该部位相关组织结构的急性损伤;另一方面是脊柱超过正常范围活动或者技术动作错误;从而出现腰部疼痛,活动受限等。核心稳定性力量不足:如举起过重的杠铃时强行发力,容易导致训练负荷超出机体负担能力而发生损伤。提拉重物动作错误、用力过猛:由于提起重物离身体过远,重心不稳时发力导致损伤;抬、拉过重的物体也容易导致腰扭伤发生。场地湿滑:由于场地有水、沙土或者冰雪等导致失去重心。有身体接触项目中的相互碰撞:由于碰撞导致身体失去重心往往是腰扭伤的重要原因。非身体接触项目中的突然转身、变向引起:如足球防守中移动、排球的救球等。

（三）诊断

1. 病史　体操、举重、足球、摔跤等运动员腰部活动较多,多有明确的受伤史,腰部有撕裂感。

2. 症状及体征　腰部疼痛剧烈,严重者不能站、坐、翻身,疼痛为持续性,活动时明显加重,休息后疼痛缓解不明显。打喷嚏、咳嗽、大小便等均可使疼痛加重,有时可以受伤后半天或隔夜才出现疼痛、腰部活动受阻。

检查:患者呈被动体位,站立时腰部僵硬,肌肉紧张,伤者常以手撑腰,活动受限。患者俯卧位,腰肌放松,一般能找到明显的压痛点。若为小关节扭伤,疼痛部位较深,由于关节常因伤肿胀,导致各个方向活动均受限。

3. 辅助检查

（1）X 线平片:损伤较轻者,X 线平片无异常表现。损伤严重者,X 线表现:一般韧带损伤多无异常发现,或见腰生理前突消失;棘上、棘间韧带断裂者,侧位片表现棘突间距离增大。可排除一些疾患,如腰椎结核、骨性关节炎、骨折、肿瘤和脊椎滑脱等。

（2）MRI:可观察腰部肌肉韧带病变,了解肌肉韧带损伤的程度和位置,并鉴别是否存在椎间盘病变。

（四）鉴别诊断

急性腰扭伤临床表现为腰部疼痛,一般有明确的受伤史,腰部有撕裂感。大多数通过临床症状都可以和腰椎间盘突出症、腰椎后关节紊乱、腰椎结核、椎体转移瘤等相鉴别,必要时可查 X 线、CT、MRI 等进一步鉴别。

（五）治疗及康复

1. 治疗　多数患者可经保守治疗缓解或治愈。主要目的是消除炎性水肿,减少或解除炎性刺激。扭伤后应立即局部冷敷、制动,同时采取以下治疗措施:

（1）卧床休息:症状初次发作时,立刻卧床休息。卧床休息 1 周左右,不要睡软床,在腰部垫一个小枕头或者毛巾。

（2）消炎镇痛:非甾体类镇痛药如双氯芬酸、布洛芬等,镇痛效果强,但不宜较长时间服用,尤其是对于同时患有肝肾病、高血压、糖尿病患者更要注意禁忌,以免引发新的不适症状。

（3）局部药物封闭治疗:药物封闭治疗是将局麻药物和激素进行腰部压痛点注射,起到消除肌肉韧带炎症的作用,对于疼痛剧烈的急性期患者,止痛效果相当好。

（4）外用药:包括药膏、中药外敷、药物加红外线导入、药物加离子导入、中药熏蒸等方法,可减轻疼痛。

（5）如有小关节错位,手法复位疗效明显。

（6）其他治疗:针灸、拔罐、脉冲激光、中频脉冲电等疗效确切,尤其是针灸,见效快,疗效明显。

2. 康复　急性腰扭伤根本原因就是腰部肌肉力量下降,运动时姿势不当。所以训练腰部肌力是核心和根本,增强腰部肌肉韧带力量能够保护腰部,可采用仰卧位半桥和全桥、俯卧位燕飞式等锻炼方法。

（六）预防

1. 运动前做好腰部准备工作,避免突然剧烈运动。

2. 注意场地安全检查,清理地面水、沙子、冰雪等。

3. 平时加强腰部核心稳定性力量训练,提高身体的控制能力。

4. 采用合理的技术动作和用力方式,提拉重物时尽量靠近身体,避免腰椎超范围活动。

第十二节　头面部损伤

一、运动性脑震荡

脑震荡是指头部遭受暴力打击后,即刻发生短暂的脑功能障碍。它是最轻的一种脑损伤,经治疗后大多可以治愈。多发生于足球、拳击、棒球、摩托车等项目运动员。

（一）解剖概要

脑是中枢神经系统的主要部分,包括大脑、间脑、小脑、脑干(包括中脑、脑桥和延髓),其中分布着很多由神经细胞集中而成的神经核或神经中枢,并有大量上、下行的神经纤维束通过,连接大脑、小脑和脊髓,在形态和功能上把中枢神经各部分联系为一个整体,脑内部的腔隙称为脑室,充满脑脊液。以上任何部位因震荡发生移动,均可能使脑干受到轻度牵扯,致脑干网状结构功能出现暂时性失调,引起神经功能紊乱。

（二）病因及损伤机制

脑震荡多为直接暴力所致,如散打或者拳击运动中头部受到对方猛烈击打;赛车运动员出现翻车事故头部触地;足球运动员争抢球摔倒时头部撞地。头部遭受钝性暴力直接作用,颅内脑组织因震荡发生移动,导致颅内压力变化、脑血管功能紊乱、脑干的机械性牵拉或扭曲等,引起暂时性神经功能紊乱。个别人也可能由间接暴力引起,如高处坠落时臀部着地,地面反作用力沿脊柱传到至头部,或赛车时由于急刹车,头部猛烈晃动引起。

（三）诊断

1. 病史　其发病与性别、年龄、职业特点、外伤史多有关联。举重、投掷、体操运动员中多见。

2. 症状及体征

（1）伤后即刻发生短暂意识障碍,时间短则几秒钟,长则数分钟,一般不超过 5 分钟,最长不超过 30 分钟。清醒后出现"遗忘"现象或者暂时性记忆障碍,如忘记自己名字,受伤经过,甚至伤前某一段时间内所发生的事情不能回忆。还有头晕、头痛、恶心、呕吐、眼花、耳鸣、失眠、注意力不集中、言语不清等。多数患者经短期休养,上述身体不适可消失,个别患者也会较长时间留有后遗症状。

（2）体征:意识丧失时,全身肌肉松弛,面色苍白,肌张力下降,腱反射减弱,脉搏细缓,呼吸浅慢,瞳孔正常或稍缩小。清醒后无神经损害的阳性体征,呼吸、血压、体温、脉搏正常。

3. 辅助检查

（1）颅骨 X 线检查:无骨折发现。

（2）颅脑 CT、MRI 扫描:颅骨及颅内无明显异常改变。

（3）脑电图检查:伤后数月脑电图多属正常。

（四）鉴别诊断

1. 蛛网膜下腔出血　指脑底部或脑表面的病变血管破裂,血液直接流入蛛网膜下腔引起的一种临床综合征,表现为头痛、呕吐,甚至意识障碍等,这些症状持续时间较长。多伴有动脉瘤、高血压动脉硬化、动静脉畸形等病变。脑 CT 显示蛛网膜下腔内高密度影,脑脊液检查有血性脑脊液。

2. 脑出血　由各种原因引起的脑大、小动脉,静脉和毛细血管自发性破裂,出现头痛、意识障碍、呕吐,多合并有肢体无力、麻木等临床表现,脑 CT 显示脑实质高密度影。

（五）治疗及康复

1. 治疗　多数患者在 2 周内恢复正常,预后良好。患者出现意识障碍应让患者立即平卧,保持呼吸道通畅,不要随意搬动。检查患者的呼吸、脉搏、血压、体温以及瞳孔大小,必要时掐人中,甚至心肺复苏。如果出现下列情况之一者,提示可能有严重颅内损伤,应尽快送医院进一步检查治疗:

（1）昏迷超过 5 分钟。

（2）出现头痛剧烈、喷射状呕吐。

（3）出现二次昏迷,或颈项强直。

（4）口、耳、鼻有血或液体流出。

（5）双侧瞳孔不对称或变形。

2. 康复　伤后建议休养,不建议过早训练,如果要比赛或者训练,最好经过医生检查后再确定。

（1）对于轻微脑震荡,没有意识障碍,并且各种症状在损伤后 15 分钟内消失者,可以恢复比赛或者训练,但一旦再次出现症状,应立即停止一切训练。

（2）严重的脑震荡,症状消失后,经指鼻试验或闭目举臂单足站立平衡试验检查,证实患者共济失调能力恢复,方能逐步恢复训练。可先进行低强度有氧运动,如骑功率车,没有不舒服后再进行非身体对抗性训练,然后在医生允许下进行身体对抗训练。

（六）预防

1. 掌握跌倒时的自我保护技巧。

2. 合理佩戴头部护具进行保护。

3. 掌握正确的动作要领,尽量不要攻击头部,或者用头部攻击对方。

4. 严格裁判,防止恶意攻击。

5. 重视场地安全管理。

二、耳损伤

耳位于眼睛后面,它具有辨别振动的功能,能将振动发出的声音转换成神经信号,然后传给大脑。在脑中,这些信号又被翻译成我们可以理解的词语、音乐和其他声音。常见耳损伤是摔跤耳和外伤性鼓膜破裂。

（一）摔跤耳

摔跤耳是指耳廓遭受钝性暴力打击而引起的挫伤,因多见于摔跤运动员而得名。有时拳击、手球、足球、武术等项目的运动员也会见到。

1. 解剖概要　耳廓是外耳的一部分,主要由软骨构成,有收集声波的作用。

2. 病因及损伤机制　摔跤是对抗性强的重竞技项目,由于要进行贴身的搏斗,摔跤手们发力时经常要用头抵住对方,而对方挣扎,耳朵自然会受到揉搓撞击,导致耳廓软骨与皮肤之间出血形成血肿。起初可能是折断破损,如若损伤未治愈便又投入训练,久之会导致软骨增生,耳的轮廓逐渐消失、肿胀,如菜花状,形成"菜花耳"。篮球、足球运动中由于快速碰撞耳廓也可发生此类损伤;拳击、武术等项目中,运动员的耳廓因被反复打击也易发生损伤。

3. 诊断

（1）有耳廓反复暴力打击受伤史。

（2）耳部疼痛,局部压痛,耳廓有圆形血肿。

（3）耳廓挛缩变形,外观像菜花样。

4. 治疗及康复 训练或者比赛中,耳廓受伤时,应立即冰敷。如有血肿,在严格消毒前提下用无菌针点刺放血,积血放出后压迫止血;如遇大血肿需要在无菌操作下切开清除积血,再用电凝止血,然后用火棉胶浸湿的无菌纱布或棉花压迫固定,24 小时更换一次。摔跤耳急性期处理非常重要,一旦形成菜花样畸形,只能矫形治疗。

5. 预防

（1）比赛或者训练时耳部涂凡士林,增加耳部滑润。

（2）佩戴专业头盔保护耳部。

（3）比赛或者训练尽量减少暴力打击耳廓。

（二）外伤性鼓膜破裂

外伤性鼓膜破裂多指耳朵遇到外界空气或水压力突然猛烈震动冲击时导致的鼓膜破裂。多见于水球、拳击、篮球、跳水等项目的运动员。

1. 解剖概要 鼓膜也称耳膜,为一弹性灰白色半透明薄膜,将外耳道与中耳隔开。鼓膜虽很薄,但它的解剖结构有三层:上皮层与外耳道皮肤相连续。中层为放射形,由环状纤毛构成,所以有一定弹性和张力。内层为黏膜层,与鼓室黏膜相延续。

2. 病因及损伤机制 外伤性鼓膜破裂多因空气或水压力突然猛烈震动冲击鼓膜所致。如在拳击运动中,耳廓突然被拳头打击;跳水运动时耳部被水压冲击;篮球运动时被球击中耳部;均可以使外耳道局部气压突然升高冲击鼓膜,导致鼓膜破裂。另外,潜水队员因感冒耳咽管不通,潜水时也可以发生鼓膜破裂。

3. 诊断

（1）有耳部暴力打击受伤史。

（2）耳内突然发生剧烈疼痛,耳鸣或者重听,严重者出现眩晕、耳聋等。

（3）外耳道可有少量出血。

（4）耳镜检查可发现外耳道或鼓膜上有血迹,鼓膜上有裂缝。

4. 治疗及康复 用 0.1%新洁尔灭溶液涂擦外耳道,并用消毒棉球轻塞耳孔。不要向外耳道内滴入消炎药,以防止外耳道内细菌进入中耳继发感染。轻的鼓膜破裂一般可在 1 个月左右自行愈合,听力也随之而恢复正常。如果鼓膜穿孔已经愈合仍遗留传导性耳聋,跟踪观察 2~3 个月,如听力无好转,需考虑进行手术治疗。

5. 预防

（1）避免耳部受外部剧烈打击。

（2）佩戴专业头盔保护耳部。

（3）跳水、水球、潜水运动员及时排出耳内积水,消毒后保持干燥。

三、眼部损伤

眼包括眼球、眼睑、结膜、眼肌等结构,是一个非常精细的器官,可以在不同的环境下对自己的具体形态进行改变,使人类在复杂的环境中获取正确的信息。

由于眼部解剖生理的特殊性,在运动中,尤其是剧烈对抗运动中,都有可能发生意外,损伤眼部,其表现因致伤物质、致伤方式和致伤力量不同而各有差异。拳击、武术、球类、跳水等运动项目,是意外中最易导致眼损伤的运动项目。

（一）眼眶皮肤裂伤

眼眶皮肤裂伤是指眶上皮肤在眶骨上被拳击手套或器械打击、摩擦;或眼眶不慎碰撞在器械上所致,多见于拳击、武术、自由搏击等运动项目。有时还可能合并邻近部位的颅骨、鼻骨的骨折,甚至颅底骨折。骨折如发生在眶尖部,压迫或切断视神经则视力下降,甚至失明。

治疗应局部冰敷,减少出血;局部消毒后压迫止血;伤口小的可以创可贴外贴,大的伤口清创缝合。

（二）眼睑挫伤

眼睑皮肤及皮下组织疏松,血管丰富,挫伤多因钝性致伤物致眼睑肌肉、神经、血管和骨膜的损伤。常有眼睑皮下出血或血肿,也可有眼睑裂伤。眼睑皮下气肿,触诊有捻发音,说明有眶壁骨折,眶与鼻窦沟通。如伴有结膜下出血及迟发性眼睑皮下出血,常累及双眼,呈"熊猫眼",可能伴有颅底骨折。损伤性上睑下垂,多半由于致伤物碰撞眶上缘与眼球之间,提上睑肌过度拉伸或撕裂,以及动眼神经损伤所致。

一般24小时内冷敷,减少出血,如存在角膜损伤,眼球内出血,组织有裂口时,不应冷敷。48小时后可热敷,或者外用药物。如果损伤鼻腔或鼻窦,应避免用力动作,局部加压包扎。

（三）结膜和角膜异物

在户外运动时,如遇大风飘扬的砂粒、尘埃,以及飞行的虫子等,都有可能进入眼部,黏附结膜或者角膜上,严重时会嵌在角膜上。如若取出不及时就会导致结膜充血,甚至继发感染。

异物进入眼部,一般会出现眼部疼痛、流泪等不适,严重者可有瞳孔缩小,眼睑痉挛。时间久了还可能出现结膜充血和分泌物增多。检查时如果异物没有被泪水冲走,可以发现眼睑里面有异物。异物进入眼内尽量不要揉搓眼部,应该闭眼一会再睁眼,让泪水冲走异物。如若冲不下去,可以用消炎眼药水或者生理盐水冲洗。如果嵌在角膜上,需要到眼科麻醉下取出异物,再外用消炎眼药水预防感染。

（四）视网膜震荡和视网膜剥离

视网膜震荡是由于震荡后,后极部出现的一过性视网膜水肿,视网膜变白,视力下降。视网膜震荡发生于外伤后数小时内,在视网膜上形成一个分界不清的水肿区,多见于黄斑部。视力损害因黄斑水肿程度而异,轻者接近正常,容易被忽略,而继续比赛或者训练,以致视力骤降。治疗:患者须卧床休息,避免大量运动。皮质类固醇、维生素C、血管扩张剂、中药等药物治疗有效。

视网膜剥离多见于眼部经常受到过大、过多压力的运动项目中,如跳水、自由搏击、武术、拳击等,特别是有家族史的运动员,近视居多,玻璃体因外力不断动摇,其牵张力足以使视网膜撕裂,剥离多发生在伤后几周或者几个月。视力骤降是主要症状,治疗以手术为主。

学习小结

1. 学习内容

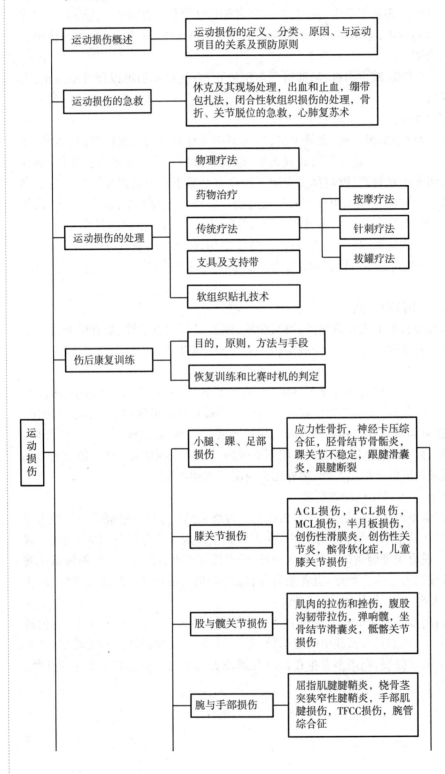

运动损伤概述 —— 运动损伤的定义、分类、原因、与运动项目的关系及预防原则

运动损伤的急救 —— 休克及其现场处理，出血和止血，绷带包扎法，闭合性软组织损伤的处理，骨折、关节脱位的急救，心肺复苏术

运动损伤的处理
- 物理疗法
- 药物治疗
- 传统疗法 —— 按摩疗法、针刺疗法、拔罐疗法
- 支具及支持带
- 软组织贴扎技术

伤后康复训练
- 目的，原则，方法与手段
- 恢复训练和比赛时机的判定

运动损伤
- 小腿、踝、足部损伤 —— 应力性骨折，神经卡压综合征，胫骨结节骨骺炎，踝关节不稳定，跟腱滑囊炎，跟腱断裂
- 膝关节损伤 —— ACL损伤，PCL损伤，MCL损伤，半月板损伤，创伤性滑膜炎，创伤性关节炎，髌骨软化症，儿童膝关节损伤
- 股与髋关节损伤 —— 肌肉的拉伤和挫伤，腹股沟韧带拉伤，弹响髋，坐骨结节滑囊炎，骶髂关节损伤
- 腕与手部损伤 —— 屈指肌腱腱鞘炎，桡骨茎突狭窄性腱鞘炎，手部肌腱损伤，TFCC损伤，腕管综合征

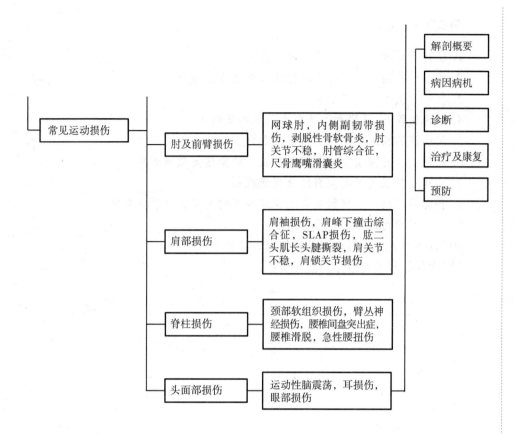

2. 学习方法

运动损伤问题不仅是专业运动员经常遇到的困扰,在群众性的体育运动中也时有发生,因此自然成为运动医学研究和关注的重点。本章内容对于拓展康复治疗专业学生的知识结构,奠定运动损伤康复治疗的理论基础,具有重要价值。

本章的知识点较多,其主要内容包括运动损伤概述、运动损伤的急救和处理、伤后康复训练、四肢、脊柱及头面部损伤等。学习时应注意相关知识点之间的联系,如只有充分了解运动损伤发生的原因及其与运动项目的内在联系,才能真正理解运动损伤的预防原则,采取有效的预防措施。学习运动损伤的急救与处理时,要联系运动损伤的分类,不同类别的损伤,处置方法是不同的,如急性损伤(多为非运动技术伤)与慢性损伤(多为运动技术伤)的区别。一些常见运动损伤的病因和发生机制、诊断要点以及康复治疗的原则和方法,是本章的重点和核心内容。这部分内容与人体解剖学、运动学的相关知识联系紧密,因此,对上述课程的及时复习是十分必要的。对特定的运动损伤,掌握诊断与康复治疗的方法是关键,但要实现这一学习目标,必须在现有知识背景的基础上,充分理解运动损伤的病因和发生机制,这一点是前提和基础。此外,在学习的过程中,要坚持理论联系实际的原则,勤于观察和思考,努力培养动手实践能力。

(李云霞 杨敏 王上增 熊勇 葛亚博)

复习思考题

1. 试述运动损伤的常见原因和预防原则。

2. 闭合性软组织损伤的急救处理原则及方法是什么?

3. 物理疗法的作用有哪些?

4. 试比较等长、等张和等速肌力训练的优缺点。

5. 弹响髋的临床表现及诊断要点是什么?

6. 单髋过伸复位法治疗骶髂关节损伤的操作要领有哪些?

7. 试述屈指肌腱腱鞘炎病因及损伤机制。

8. 桡骨茎突狭窄性腱鞘炎与腕管综合征的主要鉴别要点有哪些?

9. 试述网球肘的病因及损伤机制。

10. 试述肘关节内侧副韧带损伤的症状及体征。

11. 肘管综合征的治疗方法有哪些?

第五章

运动性疾病

📋 学习目的

　　通过学习各种运动性疾病的病因及机制、临床表现及诊断要点,以及处理治疗方法和预防措施,为日后从事相关领域的康复治疗工作奠定必要的理论基础。

　　学习要点

　　各种常见运动性疾病的病因以及临床表现;各种常见运动性疾病的诊断要点及处理治疗方法;各种常见运动性疾病的预防措施。

第一节　运动性疾病概述

　　在运动训练或比赛过程中除了会发生各种运动损伤外,也会发生一些运动性疾病,而且这些疾病具有一定的特殊性,与临床医学上的疾病有一定的区别,往往容易被忽视。这些运动相关疾病,轻者影响运动员的运动成绩和身体健康,重者可以过早地结束运动员的运动生涯或生命。及时发现并正确诊断这些疾病,进行有效的处理和治疗,不但可以提高运动员的运动成绩,还可以延长运动员的运动寿命、保障运动员的健康。

　　运动性疾病是指由于机体对运动不适或训练安排不当而引起的各种疾病、综合征或功能异常。

一、运动性疾病分类

　　运动性疾病涉及身体的多个器官、系统,表现形式多种多样,因此分类方法很多,为了有利于运动性疾病的诊断和治疗,一般按照以下三种方法进行分类:

　　(一)根据发病系统分类

　　由于运动性疾病所在的系统不同,可分为循环系统(如运动性心律失常、运动性高血压等)、呼吸系统(如运动性哮喘、运动性鼻炎、自发性气胸等)、消化系统(如运动性腹痛、运动性胃肠道综合征等)、泌尿系统(如运动性血尿、运动性蛋白尿、运动性管型尿等)、造血系统(如运动性贫血等)、神经系统(如运动性头痛等)和内分泌系统(如运动性月经失调、女性运动员三联征等)运动性疾病等。

笔记

（二）根据病因分类

根据病因可分为过度紧张综合征、过度训练综合征、运动性中暑、运动性冻伤、溺水和肌肉痉挛等。

（三）根据发病缓急分类

1. 慢性疾病 其特点是发病缓、病程长、症状渐起,如过度训练综合征(过度疲劳)、运动性贫血、停训综合征、女性运动员三联征等。

2. 急性疾病 其特点是发病快、病程短、症状骤起,如溺水、运动性中暑、运动性晕厥、运动性猝死等。

本章重点介绍的运动性疾病主要有:过度训练综合征、过度紧张综合征、运动性晕厥、肌肉痉挛、运动性贫血、运动性中暑、运动性胃肠道综合征、运动性血尿、运动性蛋白尿、运动性高血压、停训综合征、女性运动员三联征、运动性猝死等。

二、运动性疾病的病因

运动性疾病的病因较多,涉及各个方面,根据国内外对运动性疾病原因的综合研究,主要有以下几个方面:

1. 运动训练和比赛安排不当 在运动训练的某些周期中,由于运动负荷量较大或增加过快,缺乏必要的间隔和休息,导致运动员的疲劳积累而引起的各器官系统的功能紊乱或病理改变;此外,运动员伤病后过早开始训练或比赛,连续参加重大比赛导致运动员身心疲惫,也是引起运动性疾病发生的重要原因。

2. 运动员身体功能水平下降 运动员的转地训练、季节变换、跨时区飞行后的时差变化、高原训练的初期,往往会导致运动员身体功能水平下降而引发各种运动性疾病。

3. 运动员心理状态不良 在运动员遭受精神创伤、心情不畅、情绪低落、急躁或比赛压力过大时,容易造成机体生理功能紊乱,导致各种运动性疾病的发生。

4. 运动项目自身特点所致 有些运动性疾病是不同运动项目的自身特点所致,如周期性耐力项目(中长跑、马拉松、公路自行车、长距离游泳等),由于运动负荷量大而易导致过度训练综合征、过度紧张综合征、运动性贫血、肌肉痉挛、晕厥、女性运动员三联征和运动性猝死等;力量性运动项目(举重、投掷、健美等)容易引起运动性高血压;而有些运动项目(拳击、跆拳道、散打等),由于运动员的身体或头部受到暴力打击而易引起运动性晕厥、运动性蛋白尿和运动性血尿等。

5. 运动员生活制度的破坏 运动员破坏正常生活规律(如熬夜、过度饮酒、娱乐、社会活动过多等),会使疲劳积累,易导致过度训练综合征。

6. 营养不合理 主要表现在运动员不吃早餐、偏食,运动训练过程中所消耗的热能以及各种营养素得不到及时补充,导致身体代谢能力差,能源储备不足,易发生过度训练综合征、运动性低血糖、运动性贫血、晕厥等运动性疾病。

7. 环境不良 训练或比赛时场地、气候因素不利,如跑道过硬易引起运动性血红蛋白尿;潮湿高热天气容易发生运动性中暑;空气过于寒冷或水中项目水温过低,容易造成肌肉痉挛、运动性哮喘等病症。

三、运动性疾病的诊断

运动性疾病的诊断目前仍是个难点,因为许多运动性疾病没有典型性特征,表现大多与常见内科疾病相同,因此不易诊断。运动性疾病的诊断应详细询问患者的病史和运动史,结合运动员的运动负荷量、自身反应、体征和辅助检查结果综合判断。

四、运动性疾病的治疗原则

运动性疾病的治疗原则主要包括两个方面:

1. 病因治疗 减少或调整运动负荷量、改变训练内容和方法、改变训练地点和环境常能消除症状和体征,是较好的治疗措施。

2. 对症治疗 根据症状,可用镇静安眠、降压类药物,多种维生素和矿物质复合制剂,能量合剂(三磷酸腺苷、胰岛素、辅酶A),中药类灵芝、刺五加,以及各种方剂等。同时,针灸、按摩、理疗和水疗也是运动性疾病的常用治疗方法。

五、运动性疾病的预防原则

无论在竞技体育还是群众体育健身运动中,运动性疾病均时有发生,这不仅会严重影响运动员专业技术水平的发挥和运动成绩的提高,也会对运动员和体育运动爱好者的身心健康构成严重威胁。因此,积极做好运动性疾病的预防工作具有非常重要的意义。运动性疾病的预防原则主要包括以下几个方面:

1. 制订科学合理的运动训练和比赛计划 在制订运动训练计划时,要充分考虑到运动员的性别、年龄、身体功能水平、训练水平和训练状态等具体情况,制订科学合理的训练计划;比赛计划也应根据运动员的身体功能水平以及比赛经验的实际情况合理安排,应避免过于密集地安排比赛。

2. 遵守运动训练的基本原则 应严格遵守运动训练的基本原则,即循序渐进、全面发展、持之以恒、区别对待和安全性原则,尤其针对青少年运动员时,应全面发展各项身体素质,不应急于增加运动负荷量和局部负担。对于伤病后恢复训练的运动员,应严格把握训练强度,避免急于求成。

3. 避免疲劳积累 目前疲劳的机制尚不清楚,但消除疲劳的手段和方法多种多样,运动训练后应及时运用各种手段和方法消除疲劳。如良好的睡眠是运动员训练后恢复的主要手段,培养运动员养成良好的生活作息规律,避免在休息时间内(尤其是夜晚睡眠时间)过多地安排各种娱乐活动;同时,针灸、按摩、理疗、水疗和适当的文娱休闲活动也能及时消除疲劳,可以有效地预防运动性疾病。

4. 重视营养补充 合理、均衡的膳食营养有助于代谢能力的恢复以及各种能量和营养素的补充,可以促进疲劳的恢复和身体功能状态的调整,并且对预防大运动量训练引起的贫血有积极作用。

5. 加强医务监督工作 首先,应定期对运动员进行体格检查和功能评定,及时发现运动员各器官系统存在的问题或隐患,早发现、早诊断、早治疗。其次,应加强日常训练的医务监督和自我监督,内容包括饮食、睡眠、呼吸、心率、自我感觉等状况,及时了解和掌握运动员身体对运动训练负荷的反应,并将结果反馈给教练员,使教练员在安排训练时更具有针对性,及时调整运动量和训练方式,避免发生运动性疾病。

第二节　过度训练综合征

过度训练综合征(overtraining syndrome,OTS)简称过度训练,是指运动负荷与身体功能状况不相适应,以致疲劳连续累积而引起的一系列功能紊乱或病理状态。

过度训练虽然在各个运动项目中都可以见到,但更多见于力量、速度、耐力和协调动作为主的运动项目,如足球、篮球、拳击、自行车、体操、划船、游泳、长跑、马拉松等。

一、病因及机制

（一）病因

1. 训练安排不当　运动训练中未遵守科学的训练原则,运动负荷量安排较大或增加过快,超过了运动者机体所能承受的能力,或者缺乏必要的间隔和休息,导致运动员的疲劳积累而引起各器官系统的生理功能紊乱。其他情况还包括训练内容单一,缺乏全面身体素质的训练,运动员伤病后的恢复期过早地进行大运动量训练等。

2. 比赛安排不当　连续参加重大比赛,缺乏调整和足够的休息,会导致运动员身心疲惫,体内乳酸和其他代谢产物堆积过多,引起人体各系统的功能失调。

3. 动作技术错误　运动训练时如果不能正确地掌握技术要领,违背人体解剖学、运动学和生物力学规律,不仅使组织器官损伤的风险增大,还会导致疲劳的连续积累。

4. 运动员生活制度的破坏　运动员训练后得不到充分的休息,如社会活动过多、熬夜、过度娱乐等破坏了有规律的生活制度,身体过度劳累而引起过度训练。

5. 营养不良　运动员膳食不合理,如不吃早餐、偏食、热量摄入不足、长期缺乏某些营养物质和微量元素,使运动时消耗的物质(主要是碳水化合物、各种微量元素和各种维生素)得不到及时补充,影响代谢能力的恢复和疲劳的消除,而导致本病症。

6. 精神情志不佳　运动员心理压力过大、精神萎靡、心情不畅、情绪低落或急躁等都是导致过度训练的不良心理因素。

在此应该说明,运动员过度训练综合征的发生,往往是上述几种原因的综合作用,这些原因彼此间不是孤立的。在相同的训练条件下,运动员是否发生过度训练,取决于多种因素。

（二）发病机制

目前,过度训练综合征的发病机制仍不十分清楚,国内外学者对此有多种看法,以下是较有影响的几种学说:

1. 大脑皮质紊乱学说　疲劳累积使大脑皮质兴奋与抑制之间的动态平衡遭到破坏,造成过度兴奋或过度抑制,大脑皮质功能紊乱,引发大脑皮质与各器官、系统之间的失平衡。

2. 中枢疲劳学说　运动训练可使体内游离色氨酸增加,该物质会在脑内转化为5-羟色胺(5-HT),后者与情绪抑郁、睡眠障碍、疲劳密切相关。因此,当运动员体内5-HT绝对量增加或对其敏感性过高时,可导致过度训练综合征的出现。

3. 糖原学说　肌糖原水平过低会影响运动表现,并且导致氨基酸侧链的氧化反应减弱、浓度降低,进而影响中枢神经递质的合成,出现过度训练并发的疲劳。

4. 谷氨酰胺学说　谷氨酰胺对于免疫细胞发挥正常功能起着重要作用,并影响

DNA/RNA 合成、氮转运、糖异生、酸碱平衡等生理功能。持续性或高强度的训练可使血浆内谷氨酰胺浓度下降,这可能导致过度训练的运动员患上呼吸道感染几率增高。

5. 细胞因子学说　白细胞介素 1β(IL-1β)、白细胞介素 6(IL-6)、肿瘤坏死因子 α(TNF-α)等细胞因子介导炎症反应过程,降低肌糖原水平,引起疲劳反应,并且能够通过下丘脑等途径作用于中枢神经系统,引起食欲减退、睡眠障碍和抑郁等过度训练症状。

二、临床表现及诊断

1. 病史　询问运动员的运动史,了解近一段时间的运动表现,运动负荷量的大小,参加比赛的情况,遵守训练原则的情况等;询问运动员的生活史,了解运动员近一段时间的生活制度遵守的情况。

2. 症状及体征

(1)运动成绩和体力下降:患者最初的表现通常为不明原因的运动成绩下降,并且经休息调整后仍持续存在。

(2)精神情志表现:精神不振、倦怠、睡眠障碍(失眠、多梦、易惊醒等)、头痛、头晕、无训练欲望、心情烦躁、易激怒、健忘、注意力不集中等。

(3)心血管系统:表现为心悸、胸闷、心前区不适、心律不齐等。

(4)消化系统:可出现食欲下降、恶心、呕吐、肝区疼痛,严重时可出现胃肠道功能紊乱,个别运动员可出现上消化道或下消化道出血症状。

(5)呼吸系统:主要表现为呼吸功能下降,如气短、呼吸频率加快、肺通气量减少等。

(6)肌肉骨骼系统:常表现为肌肉持续酸痛、压痛、肌肉僵硬,易出现肌肉痉挛、肌肉微细损伤等。

(7)全身和其他系统的表现:过度训练的运动员常诉说全身乏力和体重下降,易发生感冒、腹泻、低热、运动性血尿、运动性头痛等,甚至易患肝炎等传染病。

过度训练综合征早期临床表现常有无力、疲倦、精神不振、睡眠障碍、头晕、记忆力减退、反应迟钝等症状,此外也可出现胸闷、心悸、气短、食欲不佳、恶心、呕吐、腹胀等,客观检查无异常。

过度训练综合征中后期主要表现为失眠或嗜睡、胸闷、全身无力、多汗、情绪急躁、恶心、呕吐、腹泻、运动成绩明显下降、各项客观检查明显异常。

目前国内学者根据过度训练综合征运动员症状的轻重程度,一般将过度训练综合征分为四度:

Ⅰ度:只有主诉和主观症状。

Ⅱ度:有 3 个以上主观症状和轻度客观检查所见。

Ⅲ度:有 3 个以上主观症状和明显客观检查所见。

Ⅳ度:有多种主观症状和明显客观检查所见。

Ⅰ度、Ⅱ度属程度较轻的过度训练综合征,及时发现后,经过治疗和处理,可以重新回归训练和比赛。Ⅲ度、Ⅳ度属程度较重的过度训练综合征,发现较晚,部分运动员经过治疗和处理后仍能回归训练和比赛,大多数运动员经过治疗和处理后仍无法训练和比赛,不得不结束运动生涯。因此,及早发现过度训练综合征,做到早诊断、早治疗

笔记

处理,意义重大。

3. 辅助检查　应用某些仪器设备和实验室检查,可以起到辅助诊断的作用,并能对某些器质性疾病做出鉴别诊断,如甲状腺疾病、肾上腺疾病、心肌炎、肝炎、糖尿病、哮喘、缺铁性贫血等。

(1)心电图检查:过度训练运动员可出现不同程度和类型的心电图异常,如心律异常(早搏、房室传导阻滞等)、S-T 段下降,T 波低平或倒置等变化。

(2)脑电图检查:主要为节律异常,表现为 α 节律或 α 波不规律,慢波增加和波幅增高,出现不规则的 β 或 θ 节律等。

(3)尿液检查:尿中出现蛋白质、红细胞、管型等变化。

(4)血液检查:常用的检查项目包括肝肾功能、血常规、血糖、C-反应蛋白(CRP)、血沉(ESR)、肌酸激酶、促甲状腺激素检查等,过度训练运动员可出现红细胞、血红蛋白、红细胞比容的降低,尿素增加,血清免疫球蛋白下降等变化。

三、处理及治疗

(一)处理

1. 调整训练计划　减少运动量、少参加比赛和专项训练,辅以全面训练和放松训练。

2. 促进体力恢复　增加睡眠时间、改善营养,多吃易消化,富含蛋白质、糖、各种微量元素和维生素的食物。

(二)治疗

1. 西医治疗　应用多种维生素和矿物质复合制剂、葡萄糖、三磷酸腺苷(ATP)等营养及能量制剂,对于伴有明显抑郁、焦虑症状或睡眠障碍者可酌情使用选择性 5-羟色胺再吸收抑制剂、阿米替林、曲唑酮等药物。但上述药物可能带来一些副作用并导致运动成绩下滑,需慎重使用。

2. 中医治疗　应用人参、黄芪、当归、枸杞、刺五加、冬虫夏草、灵芝等中草药以及各种方剂辨证论治,调理脏腑功能。

3. 心理治疗　对于表现出心情烦躁、焦虑、易怒等神经精神症状者,心理放松措施应用效果较好,包括自我暗示放松、催眠放松、音乐放松、生物反馈、功法调理等手段,同时应寻求专业的心理医生或心理咨询师的帮助。

4. 康复治疗　应用按摩、针灸、理疗、温水浴、桑拿浴、放松疗法、辅助器具等康复治疗手段,如低中频电疗、蜡疗、温水浴等疗法对于缓解肌肉骨骼系统持续肌肉酸痛、压痛、肌肉痉挛、肌肉微细损伤等症状有较明显的疗效。

四、预防

积极预防是减少过度训练综合征发生的最根本办法,对于保障运动员的身心健康、保持良好的训练和竞技状态、提高专业技术水平和运动成绩,具有至关重要的作用。预防的具体措施可以概括为以下几个方面:

1. 制订合理的训练和比赛计划　过度训练综合征发生的主要原因是训练安排不当,因此预防的关键在于根据运动员的性别、年龄、身体功能状况、训练水平和训练状态等具体客观情况,制订合理、切合实际的训练和比赛计划,严格遵守循序渐进的训练原则,应避免为了追求成绩而骤然增加运动负荷量或密集地参加比赛。对青少年运动员应加强全面训练,特别是有助于提高身体基本素质的训练;对优秀运动员应注意训练节奏,大、中、小运动量有机结合。此外,应根据运动员的运动表现和情绪状态,及时调整运动量和运动强度。

2. 加强医务监督和自我监督 对运动员应定期进行体检,及早发现运动员身体的不良改变,及时处理和治疗。医务监督工作还包括密切观察运动员在训练中出现的身体和情绪反应,如烦躁不安、无训练热情、容易疲劳、易患感冒、比赛后恢复缓慢等,这些都是用来及早发现过度训练综合征的有用信号。同时,也应对运动员做好运动医学知识的教育,使其重视自我监督,能够经常记录安静和运动后的心率、体重变化、肌肉僵硬、酸痛情况、疲劳感等,并将异常情况及时反馈给教练员和医务人员。

3. 遵守规律的生活制度 培养运动员养成良好的生活作息习惯,避免在休息时间过多地从事各种娱乐活动,以免影响休息和人体生物节律。

4. 及时消除疲劳 目前疲劳的机制尚不清楚,但消除疲劳的手段和方法多种多样,运动训练后应及时采取各种措施促进疲劳消除,常用的措施包括:及时补充营养物质,特别是蛋白质、维生素和微量元素等;保证充分休息和充足的睡眠,这是运动员训练后消除疲劳、恢复体能的主要手段;其他消除精神和体力紧张的手段,如按摩、理疗、温水浴、桑拿浴、听轻柔舒缓的音乐等。

5. 其他措施 训练过程中要保证足够的热量、碳水化合物的摄入;培养运动员树立积极健康的心态,增强应对压力、挫折的自我调节能力;避免在极端、恶劣的天气或环境下训练。

第三节 过度紧张综合征

过度紧张综合征,简称过度紧张,也称作运动应激综合征(exercise stress syndrome),是指运动员在训练或比赛时,体力和心理负荷量超过了机体的承受能力而引起的生理功能紊乱或病理现象。

紧张是人体对外界刺激所产生的一种应激反应,在体育活动中适度紧张是正常而有益的,可使身体处于兴奋和警觉状态,保持精力充沛,激发身体的运动潜能,使技术动作正常甚至超水平发挥。但是,一旦紧张程度超过了正常限度,它就会对身体的协调性和运动技术水平的发挥带来一定的阻碍作用,不仅影响比赛成绩,还会增加运动损伤的概率。

过度紧张常常在一次剧烈的训练或比赛后即刻发生,或在训练后短时间内发生,多见于训练不足、缺乏比赛经验的新手,也可发生在因伤病而中断训练较长时间后重新投入训练的运动员身上。高水平运动员遭受强烈精神刺激后,也可发生过度紧张。运动员过度紧张在中长跑、马拉松、游泳、中长距离滑冰、自行车、划船、足球等运动项目中比较多见。

一、病因及机制

（一）病因

导致过度紧张的原因较多,是刺激因素、生理因素、认知因素等多种因素共同影响和作用的结果。其发病的主要原因通常包括以下几个方面：

1. 训练水平低及比赛经验不足　竞赛不同于平时的训练环境，往往要求在规定的时间、场地或限定次数内完成技术动作或击败对手，这使得平时训练水平低、比赛经验不足的运动员在突然面对高强度的运动负荷和较大的比赛压力时，难以在身体和心理上做出快速的调整、适应而导致生理、心理功能的紊乱。

2. 运动员思想负担过重　比赛前承受了过大的心理压力，背负了沉重的思想负担，如领导、教练设定的目标和期望，自身对比赛成绩和结果的过分看重，使得运动员内心焦虑、紧张不安。

3. 赛前准备工作不足　赛前没有正确分析自己或对手实力，对比赛形势判断不足，或比赛装备准备不到位、赛前休息不够等，使临场时面对一些突然或意外的情况，手足无措，不能及时采取相应的措施应对，因而心理上产生较大的波动和巨大压力。

4. 运动项目特点所致　如举重运动项目，在举重训练或比赛中，尤其是大负荷挺举时，由于胸腔及肺内压力骤然剧增，造成回心血量减少，心排血量锐减，引起短暂的脑供血不足所致。

5. 缺乏定期体检　如果未能及时发现运动员身体存在的缺陷和病理改变而继续参加剧烈运动或比赛，就可能导致过度紧张综合征的发生，尤其是累及心血管系统的疾病，如动脉粥样硬化、心肌供血不足、病毒性心肌炎、风湿性心脏病、马方综合征等，严重时可导致运动性猝死。

（二）发病机制

关于过度紧张综合征的确切发病机制尚需进一步研究，目前认为该病症的发生主要是由于强烈的运动刺激和高度神经紧张使交感神经兴奋-抑制功能紊乱，导致急性胃肠功能失调、头部、心肌以及内脏供血不足所致。

二、临床表现及诊断

1. 病史　询问运动员的运动史，了解近一段时间运动负荷量的大小，参加比赛的情况，遵守训练原则的情况；通过询问家族史，排除有潜在性疾病者，如家族中是否有心血管意外和猝死者的情况。

2. 症状及体征　过度紧张综合征的类型颇多，轻重程度差异很大，可涉及一个或几个系统。不同类型的临床表现各具特点，常见类型有以下 5 种：

（1）单纯虚脱型：这一类型较为多见，多发生于短跑和中长跑运动员，特别是平时训练水平不高或间断训练较长时间突然参加比赛的运动员。表现为在剧烈运动时或结束后的短时间内，出现头晕眼花、面色苍白、恶心、呕吐、心跳加快、血压下降、虚汗淋漓、肌肉松弛、周身无力等现象，并可伴有神情淡漠或烦躁不安等神志改变。轻者平卧休息片刻后就会逐渐好转，重者需要卧床休息 1~2 天才能缓解。

（2）昏厥型：表现为运动中或运动后突然出现的一过性意识丧失，清醒后自觉全身无力、头晕、头痛、胸闷、气短、目眩、耳鸣等。根据晕厥出现的特征和症状，常见以下三种亚型：

1）举重时昏厥：举重者做大负荷挺举时，由于胸腔及肺内压骤然剧增，造成回心血量减少，心脏排血量锐减，造成短暂的脑供血不足，可见到持续 20~30 秒的昏厥状态。

2）重力性休克：多见于田径比赛运动员，尤其以短跑、中跑为多见。当运动者突然终止运动时，肌肉的收缩作用骤然停止，出现血淤滞在下肢，造成循环血量明显减少，血压下降，心跳加快而心搏量减少，导致脑缺血而造成昏厥。

3）强烈刺激后引起昏厥：这种类型经常发生在参加重大国际性比赛的高水平运动员身上，表现为在紧张剧烈的比赛后运动员突然意识丧失。

（3）脑血管痉挛型：表现为运动员在运动中或运动后即刻出现一侧肢体麻木、无力、动作不灵活，常伴有剧烈的头痛、恶心、呕吐等症状。

（4）急性胃肠功能紊乱型：运动所致的急性胃肠道症状可以是过度紧张的一种类型，表现为在剧烈运动后发生恶心、呕吐（严重者呕吐咖啡样物）、腹痛、头痛、头晕、面色苍白等症状，一般经过数小时逐渐缓解。

（5）急性心功能不全和心肌损害型：症见运动中或运动后出现呼吸困难、胸闷、胸痛、心悸、头晕、目眩、口唇发绀、皮肤湿冷等症状，检查可见心律不齐、血压下降等现象。若运动员原有心血管方面的结构缺陷或疾病（如冠心病、心脏瓣膜病、马方综合征、肥厚型心肌病、病毒性心肌炎等），则症状表现会比较严重，甚至发生心源性猝死。

3. 体格检查及辅助检查

（1）生命体征监测：即测量脉搏、呼吸、体温、血压，特别是脉搏（心率）、血压参数更具诊断价值。

（2）辅助检查：根据体检判断，选择性进行心电图、心脏彩超、呕吐物隐血试验、胃镜、经颅多普勒（TCD）、脑电图、头颅 CT 或 MRI 等相关检查。

三、处理及治疗

（一）处理

1. 对单纯虚脱型的处理主要是平卧休息、保暖、减少外界不良环境刺激，可饮用温开水或糖水。

2. 对昏厥型、脑血管痉挛型患者的处理是平卧，头稍低位，保持呼吸道通畅，测量脉搏、血压等指标，注意生命体征变化。

3. 对发生急性胃肠功能紊乱者，尤其是疑有胃出血者，应暂停专项训练，休息观察，进食流质、半流质和软食。

4. 对急性心功能不全和心肌损伤者，可取半卧位或坐位（减少静脉回流，降低心脏负荷），保持安静，给予吸氧等紧急处理后立即送医院进一步抢救，若严重病例出现心跳骤停者，应现场实施心肺复苏急救措施。

（二）治疗

1. 西医治疗

（1）单纯虚脱型、昏厥型的治疗主要是吸氧，静脉注射 25%～50% 葡萄糖液40～60ml。

（2）脑血管痉挛型的治疗主要是口服或注射扩张血管、增加脑血流量的药物，如阿司匹林、尼莫地平等，并进行数字减影血管造影（DSA）、经颅多普勒（TCD）、脑 CT 等进一步检查，以便发现是否存在脑血管畸形、动脉瘤等病变。

（3）急性胃肠道功能紊乱型主要是服用止血药物对症治疗，一般 1～2 周后症状好转，可恢复训练，若反复出血，应当进行胃镜检查，以明确病因并进一步治疗。

（4）急性心功能不全和心肌损伤者的治疗包括经鼻导管或面罩吸氧,静脉注射镇静剂(如吗啡)、利尿剂(如呋塞米)、强心剂(如毛花苷 C)等药物,如不能缓解,应用血管活性药物等,待病情稳定后做进一步检查,明确基础心血管疾病。

2. 中医治疗

（1）单纯虚脱型、晕厥型:可采用独参汤,浓煎频服,或针刺内关、合谷、足三里、百会、人中、涌泉等穴。

（2）急性胃肠功能紊乱型:根据辨证采用中药方剂治疗,如理中汤加减、六君子汤加减、乌头桂枝汤加减等。

（3）心功能不全和心肌损伤者:可采用八珍汤加减或十全大补汤加减。

3. 康复治疗 按摩、理疗、放松疗法、心理疗法等的合理应用往往可以取得较好的预防及治疗效果,可以在很大程度上预防疾病的发生,对于脑血管痉挛、胃肠综合征和心肌损伤等类型,直流电药物离子导入也有很好的治疗效果。

四、预防

过度紧张综合征的预防应当引起体育工作者的足够重视,其具体措施包括以下几个方面:

1. 作好运动员的体格检查 在运动员参加训练和比赛前,应进行全面深入的体格检查,以排除各种潜在性疾病(心血管系统、消化系统等)。心血管功能不良者,患有急性病,如感冒、扁桃体炎、急性肠胃炎等均不应进行强度较大的训练和比赛;对身体瘦高、四肢细长且高度近视者,应全面检查,排除马方综合征,防止运动性猝死。

2. 合理安排训练和比赛 应遵守循序渐进的训练原则,避免缺乏训练或训练不足者参加剧烈的比赛;避免患病时或患病初愈进行大强度的训练和比赛,对因故终止训练者,恢复训练时要从小运动量开始,逐步增加训练强度;应避免教练员或领导赛前给运动员定过高的成绩指标。

3. 加强运动员心理素质训练 运动员心理素质强弱不仅对运动完成的质量和能否取得比赛的好成绩起着关键作用,也直接与某些运动性损害或疾病的发生密切相关。因此,在运动训练时,既要加强运动员的身体素质训练,又要强调心理素质训练。要培养运动员树立"胜不骄,败不馁"的心态,正确看待比赛结果,以平常心面对失败和挫折。

4. 加强训练和比赛时的医务监督 密切注意和观察运动员在运动中的表现和异常反应,特别是青少年运动员和伤病后尚处于恢复期的运动员,如有不适应及时调整运动量;运动后应及时做好放松整理活动,避免重力性休克。

第四节 运动性晕厥

运动性晕厥(exertional syncope)是指在高强度的训练或激烈的比赛中或比赛后,由于一过性脑血流量不足或脑血管痉挛所引起的短暂性意识丧失。

运动性晕厥多发生于耐力性运动项目,如长跑、竞走、马拉松、长距离游泳、划船、滑雪、公路自行车等。晕厥本身并不会对健康构成严重损害,一般发作持续数分钟,恢复后不留后遗症,但由于晕厥会导致短暂的意识丧失并失去身体控制能力,因此可能造成颅脑外伤、脏器损伤、骨折、溺水窒息等严重后果,需要积极防范。

一、病因及机制

(一)病因

运动性晕厥的发病原因较多,且与运动项目、训练水平、身体状态、年龄、性别和周围环境有关,常见的诱发因素包括情绪刺激、紧张、焦虑、恐惧、外伤、疼痛、女性月经期、机体疲劳、饥饿状态、体位突然变化、剧烈运动后突然停止等。依据病因可以将运动性晕厥分成以下几类:

1. 血管减压性晕厥 又称血管迷走性晕厥、血管抑制性晕厥、单纯性晕厥,发病率占各类晕厥的首位,通常见于年龄较轻或比赛经验不足的运动员,以女性多见。较大的情绪波动或强烈的精神刺激,往往是这一类型晕厥的诱发因素,尤其是当身体处于疲劳、饥饿、疼痛的状态或闷热、拥挤、空气不通畅的环境中。刺激因素通过神经反射产生迷走神经兴奋,导致广泛的外周小血管扩张,心率减慢,血压下降,脑血流量减少而发生晕厥。

2. 心源性晕厥 是指由于心输出量突然降低引起脑缺血而诱发的晕厥,是比较危险但又十分常见的一类晕厥。剧烈运动时心肌需氧量增加,冠状动脉壁的敏感性增强,儿茶酚胺分泌增多,可引起冠状动脉痉挛产生心肌供血不足,若已有冠状动脉狭窄、主动脉瓣狭窄等器质性心脏疾病,则可进一步加剧心肌缺血、心排血量减少,导致脑供血不足。

3. 直立性低血压晕厥 又称体位性低血压晕厥,多发生在由水平位突然变成直立位时,如运动员完成游泳训练或比赛后突然站立时发生的晕厥。该类型的晕厥是由于体位的突然变化,肌肉泵和血管调节功能障碍,血液淤积于下肢,回心血量减少,进而引起心输出量减少,收缩压下降,导致脑一时性供血不足所致。

4. 重力性休克性晕厥 多见于田径运动项目。当运动员进行以下肢为主的运动时,下肢肌肉耗氧增加、毛细血管扩张,血流量比安静时增加多倍,这时依靠肌肉有节奏的收缩和舒张产生的压力泵作用以及胸腔负压的吸引作用,血液得以返回心脏。当运动员突然终止运动时,肌肉的收缩作用骤然停止,加上血液本身受到的重力影响,使大量血液淤积在下肢,造成循环血量明显减少、血压下降、心跳加快而心搏出量减少,脑供血急剧减少而发生晕厥。

5. 低血糖性晕厥 长时间剧烈运动后,血糖大量消耗而导致低血糖。由于脑组织本身存储的能量物质十分有限,因此对血糖的依赖度非常高,一旦脑组织的能量供给不足,就会导致大脑对氧的利用能力下降、生理功能受到抑制而发生晕厥甚至昏迷。

6. 运动性中暑晕厥 在炎热的夏天进行长时间训练或比赛,特别是在湿度较高的条件下,运动时体内产热较多,人体的体温调节能力下降,体温升高,引起多器官的功能障碍,尤其是中枢神经系统功能障碍;由于大量出汗,体内水、电解质失衡,血容量减少,引起血压下降、脑供血不足,导致晕厥。

7. 脑源性晕厥 见于患有脑血管先天畸形、脑动脉粥样硬化、高血压病和颈椎病的运动员及教练员,运动可以诱发脑血管痉挛、脑部血液循环障碍,导致一时性广泛性脑供血不足而出现晕厥。发作时多伴有头痛、眩晕、呕吐,有时出现失语、轻偏瘫、肢体麻木和视力减退等症状。

（二）发病机制

成人脑重虽然只占体重的 2% ~ 2.5%，但脑部血流量却占心输出量的 15% ~ 20%，脑耗氧量占全身总耗氧量的 20%。大脑需要持续的脑血流来供应葡萄糖和氧，正常成人平均每分钟每百克脑组织的血流量约为 45 ~ 60ml，当脑血流下降时，脑组织通过自动调节机制来调节血流，最大限度地减少脑缺血对神经元的影响。当脑血流减少到一定阈值以下时，脑自动调节机制失代偿，就会产生脑缺血症状。脑血流量受脑血管阻力和动脉血压的影响，后者是其中的主要因素。当血压变化过快、幅度过大或自主神经的调节作用失调时，脑血流量可能低于每百克脑组织每分钟 30ml 的临床限度而产生意识丧失，即晕厥。

二、临床表现及诊断

1. 病史　询问运动员的运动史、疾病史，了解近一段时间的运动负荷量的大小，参加比赛的情况；询问发作起始、经过和恢复全过程，特别是发作诱因、场合、体位和主要表现。

2. 症状及体征

（1）晕厥发生前数分钟多有全身不适、心悸、胸闷、头昏、耳鸣、视物模糊、眼前发黑、恶心、面色苍白、出冷汗、四肢无力等表现。

（2）晕厥发生时运动员意识丧失、双眼上翻、瞳孔放大、呼吸浅表、血压下降、脉搏细弱、手足发凉，少数人可有短暂性肢体轻微抽动，一般无大小便失禁。

（3）晕厥意识丧失的持续时间一般仅为数秒钟至数分钟，苏醒后意识清楚，常感觉疲乏无力、头痛、头晕，可伴有恶心、呕吐、情绪紧张、面色苍白等表现，但通常不留任何后遗症。

3. 实验室及辅助检查　当运动员发生晕厥后，应当进行生命体征监测，明确引起晕厥的原因或病变，进行血糖、血常规、心电图检查，可能出现低血糖、贫血、心律失常、心肌缺血和房室传导阻滞等异常表现，必要时行心脏彩超、脑电图、脑血管造影、头颅 CT 或 MRI 检查。

三、处理及治疗

（一）处理

1. 晕厥发作时，要及时扶住患者，使其安静平卧，避免伤害性跌倒。

2. 松开衣扣、腰带，使患者处于仰卧位，抬高下肢并做向心性按摩，以增加脑血流量。

3. 将头部转向一侧，防止舌头后坠堵塞呼吸道。

4. 有条件时给予吸氧。

5. 指压或针刺人中、合谷、内关、太冲、涌泉等穴位或嗅闻氨水，以醒神开窍。

6. 对于水中运动晕厥者，应首先按照溺水意外立即施救，如将其头部下垂倒出积水，打开口腔并将舌头向外拉出以免阻塞呼吸道，若发现心搏、呼吸停止时，立即施行心肺复苏术。

7. 对于中暑导致晕厥者，应将其转移至阴凉通风处，用温水或冷水擦浴的方法进行物理降温，头部及大血管分布区放置冰袋。

8. 清醒后可饮服温开水。

（二）治疗

1. 西医治疗　在吸氧及一般处理的基础上,针对晕厥发生的病因采取对症治疗,如低血糖性晕厥静脉注射 50% 葡萄糖 50~100ml;心电图显示房室传导阻滞时可选择静脉注射阿托品 0.5~2.0mg 或静脉滴注异丙肾上腺素(1~4μg/min);对急性左心衰患者可给予镇静剂(如吗啡 5~10mg 皮下或肌内注射),强心剂(如西地兰 0.4mg 静脉注射),利尿剂(如呋塞米 20~40mg 静脉注射),血管扩张剂(硝酸甘油、硝普钠、酚妥拉明等)和肾上腺皮质激素等药物(如地塞米松 5~10mg 静脉注射);脑源性晕厥主要应用降低颅内压和高血压的药物,如 20% 甘露醇 250ml 快速静脉滴注,呋塞米 20~40mg 肌内或静脉注射,硝普钠静脉滴注(开始每分钟按体重 0.5μg/kg 给药,根据治疗反应以每分钟 0.5μg/kg 递增,逐渐调整剂量)。

2. 中医治疗　根据辨证论治原则确定患者证型,一般采用益气固脱、回阳救逆的治疗法则,方用独参汤加减,浓煎频服;或用参附汤加减,水煎服,一日一剂,早晚顿服。

3. 康复治疗　对于运动性晕厥的康复治疗主要是预防复发及后期针对症状的对症治疗,按摩、放松疗法、心理疗法等对于运动及训练前因紧张所引起的晕厥有很好的预防作用。对于苏醒后患者的头痛、头晕、恶心、呕吐、情绪紧张等症状进行直流电疗法及磁疗法等均有较好效果。

四、预防

运动性晕厥的类型较多,应依据不同类型的病因进行预防,具体的预防措施包括以下几个方面:

1. 加强运动性晕厥预防知识教育　提高运动者自我防护意识,掌握自我监督方法,增强运动员、教练员对运动性晕厥的现场处理能力。

2. 定期体检　定期进行体检,及时发现隐患和缺陷,尤其是心脑血管方面的病变,如脑血管先天畸形、脑动脉粥样硬化、各种心脏疾病等。有这些病症的患者应避免高强度训练和比赛或慎重对待。

3. 加强医务监督　慎重对待运动员长期训练引起的生理和病理变化,密切观察运动员在训练和比赛时出现的各种症状,如头晕、头痛、心慌、胸痛、胸闷、无力等表现。要限制平时训练水平低或无训练的运动者、疾病恢复期和年老体弱者参加长时间剧烈运动项目。

4. 做好运动前准备工作　高强度的训练或比赛前应做好充分的热身活动和思想准备,避免空腹、带病或疾病初愈、准备活动不充分、过度疲劳、精神过度紧张等状况下参加大运动量的训练和比赛,进行长距离运动要及时补充糖、盐及水分。

5. 重视运动后整理活动　剧烈运动后不要立即停下或坐下,而应继续进行低强度的放松运动,如中、长跑后应继续慢跑,并配合深呼吸,以避免回心血量骤减,造成重力性休克性晕厥。

6. 纠正错误的运动方式和习惯　不宜在闭气下做长距离游泳,水下游泳运动应有安全措施保障;避免在夏季高温、高湿或空气流动不畅的条件下进行长时间训练和比赛;剧烈运动后心肌处于特殊易损期,心肌灌注不稳定,此时应避免立刻洗澡或淋浴,以免造成心肌缺血、心输出量下降,而导致脑供血不足发生晕厥。

7. 预防晕厥再次发生 对发生过晕厥的运动员应做全面检查,明确发病原因,避免再次发生晕厥。

第五节 肌肉痉挛

肌肉痉挛(muscle spasticity)是指肌肉发生非自主性的强直收缩,俗称"抽筋",在运动中发生频率较高。肌肉痉挛多发生于运动持续时间长、运动强度大的体育项目,如游泳、足球、举重、长跑、铁人三项、马拉松等。运动中最容易发生痉挛的肌肉是腓肠肌,其次是足底的蹬长屈肌和趾长屈肌。

一、病因及机制

（一）病因

1. 寒冷刺激 黏滞性是肌肉重要的物理特性之一,是指肌肉活动时肌肉内部各蛋白分子相互摩擦产生的内在阻力。在低温环境中,肌肉的黏滞性增加,若运动前未做准备活动或准备活动不充分,即可能发生痉挛。例如,游泳时受到冷水刺激,冬季户外锻炼时受到冷空气刺激,都可以引起肌肉发生强直性收缩。

2. 电解质代谢紊乱 进行剧烈运动,特别是在高温环境下进行运动,由于大量排汗,使体内大量的电解质(如钠、钾、钙、镁等)从汗液中丢失,造成电解质平衡紊乱,肌肉兴奋性和收缩功能受到影响,引起肌肉痉挛。

3. 肌肉疲劳 疲劳对肌肉的血液循环和能量代谢均有影响,并使肌肉中堆积较多的代谢产物,如乳酸堆积过多会对肌肉产生持续刺激导致痉挛发生,特别是肌肉疲劳时再进行剧烈运动或做一些突发性的用力动作。

4. 肌肉连续过快收缩 高强度的训练和比赛中肌肉连续过快收缩而放松的时间太短,以致于肌肉收缩-舒张失调,引起肌肉痉挛。这种情况在训练水平不高、新手运动员中较为多见。

5. 肌肉累积性损伤 反复运动导致肌纤维损伤后,Ca^{2+}进入细胞膜内,肌细胞内Ca^{2+}增高,使肌纤维收缩丧失控制,产生无效性收缩,从而引起局部肌肉痉挛。

6. 其他原因 致痛物质、血糖过低、缺血等原因也可引起肌肉痉挛。

（二）机制

肌肉痉挛的发生机制较为复杂,目前的观点认为肌肉痉挛是由于各种因素引起肌肉的兴奋-收缩耦联异常所致。

二、临床表现及诊断

1. 病史 询问运动员的运动史,从事的运动项目,运动环境情况,了解近一段时间进行训练或比赛的情况;询问运动员的生活史,了解运动员近一段时间的饮食情况等。

2. 症状及体征 全身各处的骨骼肌都可出现肌肉痉挛,但以四肢,特别是小腿屈肌群最易出现肌肉痉挛。肌肉痉挛时,局部肌肉发生不自主强直收缩,僵硬,并伴有疼痛,邻近关节活动困难。肌肉痉挛持续时间为数秒至数分钟,痉挛缓解后局部仍有酸痛不适感。

三、处理及治疗

（一）处理

解除肌肉痉挛可采用牵拉痉挛肌肉的方法，牵拉时用力要均匀、缓慢，切忌使用暴力，以免造成肌肉拉伤。腓肠肌痉挛时，使患者仰卧放松，膝关节尽量伸直，操作者一手固定小腿远端，另一手握住前足掌，逐渐施力使踝关节背伸，拉长腓肠肌，直到痉挛消除；股四头肌痉挛时，嘱患者俯卧，操作者握住其小腿，屈曲膝关节，使股四头肌得到拉伸、放松；跛长屈肌、趾长屈肌痉挛时，可将足及足趾背伸。如果肌肉痉挛因寒冷刺激导致，可饮用含糖热饮，同时注意保暖。

（二）治疗

1. 西医治疗　缓解痉挛可服用烟酸肌醇酯、奎宁等药物，一旦发现有肌肉抽搐或轻度痉挛的迹象，立即口服高盐溶液，补充钙剂（如葡萄糖酸钙）、维生素 D、维生素 E。

2. 中医治疗　中医学对肌肉痉挛的认识多从气血亏虚、伤津耗液、筋脉肌肉失养等方面着手，一般采用柔肝舒筋、缓急止痛、益气养血等治法，可选用芍药甘草汤、建中汤等加减。中医推拿是缓解肌肉紧张，解除痉挛的有效方法，可采用揉、拿、擦、搓、按压等手法，使痉挛肌肉松弛。针灸对消除运动性痉挛也有显著效果，针刺时常选用足三里、承山、委中等穴位。

3. 康复治疗　采用手法牵伸技术缓解肌肉痉挛症状、提高肌肉的延展性，热敷、蜡疗、温水浴等温热疗法对缓解痉挛也有较好效果，特别是蜡疗，是目前缓解痉挛效果较明显的手段之一。痉挛解除后可对痉挛部位肌肉进行冷敷，以降低肌肉张力，减轻肌肉局部充血，抑制感觉神经，缓解疼痛。

四、预防

肌肉痉挛的预防措施主要有：

1. 训练和比赛前要做好充分的准备活动，尤其是肌肉的牵拉活动。
2. 运动前对易痉挛的肌肉进行按摩。
3. 冬季注意保暖，加强体育锻炼，提高机体对寒冷环境的适应能力。
4. 夏季运动或出汗过多时要及时补充水、盐和维生素，运动前摄入充足的碳水化合物，避免在疲劳、饥饿时进行剧烈运动。
5. 游泳下水前应先用冷水淋湿全身以适应冷水刺激，水温过低时，在水中游泳时间不宜太长，更不能在水中停止运动和停留太长时间。

第六节　运动性贫血

运动性贫血（sports anemia）是指由于运动训练或比赛因素而导致的外周血中血红蛋白（Hb）浓度或红细胞计数（RBC）低于正常值的现象。运动性贫血的概念是由日本学者 Yoshimura 在 1959 年首次提出并被运动医学界广泛接受。

运动性贫血常发生于需要长时间、高强度训练的耐力性运动项目中，如长跑、竞走、马拉松、足球、篮球、长距离游泳、滑雪、公路自行车等。由于生理原因，女性运动员更易患运动性贫血。

值得注意的是,对运动员而言可能会出现"假性贫血"的情况。长期的耐力性运动训练会促使身体发生一系列适应性变化,既可以使血液中的红细胞和血红蛋白数量增加,又能使血浆容量增加,而后者的增加程度更为明显,这就使得红细胞计数、血红蛋白浓度、红细胞比容等指标反而出现一定程度的减低。这种状况并非真正意义上的贫血——由于缺铁、缺乏蛋白质、红细胞破坏增多所导致的病理性贫血,而是身体为了应对心排出量和组织耗氧量增加所产生的一种生理性适应。这种相对性贫血,能够起到降低血液黏稠度的作用,从而减少血液循环的外周阻力,有利于周围组织的血液灌注。因此,当运动员的血液检查出现贫血时需要注意鉴别,不能把生理性贫血当成病理性贫血进行处理,反之亦然。

一、病因及机制

引起运动性贫血的原因和机制比较复杂,目前认为其发生与下列因素密切相关。

1. 血浆稀释引起相对性贫血 如上文所述,一些耐力项目运动员训练后会引起血浆容量增加,导致血红蛋白水平、红细胞比容下降,但实际血红蛋白和红细胞的总量并未减少,而是由于血浆稀释造成的相对性贫血,是机体对训练的适应性反应。

2. 血红蛋白合成减少 血红蛋白合成需要有足够的铁、蛋白质、维生素 B_{12} 和叶酸等物质作为原料。运动员进行大运动量训练时,能量大量消耗,如果蛋白质、铁、维生素等营养素摄入不足,就容易使血红蛋白的合成因原料不足而减少,引起贫血。有学者报道,运动员每千克体重每日供给蛋白质低于 1.5g,就会出现血红蛋白含量下降;如果能保证摄入量在 2g/(kg·d)以上,即可有效预防因蛋白质摄入不足引起的贫血。在血红蛋白的合成过程中,铁代谢发挥着至关重要的的作用。正常情况下,人体每天从膳食中吸收的铁和向体外排出的铁应该保持在一个平衡状态,如果铁代谢的任何一个方面出现问题(铁丢失增加或铁摄入、吸收不足)都可能导致血红蛋白生成不足,称为缺铁性贫血。耐力性运动可导致铁丢失增加,其途径主要有:①运动时大量排汗使铁丢失;②长跑者从尿中丢失铁;③胃肠道铁丢失;④女运动员月经期铁丢失。运动员铁需要量高于正常人,若饮食结构不合理或某些项目需要控制体重,未给予足够的铁补充,则极易造成铁吸收、利用不足,发生贫血。近年来的研究发现,除了缺铁因素外,其他一些微量元素和激素,如铜、锌、血清睾酮、促红细胞生成素等代谢异常也与运动性贫血关系密切。

3. 红细胞破坏增加 长期高强度运动可造成循环系统的成熟红细胞破坏速度加快、生存时间缩短,使得血液中红细胞数量减少而出现溶血性贫血。导致红细胞破坏增加和溶血的原因包括:①运动时由于肌肉的极度收缩、挤压或牵拉造成相应部位微细血管机械损伤,如长跑运动容易造成足底毛细血管内的溶血;②剧烈运动时血流加速,红细胞与血管壁以及红细胞之间的撞击加剧,容易引起红细胞破碎消亡;③运动中伴随体温升高、血浆渗透压改变、血液酸度增加、儿茶酚胺分泌增多,并引起溶血物质卵磷脂的大量释放,这些因素可引起红细胞的滤过性和变形性改变,使红细胞的脆性增加。

二、临床表现及诊断

1. 病史 询问运动员的运动史,了解近一段时间运动负荷量的大小,参加比赛的情况,遵守训练原则的情况;询问运动员的生活史,了解运动员近一段时间的营养状况。

2. 症状及体征　运动员贫血症状的轻重取决于贫血产生的速度、原因和血红蛋白浓度降低的程度。

(1)轻度贫血症状:安静状态或中小运动量时一般没有症状或症状不明显,仅在大运动量时才出现某些症状。

(2)中度和重度贫血症状:由于血红蛋白浓度明显降低,血液运氧能力受到严重影响,可使心血管、神经等系统因缺氧而表现出一系列症状,如心悸、气促、心跳加快、头晕、头痛、失眠、乏力、易疲劳、记忆力下降、思想不集中、食欲下降等表现,并出现有氧运动能力或耐力运动成绩明显下降。

(3)体征:通常表现为皮肤、黏膜、指甲等苍白,安静时心率加快,心尖部可闻及收缩期吹风样杂音,严重者可出现肢体浮肿、心界扩大等体征。

3. 辅助检查

(1)血常规检查:其中血红蛋白水平是最常用的诊断指标。世界卫生组织(WHO)关于运动性贫血的诊断标准是:血红蛋白(Hb)值成年男性<130g/L,成年女性<120g/L,6~14岁儿童<120g/L;红细胞(RBC)数低于正常水平,成年男性<$4.0×10^{12}$/L,成年女性<$3.5×10^{12}$/L。国内通常采用的诊断标准是:Hb值成年男性<120g/L,成年女性<105g/L。

(2)血清铁蛋白(SF)测定:血清铁蛋白是一种高分子含铁蛋白质,是体内铁贮备的主要形式之一,也是反映体内铁贮备的一个特异性指标。一般认为SF小于$30\mu g$/L时,即提示体内贮备铁不足。

(3)其他辅助检查:必要时应用B超、CT、胃镜等检查手段,排除肝、脾、肾、胃肠道等器官的器质性病变。

三、处理及治疗

(一)处理

如果运动员出现运动性贫血情况,通常只要及时调整运动量、增加营养,就可以使其血液指标恢复正常。一般来讲,当男运动员血红蛋白在100~120g/L、女运动员在90~110g/L时,可边治疗边训练,但训练强度要小,避免长跑等耐力性训练。而当男运动员血红蛋白<100g/L,女运动员<90g/L时,应停止中等以上强度的训练,以治疗为主,待血红蛋白值升高后再逐渐增加训练量。营养干预是防治运动性贫血的主要手段,特别要保证蛋白质、铁、维生素和叶酸的摄入量,例如瘦肉、鱼、蛋类、动物肝脏、海鲜、豆制品、绿色蔬菜、水果等。

(二)治疗

1. 西医治疗　针对不同贫血原因给予相应治疗。如果属于缺铁性贫血应口服铁制剂治疗,目前临床上应用的铁制剂主要有硫酸亚铁、富马酸亚铁、葡萄糖酸亚铁、琥珀酸亚铁、多糖铁复合物等,可同时加服维生素C以促进铁吸收;如果是由蛋白质或其他微量元素缺乏引起的贫血,须服用氨基酸、维生素B_{12}、叶酸等制剂。

2. 中医治疗　中医认为,血液化生与脾肾两脏关系最为密切,肾气充盛则能促进造血功能和红细胞增殖,脾胃健运则可运化和摄取食物精华,对促进血红蛋白的合成

笔记

具有重要意义。因此,可采用补肾健脾、益气养血等方法来防治运动性贫血。中医药治疗强调因人而异、辨证论治,常用的中药有熟地、当归、白术、人参、党参、白芍、鸡血藤、阿胶、何首乌等,复方可选用生脉饮、金匮肾气丸、复方阿胶浆、归脾汤、四物汤、八珍汤等方剂及其加减变化。

3. 康复治疗　运动性贫血的康复治疗主要是合理强度的有氧运动训练,疾病发生后,康复原则是尽量不停训,但是强度要适量,中等或小强度有氧运动训练的应用效果较佳。

四、预防

运动性贫血的主要原因是血浆稀释引起的相对性贫血;红细胞、血红蛋白合成减少;运动引起溶血和红细胞破坏增加所致,因此,运动性贫血的预防主要应依据病因进行预防,具体的预防措施有:

1. 加强医务监督　定期检测血红蛋白、血清铁和血清铁蛋白,特别是对耐力项目运动员、女性运动员更应格外重视,做到早发现、早诊断、早治疗。

2. 合理安排运动强度和运动负荷　遵循循序渐进、科学训练的原则,合理安排运动量,避免骤然加大负荷量和训练强度。对于女性运动员,月经期间应减少运动负荷量。

3. 合理膳食和补充营养　加强运动员中贫血易感人群(如大运动量训练者、耐力项目运动员、需要减轻体重者、月经过多或持续时间过长的女性运动员、青少年运动员等)的全面营养,要做到膳食平衡、营养合理,切忌挑食、偏食。运动员要保证能量和营养素的充分摄入,多吃富含蛋白质、铁和维生素的食物,如鱼、蛋、瘦肉、牛奶、动物肝脏、动物血、黑木耳、海带、紫菜、豆类、蔬菜等。食物烹调加工要科学,避免营养成分的流失,必要时额外补充铁剂和氨基酸。此外,为了增强红细胞的抗氧化能力,维持红细胞膜的完整性和良好的变形能力,在大强度训练期间应注意补充抗氧化剂,如维生素C、维生素 E、番茄红素、卵磷脂、辅酶 Q10 等。

4. 加强保护措施　穿着质地轻软、舒适的运动鞋,并可加上缓冲鞋垫,以避免足底受到过度冲击,减少红细胞的机械性损伤,降低运动性贫血的发生。

第七节　运动性中暑

运动性中暑(exertional heatstroke,EH)是中暑的一种特殊类型,是指运动时肌肉产生的热超过身体散热而造成体内热量积蓄,导致以体温调节功能紊乱、广泛性器官功能障碍和水、电解质丧失过多为特征的一组综合征。

运动性中暑是常见的运动医学急症,主要发生于青少年体育锻炼者和耐力训练人群,如长跑、马拉松、铁人三项运动员等,常在高温、高湿和通风不良的环境中进行运动时发生。运动员发生轻型中暑可以影响正常训练计划,重症中暑则可能因多器官损害而终止训练,甚至危及生命。中暑按照轻重程度可以分为 3 个等级,即中暑先兆、轻症中暑和重症中暑,后者可再分为热痉挛、热衰竭和热射病三种类型。

一、病因及机制

正常人体在下丘脑体温调节中枢的控制下,产热和散热处于动态平衡状态,以此维持体温相对恒定。当人体运动时,机体代谢加强,产热增加,人体借助于皮肤血管扩张、血流加速、汗腺分泌增加以及呼吸加快等途径,将体内过多的热量送达体表,并通过传导、辐射、对流和蒸发等形式散热。当外界环境的温度、湿度相对较高,空气流通不畅,或有热辐射源时,人体的散热作用会受到明显抑制。这时如果运动量很大,体内产热过多,就会造成体内热量积蓄,从而引起中暑。

导致运动性中暑的因素除了环境温度过高(一般在32℃以上)、湿度过大(相对湿度60%以上)、通风不良以外,还包括运动员的遗传因素、疾病因素(如患有发热、胃肠疾病、心脏病、高血压、糖尿病、甲状腺功能亢进、汗腺功能衰竭等急慢性疾病)、药物因素(如应用利尿药、抗组胺药、抗抑郁药、麻黄碱、β受体阻滞药等)、体质虚弱、对高温环境适应能力不足、所穿衣物透气性能差等原因。

运动性中暑对人体的损伤主要在于当核心体温>41℃时会导致诸多炎症介质的释放,如白细胞介素-1(IL-1)、白细胞介素-6(IL-6)、肿瘤坏死因子(TNF)等,这些细胞因子会对细胞和血管内皮造成直接损害,引起体内参与生化反应的酶发生变性、线粒体功能障碍、有氧代谢途径中断,导致广泛性器官功能障碍,甚至造成多脏器功能衰竭。中暑对人体的伤害涉及各个系统,可引发严重的并发症。

1. 中枢神经系统　可使大脑和脊髓细胞破坏、死亡,发生脑水肿、局灶性出血、颅内压增高和昏迷等情况。

2. 心血管系统　由于人体散热需要,皮肤血管扩张,血液重新分配,同时心输出量增加,导致心脏负荷加重;高热可引起心肌缺血、坏死、心律失常、窦性心动过速、心功能衰竭。

3. 呼吸系统　造成过度通气、急性呼吸窘迫综合征(ARDS)、肺梗死、肺水肿。

4. 运动系统　剧烈运动和高热造成骨骼肌肌细胞膜完整性改变、细胞内容物漏出,出现横纹肌溶解症、肌红蛋白血症。

5. 泌尿系统　由于水、电解质和酸碱平衡紊乱、破损的肌细胞和溶血物质阻塞肾小管、肾灌注不足等病理改变造成急性肾衰竭。

6. 消化系统　直接热损害和胃肠道血液灌注减少,可引起缺血性肠溃疡、胃肠道出血以及不同程度的肝坏死和胆汁淤积。

7. 血液系统　严重中暑患者,发病后2~3天可出现不同程度的弥散性血管内凝血(DIC),DIC又可进一步促使重要器官(心、肝、肾)功能障碍或衰竭。

二、临床表现及诊断

1. 病史　了解患者发病前从事运动的类型、强度、训练水平及外部环境,如温度、湿度、通风条件等,明确患病和用药情况。

2. 症状及体征

(1)先兆症状:最初的表现包括头晕、头疼、耳鸣、眼花、心悸、胸闷、口渴、恶心、焦虑、烦躁、注意力不集中、四肢无力、大量出汗、发冷等。

(2)典型症状:出现剧烈头痛、烦躁不安、嗜睡或昏迷、恶心、呕吐、肌肉疼痛和痉挛、抽搐、晕厥等表现。

(3)体征:体温急剧升高,直肠温度超过40℃,但若延缓了测量时机,体温会有所下降甚至达到正常,因此,体温并非诊断中暑的绝对指标;其他体征包括心率过快,过度换气,血压降低,皮肤灼热、干燥,共济失调等。

3. 辅助检查

(1)血常规检查:白细胞计数明显升高,早期血小板计数及血红蛋白含量增高,后期指标下降。

(2)电解质检查:常出现以低钠血症(血清钠<130mmol/L)、高钾血症(血清钾>5.5mmol/L)为特征的电解质紊乱。

(3)肝肾功能及血清酶检查:尿素氮及肌酐水平升高,谷草转氨酶(AST)、丙氨酸氨基转移酶(ALT)、乳酸脱氢酶(LDH)及其同工酶、肌酸激酶(CK)及其同工酶升高。

(4)凝血功能检查:可出现凝血酶原时间(PT)延长、活化部分凝血活酶时间(APTT)延长以及 3P 试验阳性等凝血功能异常表现。

三、处理及治疗

(一)处理

1. 有中暑先兆的运动员应当立即停止训练或比赛,快速脱离高温环境,到阴凉通风处休息,松解衣扣促进散热,可饮用淡盐水、凉开水、绿豆汤等补充体液,或服用人丹、十滴水等中成药。

2. 当运动员发生典型中暑表现时,除上述措施外,应加强散热手段,如在头部、颈部、腋下、腹股沟等处放置冰袋;或用温水擦浴身体,同时用扇子扇风以促进水分蒸发,达到物理降温的目的。尽管乙醇挥发性强,但乙醇棉球擦浴方法不可取,因为高热状态时全身毛细血管处于扩张状态,毛孔张开,使乙醇容易通过皮肤被人体吸收而导致乙醇中毒和麻醉。

(二)治疗

1. 西医治疗 一旦确诊为运动性中暑,应该迅速采取有效的治疗措施,恢复机体的体温调节能力,防止病情进展而出现多器官功能衰竭。

(1)快速降温:如果患者体温超过 40℃,前述方法不能有效降温的话,可以采用水浸法快速降温,即将患者身体置于冷水中,同时进行皮肤按摩,防止皮肤血管遇冷收缩而影响冷却效率。降温措施需要持续到直肠温度降至 39℃ 以下。应避免使用退热药物降温,因为退热剂会加重肝肾功能损害。

(2)镇静:如果患者出现寒战反应,可以考虑应用地西泮(5mg)或者氯羟去甲安定(2mg)对症治疗,避免出现惊厥。

(3)扩容:中暑往往伴随着大量失液、低血压甚至休克,应快速补充血容量。静脉补给生理盐水、葡萄糖溶液、林格液,对血压降低者应用升压药。补液速度不宜过快,以免促发心力衰竭。

(4)纠正电解质紊乱:中暑常造成钠、钾离子等代谢紊乱和酸碱平衡失调。出现低钠血症时输注高渗氯化钠纠正,对于高钾血症输注 5%碳酸氢钠溶液、10%葡萄糖酸钙溶液及胰岛素,促进 K^+ 进入细胞内并预防心律失常。随着补液量的增加,电解质浓度可能发生变化,应及时监测电解质变化并调整补液。

(5)防止 DIC:密切监测凝血功能,出现 DIC 时,早期应用肝素治疗,补充新鲜冰冻血浆或血小板、凝血因子。

(6)防治脑水肿:治疗方法主要包括低温脑保护,吸氧,应用甘露醇、激素、速尿等药物降低颅内压。

2. 中医治疗 中医典籍很早就有关于中暑(暑厥)的记载,治疗手段主要是针灸和中药内服。针刺通常取百会、人中、气海、中脘、合谷、十宣、中冲、少冲、委中、足三里、三阴交、内庭、涌泉等穴位。中药治疗应根据病情进行辨证论治,治法包括:清热解毒、开窍醒神,施以安宫牛黄丸、至宝丹;或祛暑解表,化湿和中,方用香薷散加减;或清热、益气、生津,方用白虎加人参汤加减。

3. 康复治疗 对于经过对症治疗病情好转的患者,可给予适当的康复治疗措施促进恢复,如按摩、刮痧等传统康复手段,并根据患者身体状态,按照循序渐进的原则制订以有氧运动为主的康复治疗计划。

四、预防

1. 加强预防中暑知识的宣传 大多数人认为,运动性中暑只会发生在环境温度较高(>34℃)的情况下,但是如果存在相对湿度较大、通风不良、身体状态差等因素,即使在二十几度的环境中,剧烈运动也有可能造成中暑。因此,有必要提高教练员、运动员对中暑发生风险的认识,了解中暑的先兆症状,及时采取预防措施。

2. 合理训练 在炎热的夏季进行训练时应安排好训练时间和运动强度,避免在一天中最热的时段(午后 1~3 点)训练。运动员不可仅凭自我体验来主观判断外环境热负荷强度是否适合自己进行锻炼,而应以客观的实际气候条件为依据,如气象预报信息或实测环境温度。每次训练 50~60 分钟后,至少休息 10 分钟。

3. 加强医务监督 定期体检,鉴定中暑的高危易感对象,积极治疗可引起中暑的各种急、慢性疾病,在医务人员的指导下合理用药。教练员、运动员,特别是队医,应该掌握先兆中暑的症状、轻症中暑的合理处置以及重症中暑现场急救措施。在训练和比赛前,要测量运动员的净体重并记录,依据体重净消耗量判断脱水量。训练后体重减轻大于 2% 时将影响运动表现,大于 3% 时体温调节能力则受到限制,此时应提高警惕并采取必要的预防措施,如减少运动量、延长休息时间或服用解暑药物等。

4. 注重个人防护 运动时应穿着浅色、透气性良好的服装,减少或去掉不必要的运动装备,以利于身体排汗散热。饭后要有必要的休息,并保证充足的睡眠。

5. 饮食保障 炎热天气锻炼和比赛时的营养、饮水要科学、合理,适当增加食物中蛋白质的供给量(但不可过量),加强水、无机盐、维生素(维生素 B_1、维生素 B_2、维生素 C 等)的及时补充,采取少量多次饮水的原则。耐力性运动训练导致大量出汗者,运动中及结束后应适当补充糖盐水或含电解质饮料。

第八节 运动性胃肠道综合征

运动性胃肠道综合征(exercise-induced gastrointestinal syndrome, EIGS)是因运动而诱发的一系列胃肠道症状,包括腹痛、恶心、呕吐、腹泻、便意或排便等。

运动性胃肠道综合征主要发生在运动中或运动结束后不久,在大强度运动中,尤其是耐力性项目、耗竭性运动中较为常见。因症状的不同分为上胃肠道综合征和下胃肠道综合征。常见的运动项目有马拉松、铁人三项、田径、自行车、篮球、排球、体操等。

一、病因及机制

（一）胃肠道缺血

剧烈运动时，血液重新分配，大量血液流向运动系统，胃黏膜血流量明显减少，局部供血不足；在运动应激情况下，交感-肾上腺髓质系统兴奋性增强，造成内脏血管持续收缩，机体内儿茶酚胺大量增多，进一步使供应黏膜的小血管出现痉挛性收缩，动静脉吻合支开放，血栓形成；下丘脑-腺垂体-甲状腺轴的兴奋性加强，甲状腺素能提高胃黏膜细胞的代谢率，胃黏膜缺血、缺氧造成的能量代谢障碍进一步加剧，促进了溃疡的形成；由于运动应激时胃运动亢进，压迫了黏膜皱褶处血管，使其相对缺血缺氧，导致能量供应减少，胃的抗损伤能力降低，黏膜上皮的局部坏死、出血。

（二）胃肠道机械性震动

不同运动项目引起的运动性胃肠综合征的发生率不同，在长跑运动中的发生率约是游泳、滑冰、滑雪等项目的两倍，且多数是下胃肠道症状，这可能与长跑运动员在运动过程中腹部胃肠区域比其他运动项目受到较大程度的机械性震动有关。研究表明引起胃肠疼痛的机械因素主要是腹内压的增加和内脏跳动。在跑步运动中，机体受垂直方向上反作用力的影响，将会引起胃肠道机械损伤及肠黏膜破坏；而在游泳、滑冰和滑雪等运动项目中，机体更多的是在水平方向上平滑的移动，这样就避免了内脏器官内部结构以及生理功能发生较大的变化。

（三）神经-内分泌-免疫系统功能变化

内脏器官受交感神经和副交感神经的双重支配，在剧烈运动过程中，交感神经兴奋性加强，副交感神经的兴奋性减弱，胃肠道消化腺的分泌功能受到抑制。胃肠道黏膜可以分泌多种胃肠激素，它们与神经系统一起共同调节消化器官的运动、分泌和吸收等活动。在运动时，血管活性多肽、胃泌素、胃动素等胃肠激素的含量会发生改变，从而降低了胃肠道对体液及营养物质的吸收，导致脱水和能量贮存不足。应激状态下机体神经内分泌失调涉及神经中枢及神经肽、传导途径、递质释放、受体等一系列问题，一旦失衡就会导致胃肠道免疫功能的下降，增加病原体的易感性及病毒感染的可能性，引起胃肠黏膜病理生理学改变，严重时候可以导致运动应激性胃溃疡的发生。

（四）胃肠道菌群区系结构的改变

人体肠道正常菌群可分为与宿主共生的生理性细菌、致病菌和条件致病菌，这些肠道菌群通过自身及其代谢产物参与宿主的营养代谢、免疫调节等环节。健康机体内与宿主共生的生理性细菌占主导地位，当受到各种生理和环境应激刺激时，可使致病菌数量增加，条件致病菌转变为致病菌，肠道菌群失调、微生态平衡被打破，导致代谢紊乱引起腹泻等不良症状。相关研究表明运动员在大强度运动后，胃肠道菌群中大肠杆菌的数量明显增多。稳定的菌群结构可能是在大运动量下或环境剧烈变化时保持身体健康和稳定发挥运动成绩的重要条件之一。

（五）胃酸分泌异常

运动应激状态下，下丘脑-垂体-肾上腺皮质系统的兴奋性明显提高，肾上腺皮质激素能促进胃酸的分泌，抑制胃黏液的分泌，胃酸是局部最强的攻击因子，是应激性胃溃疡发生所必需的，且一旦发生溃疡，胃酸的存在可以起加重作用。

二、临床表现及诊断

1. 病史 询问运动员的运动史,从事的运动项目,了解近一段时间进行训练或比赛的情况;询问运动员的生活史和病史,了解运动员近一段时间的饮食情况、有无内脏疾病等。

2. 症状及体征 根据症状的不同,运动性胃肠道综合征可分为上胃肠道综合征和下胃肠道综合征。

（1）上胃肠道综合征的临床特点:包括胃脘部或上腹部疼痛、恶心、呕吐、呕血、干呕、打嗝、吐酸水、黑便等。其中运动中或运动后出现胃痛、呕出咖啡样物及次日出现黑便是上消化道出血的最常见症状,症状的轻重与运动员负荷强度、比赛级别、情绪紧张程度等因素有关。多数运动员找不到消化道出血的原因和部位,少数患者以确诊十二指肠溃疡最为多见。少数患者可表现为运动 72 小时后出现黑便。多数患者既往健康,未出现过呕吐、黑便等病史,停止剧烈运动后,常不再出现消化道出血症状。

（2）下胃肠道综合征的临床特点:包括下腹部疼痛、便意、水泻、血便等。症状不一,或表现为运动中或运动后出现下腹部痉挛性疼痛,可伴水泻;或运动后先出现腹痛、水泻,后发展为血便;或运动后出现鲜血便;或运动后出现类似急性阑尾炎或局限性盲肠炎症状。

（3）急危症状

1）伴有脱水时,可有大汗、少尿。

2）伴有中暑时,可有高热、四肢抽搐。

3）大量呕血或便血时可出现低热、头晕、心慌、心率加快,严重者可出现意识不清、昏迷、呼吸浅促、脉搏细数、脉压减小甚至休克。

4）出现胃肠道穿孔者,有腹肌紧张、腹部压痛及反跳痛,肠鸣音减弱或消失。

3. 辅助检查

（1）常规血、尿、便检查:判断是否有炎症、贫血、血尿、血便或隐血出现,缺血性肠病者大便可见白细胞。

（2）血生化检查:有胃肠道出血者,尿素氮轻度升高,3~4 天降至正常;并发肾衰竭时,尿素氮和肌酐明显升高;脱水或大量出血者,可出现电解质与酸碱平衡紊乱;伴肠坏死时,天冬氨酸氨基转移酶、淀粉酶升高。

（3）胃镜、肠镜检查:上胃肠道综合征者,应在 48 小时内行胃镜检查,下胃肠道综合征者,应在 48 小时内行肠镜检查,以排除器质性病变。

（4）其他检查:腹部 CT、B 超检查可显示肠壁有无增厚,肠管有无狭窄或扩张等,判断腹腔内疾病。

三、处理及治疗

（一）处理

一旦在训练或比赛中出现腹痛现象,轻者可自己用大拇指顶住疼痛部位,适当减慢运动强度,调整呼吸,大多数患者可得到缓解。对于不明原因的上、下消化道出血者,可暂时停止或减少训练,尤其是减少训练或比赛的强度。对于消化道大出血者,应立即平卧,保持气道畅通,密切观察患者的意识状态、生命体征、尿量等变化,吸氧,开

笔记

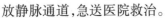

放静脉通道,急送医院救治。

（二）治疗

1. 西医治疗　腹痛者可服用解痉挛、镇痛药物,如阿托品、布桂嗪、山莨菪碱等。但对持续性剧烈腹痛,而原因不清者,不能使用药物来缓解腹痛,应查明病因再做进一步治疗。对于有呕吐咖啡样物、黑便或血便者,可应用止血药物,如:凝血酶500~1000U稀释后口服、胃管注入或灌肠治疗,每4~6小时一次;去甲肾上腺素8mg加入100ml生理盐水口服、胃管注入,30~120分钟一次;巴曲酶1U皮下注射、肌内注射或静脉给药,每日2~3次。对于大出血者,应快速补充血容量。对于水、电解质平衡紊乱者,应予以纠正。应用质子泵抑制剂抑制胃酸分泌,如奥美拉唑或泮托拉唑静脉滴注或口服。消化道出血患者一旦生命体征稳定,应急诊内镜检查,必要时可内镜下局部喷洒止血药物治疗或行电凝等手术治疗。

2. 中医治疗　点按、针刺或艾灸穴位,上腹痛选中脘穴、天枢穴;下腹痛选天枢穴、足三里穴等,配合内关、合谷、神阙、三阴交等。中药方剂有理中汤加减、连理汤加减、大建中汤加减等,用以温中降逆止痛。

3. 康复治疗　低中频、微波、离子导入等理疗方法对于缓解腹痛的症状一般有较好的作用。治疗前应注意查明是否有其他损伤,及时处理,避免治疗的延误。

四、预防

运动性胃肠道综合征的预防措施主要有以下几个方面:

1. 及时治疗各种原发性疾病　对患有腹内或腹外疾病的运动员应及时进行必要的治疗。对运动时出现各种胃肠道症状的人群,应经过详细的检查,包括一般体格检查、实验室检查、X线检查、胃镜或肠镜检查等,以除外引起胃肠道症状的各种疾病。对患有十二指肠溃疡有出血倾向者应停止剧烈的运动训练和比赛,积极进行治疗。

2. 合理训练　训练前应做好充分的准备活动,训练过程中遵循循序渐进、个别对待的原则,通过全面、科学的训练,提高身体素质和训练水平,提高控制运动节奏及速度的能力。炎热或严寒时应合理安排训练时间,避免高强度训练,应逐步增加运动强度及时间,以降低机体对高温及严寒的应激反应。

3. 合理膳食　合理安排运动前及运动后的进食量、食物种类及进食时间。蛋白质、脂肪、碳水化合物、维生素合理搭配,既要保证能量需求,又要避免过量。进食易消化的食物,少吃易产气、不易消化的食物和生冷食物。饭后须经过1~2小时以后才可进行运动训练或比赛。夏季运动要适当补充水和盐分。

4. 加强自我保护　养成良好的生活习惯,保证充足的睡眠,避免熬夜,避免食用刺激性食物,忌烟酒、咖啡、浓茶及刺激胃肠道的药物。运动时做好防护,夏季穿着透气性好的衣服,冬季要注意保暖。运动前做好充分的准备活动,运动中应注意呼吸频率的自我调节。

5. 加强医务监督　加强训练和比赛期间的医务监督工作,定期体检,有腹部各种疾病的运动员应在医生指导下进行体育运动。队医、教练员及运动员应掌握运动性胃肠道综合征的现场处理及消化道出血的基本急救措施。运动场地应常备解痉药物及运动饮品。

第九节 运动性血尿

运动性血尿(exercise-induced hematuria)是指运动员在训练或比赛后短期内出现的一过性血尿,经临床检查、辅助检查及特殊检查找不到其他原因。

运动性血尿多数表现为镜下血尿,少数呈肉眼血尿,尿常规检查中出现潜血。运动性血尿一般除运动后出现疲劳感外均无其他异常症状,消失很快,一般不超过 3 天。

一、病因及机制

发生血尿的原因和机制,还不十分清楚。现在多数运动医学专家认为是由于以下原因所致:

(一)肾脏、膀胱壁损伤

运动性血尿是运动时肾脏遭受撞击、挤压或牵扯造成的肾组织或血管微细损伤,或膀胱后壁在运动时反复受到撞击所致。

(二)肾脏缺血

运动时血液流向主要运动器官,肾血流量减少,运动时肾上腺素和去甲肾上腺素分泌增多导致肾脏缺血。

(三)肾脏位置下降

运动时,在直立体位下进行长时间的蹬地跑动,可使长跑运动员的肾脏位置下移,肾静脉与下腔静脉交叉处发生扭曲,引起肾静脉压增高,进而造成红细胞外漏。

(四)其他原因

如肾脏的小血管瘤或血管扩张、肾血管的通透性增加以及微结石等异常,可因运动诱发运动性血尿。

二、临床表现及诊断

1. 病史　询问运动员的运动史,从事的运动项目,运动环境情况,了解近一段时间进行训练或比赛的情况。

2. 症状及体征

(1)运动后疲劳感较明显、头晕、腰部不适等。

(2)除血尿外,一般无尿痛、尿频、发热等其他症状与体征。

3. 辅助检查　运动性血尿是运动后立即出现尿常规及尿沉渣异常,包括蛋白尿、血尿和管型,无全身性水肿和高血压。尿常规检查出现尿潜血、电镜下出现 3 个以上红细胞或肉眼血尿。

管型:属于非细胞性管型。从肾小球滤出的蛋白质沉积在肾小管内变性形成透明管型,也有一部分尿蛋白在浓缩的酸性尿中颗粒化,凝固为颗粒管型。运动量大,管型出现率增高。

血液辅助检查、肾功能检查、腹部 X 线检查及肾盂造影等检查均正常。

器质性疾病所致的血尿程度与运动负荷无明显关系,同时伴有各种症状:如尿频、尿急、尿痛、水肿、发热、脓尿等。特别应注意区别器质性疾病引起的血尿和运动性血尿,以免延误治疗。

三、处理及治疗

（一）处理

一旦出现运动性血尿,首先应减小运动量,症状能随之逐渐减轻,以至消失。如减小运动量后仍不消失,那就应该停止训练,进行必要的治疗。

（二）运动性血尿的治疗

1. 西医治疗 可注射卡巴克洛、酚磺乙胺、三磷酸腺苷、辅酶 A 和维生素 B_{12},口服维生素 C、维生素 K 等。

2. 中医治疗 中药可注射牛西西,或服用清热利湿、凉血止血为主的药物(小蓟饮子加减等)。

3. 康复治疗 对于肾脏损伤以后的炎症表现,超短波、音频电等理疗方法的合理应用可以很好地缓解深部炎症,缓解血尿症状。

四、预防

运动性血尿的预防措施主要有以下几个方面:

1. 科学训练 根据运动员身体状况合理安排运动负荷,遵循循序渐进原则,避免运动负荷过大或突然增大运动量;注意全身负荷和局部负荷的合理调配。

2. 自我保护 运动前、运动中和运动后及时补充水分,最好补充运动饮料。

3. 医务监督 加强训练和比赛期间的医务监督工作,定期进行常规尿检查,及早发现问题,及时处理和治疗。

4. 运动防护 加强局部保护措施,如使用弹性鞋垫和护腰等预防运动性血尿的发生。

第十节 运动性蛋白尿

运动性蛋白尿(exercise-induced albuminuria)是指在运动训练或比赛后,运动员尿液中出现尿蛋白。运动性蛋白尿多见于运动负荷量大、强度较高和对抗性较高的运动项目,如马拉松、中长跑、游泳、足球、自行车、拳击和跆拳道等。

除了常见的运动性蛋白尿,还有运动性血红蛋白尿、运动性肌红蛋白尿、直立性蛋白尿、运动性管型尿等。运动性血红蛋白尿,运动后尿呈褐色、酱油色或红葡萄酒色,尿常规示:尿蛋白一般在++以上,潜血实验阳性,含铁血黄素阳性;运动性肌红蛋白尿的尿色为棕色、褐色,尿蛋白常为++或+++,尿潜血阳性,若不伴随血尿,则尿中无红细胞,含铁血黄素常为阳性,常伴有颗粒管型;直立性蛋白尿是在一定姿势下(主要是直立前凸位)持续较长时间后出现的蛋白尿,一般分为持续性和体位性两种;运动性管型尿是超长距离运动后尿液中出现管型,一般可见透明管型和颗粒管型,透明管型类主要含糖蛋白,称为"尿类黏蛋白",这种蛋白来自肾皮质远端肾小管细胞,颗粒管型的特点为颗粒细匀、无色。

一、病因及机制

运动性蛋白尿发病原因及机制比较复杂,运动性蛋白尿的检出率、检出量、检出成分与运动员个体差异、运动项目、负荷量、运动强度、内分泌、功能状况、年龄、运动时的自然环境(温度、湿度、海拔等)等因素密切相关。目前主要有以下学术观点:

（一）泌尿系统外伤所致

由于剧烈运动,肾脏的负荷过重。冲撞性运动使泌尿系统,特别是肾脏受到直接或间接地挤压、牵扯甚至打击,导致肾组织和血管的细微损伤,这时可出现血尿伴随蛋白尿。典型的运动项目为拳击、跆拳道、橄榄球等。

（二）肾血流量减少

剧烈运动时,血液多流至下肢、肌肉。同时,运动时肾上腺素和去甲肾上腺素分泌增加,使肾脏功能发生一时性障碍,肾血流量减少,造成肾脏缺血、缺氧、血管壁的营养障碍,滤过功能受影响,血浆蛋白通过肾小球膜进入,得以较多地排出。

（三）肾小球通透性增加和肾小管重吸收功能降低

剧烈运动时增加了血浆蛋白的排出,同时又使血浆肾素活性增加。有人认为,一方面为肾小球对蛋白的渗透性增加;另一方面为肾小管对蛋白的重吸收达到"极限"。尤其在短时间剧烈运动时产生的运动性蛋白尿属混合型——肾小球通透性增加和部分肾小管抑制某些蛋白质的重吸收。

（四）酸性代谢产物的刺激

大强度运动时乳酸等酸性代谢产物增多,运动员大量运动后,乳酸增多,肾小球活动数目减少,出现代谢性酸血症,增加尿蛋白量。

（五）泌尿系统器质性疾病

如肾炎、结石或感染等。剧烈运动时,对这些已存在器质性变化的泌尿系统器官的刺激性增加,易使其损伤或加剧其改变而导致蛋白尿。

二、临床表现及诊断

1. 病史　询问运动员的运动史,从事的运动项目,运动环境情况,了解近期训练或比赛的情况。

2. 症状及体征

（1）运动性蛋白尿:仅在运动后短时间内出现蛋白尿,可伴血尿,无其他特异症状和体征,无明显的自觉症状,并在数小时至24小时内蛋白尿基本消失。主要靠体格检查和医务监督发现。有严重蛋白尿,且持续时间较长者,才逐渐出现水肿、头晕眼花、心悸气短、疲倦乏力、训练后感觉明显等。

（2）运动性血红蛋白尿:在运动后出现血红蛋白尿时,不伴随尿频、尿急、尿痛;也无寒战、黄疸及肌肉剧烈疼痛等症状。个别人可有轻微头痛、头晕和腰酸。

（3）运动性肌红蛋白尿:运动后主要出现肌肉症状和尿色异常。肌肉症状表现为肌肉剧烈疼痛、肿胀、僵硬以及因肌肉疼痛造成行走困难或无法走路,一般肌肉近端较明显。尿色为褐色、咖啡色、酱油色或红葡萄酒色。患者排出肌红蛋白尿时通常不伴随尿频、尿急、尿痛、寒战等症状。

运动引起肌红蛋白尿的反复发作:这一类型的肌红蛋白尿在任何运动后都可引起。往往除运动能诱发外,其他因素均不能诱发。肌红蛋白尿可导致急性肾小管性坏死。

（4）直立型蛋白尿及运动性管型尿:症状及体征与运动性蛋白尿基本一致。

笔记

3. 辅助检查

（1）运动性蛋白尿：运动后尿色为棕色、褐色。尿蛋白常为+或++，一般无血尿。其他肾功能检查（尿常规、卧位肾造影、血尿素氮、空腹血糖、肌酐、尿酸、血浆蛋白电泳、24 小时尿蛋白量、肾脏活检等）均正常。

（2）运动性血红蛋白尿：运动后尿呈褐色、酱油色或红葡萄酒色。尿常规：尿蛋白一般在++以上，潜血试验阳性，含铁血黄素阳性。尿镜检为红细胞少见或不见。少数病例可出现颗粒管型。

运动性血红蛋白尿患者的下列检查均为正常或阴性：血常规、大便常规、血小板、血沉、肝功能、血清钾定量、肾功能检查、出血和凝血时间、网织红细胞计数、红细胞脆性试验、血块收缩试验。

（3）典型运动性肌红蛋白尿：尿色为棕色、褐色。尿蛋白常为++或+++，尿潜血阳性。若不伴随血尿，则尿中无红细胞。含铁血黄素常为阳性，常伴有颗粒管型。辅助检查除尿蛋白阳性、尿潜血阳性、含铁血黄素阳性外，血清转氨酶增高，肌酸激酶增高。在肌红蛋白尿时常可见到广泛的血管内凝血，并伴随严重的出血。

（4）直立性蛋白尿：晨起排空膀胱，卧位 1 小时后测尿蛋白，继续平卧 1 小时再测尿蛋白，然后以腰椎前凸位站立 1 小时再测尿蛋白，患者需连续全程测量 2 次。站立 1 小时后蛋白大于 30mg 为阳性。

（5）运动性管型尿：患者尿沉渣检查可见到透明管型和颗粒管型。

三、处理及治疗

（一）处理

出现运动性蛋白尿时，首先应减小运动量，症状能随之逐渐减轻，以至消失。如减小运动量后仍不消失，那就应该停止训练，查找原因，如有器质性疾病，应及时治疗。

运动性蛋白尿、肌红蛋白尿、血红蛋白尿与运动性管型尿常在剧烈运动后同时出现 1~3 种。一般在运动后 24 小时内大部分变化得以恢复。有人观察到，运动性蛋白尿恢复最快，管型次之，血尿消失最慢。

（二）治疗

1. 西医治疗　注射氨基酸、ATP，口服维生素 C、维生素 B_{12}、维生素 K、叶酸等。

2. 中医治疗　服用无比山药丸、龟鹿二胶丸、养阴脉安片等；针刺大椎、三阴交、足三里、肾俞等穴位。

3. 康复治疗　外伤后肾损伤可以应用超短波的无热量缓解损伤，对于肾炎、结石或感染等泌尿系统器质性疾病引起的运动性蛋白尿，超短波、超声波等都有较好治疗效果。

四、预防

运动性蛋白尿的病因与机制虽然仍不十分清楚，但是可以从以下几个方面进行预防：

1. 合理安排运动负荷、运动强度　充分考虑参加体育健身运动和竞技体育者的年龄、性别、健康状况、运动负荷量、运动强度。遵守循序渐进的原则，逐渐增加运动负荷量、运动强度。

2. 加强保护和自我保护　树立牢固的安全意识，要认真做好运动场地、器械设备和个人防护用具(如弹性鞋垫、护腰等)的管理和安全卫生检查,及时维修损坏的场地设备,避免发生外伤。

3. 加强运动员的医务监督工作　定期对经常参加体育活动与专项运动的人进行体查,特别是尿常规检查。每周做 1 次尿常规检查,对经常出现尿蛋白的运动员应密切观察。

第十一节　运动性高血压

运动性高血压(exercise-induced hypertension)是指在一定的运动负荷下,在运动过程中或刚刚结束时,血压值超出正常人反应性增高的生理范围的一种现象,运动时收缩压≥200mmHg 和(或)舒张压>90mmHg,且较运动前上升≥10mmHg。

运动性高血压多见于举重、投掷、跳高、跳远等运动项目。

一、病因及机制

血压主要是由心输出量与总的外周阻力之间的平衡决定的。正常情况下,运动时随着神经和内分泌的调节,机体产生应激过程,心输出量增加,外周血管扩张,血压在一定的生理范围内升高。运动性高血压的发病机制尚不明确,可能与以下原因有关:

（一）机体外周适应的顺应性异常

运动过程中,当氧气不足以满足肌肉代谢需要时,代谢副产物会激活肌纤维中的代谢性受体,产生肌肉代谢性反射,引起动脉血压升高。代谢性反射是由血液流速增加引起的,依赖于心输出量增加的多少。运动时心输出量增加,收缩压上升,以适应运动时机体的外周反应。运动性高血压患者,与明显增高的心输出量相比,血管扩张相对不足,在运动中血压异常升高。

（二）血管内皮功能障碍

运动过程中,心输出量增加,动脉血管中血液流速加快,作用在血管内皮上的血液流变的切应力增加,刺激血管内皮释放一氧化氮(NO),从而激活平滑肌细胞内的可溶性鸟苷酸环化酶,使环鸟苷酸(cGMP)浓度升高,进一步激活 cGMP 依赖的蛋白激酶,导致血管舒张,以抵消神经性缩血管张力,调节血流和血压。若血管内皮功能缺陷,则导致血管舒张不足,就可能导致运动性高血压。

二、临床表现及诊断

1. 病史　询问运动员的运动史,从事的运动项目,尤其要询问高血压与运动训练的关系,有无过度训练或过度紧张。

2. 症状及体征　早期表现主要有头晕、头痛、乏力、失眠、注意力减退,有的患者症状轻微或无明显症状,仅在体格检查时发现血压升高。血压升高可在情绪紧张或高强度训练后发生,休息后可恢复正常,如不及时治疗血压会逐渐增高而趋于稳定。后期症状主要有头晕、眼花、头痛,可导致动脉粥样硬化、高血压型心脏病、脑血管意外等而出现心脑血管疾病的相应症状。

3. 辅助检查

（1）平板运动试验:对于运动性高血压患者,会显示恢复期血压迅速升高,该试验是诊断运动性高血压的有效手段,有助于对本病症的早期发现。

（2）常规尿、胸透、眼底检查：发现是否有尿蛋白、高血压性心脏病、高血压眼病。

（3）安静时及运动后的心电图检查：排除心肌病变及心律失常等。

（4）电解质、肾功能检查、肾脏 B 超检查、肾动脉多普勒超声检查、肾上腺 B 超检查：排除肾炎综合征、肾性高血压、肾上腺性高血压等。

三、处理及治疗

（一）处理

适当控制运动负荷，降低力量训练在总的训练中的比例，调整训练量，降低训练强度及密度，适当减少比赛次数。训练及比赛前后，增加热身及放松调整的练习。调整情绪，避免过度紧张，注意休息，保证充足的睡眠。

（二）治疗

1. 西医治疗　情绪紧张难以控制者可选用镇静剂，症状明显者需服用降压药、利尿剂治疗，并针对原发病进行治疗。

2. 中医治疗　取太冲、合谷、三阴交、行间、足三里、关元等穴位点按、针刺或艾灸。中药方剂选用天麻钩藤饮、滋水清肝饮、泻青丸加减等。

3. 康复治疗　运动性高血压的康复治疗主要是合理安排强度适中的有氧训练，采用按摩、心理疗法、放松疗法缓解运动前的情绪紧张，对于头晕、头痛的患者，合理采用磁疗、直流电疗法等疗效较佳。

四、预防

对于运动性高血压的预防，主要在于稳定情绪，避免过度劳累，具体的预防措施有：

1. 定期检测血压　对于发现有休息时血压升高者，应检测运动过程中的血压变化。

2. 坚持自律　生活规律，注意休息，适当运动，劳逸结合。饮食有节，少吃油腻食物，控制食盐的摄入，戒烟戒酒。保持情绪稳定，避免情绪紧张及大起大落。

3. 制订科学合理的训练计划　对于有运动性高血压的患者，应合理调整各训练项目的比例，增加放松练习，减少训练的强度和密度，避免过度训练，减少比赛次数。

第十二节　停训综合征

长期系统大运动量训练的运动员，由于各种原因突然卧床休息或停止训练，常发生一系列全身各系统和器官因不适应而出现的功能紊乱，这种紊乱症状统称为停训综合征（detraining syndrome）。了解这些变化和问题有助于对运动员的训练状态做出正确和及时的判断，并采取相应的对策。

一、病因及机制

人体经过一段时间的持续大量运动训练，全身各系统都会发生不同程度的适应性改变，但所引起的这些适应性改变并不是永久性的。当停止训练一段时间后，这种训练适应性将逐渐地丧失。

如果训练状态突然转变为相对静止状态,这种适应性的丧失过程中将伴随着一些系统和器官的功能紊乱,运动员的生理生化功能会发生相应的变化,而遭受伤病困扰的运动员,更是担心通过努力训练而获得的运动成绩会在停训期间下降,从而会加重患者心理负担,进一步影响到患者的心理状态,从而出现各系统相应症状。

运动员减量训练往往是为了减轻某些体力和精神压力而采取一系列措施,包括减少训练次数、训练持续时间以及训练强度等。但减量训练时诸多因素(次数、持续时间、强度等)的改变程度对运动员的运动功能和生理的变化都有较大影响,目前对于产生这些影响的原因、机制和程度还有待更多的研究。

二、临床表现及诊断

1. 病史 所有患者均有在长期、系统、大运动量训练后,因某种原因突然减量训练或停止训练的历史。

2. 症状及体征 停训综合征的表现有很大的个体差异,一般可表现为以下几个系统的疾病:

(1)心血管系统紊乱症状:期前收缩、心动过速、心律不齐、胸闷、气憋、心前区不适及隐痛等。

(2)消化系统紊乱症状:食欲减退、腹胀、腹泻、胃部不适、便秘等。

(3)神经系统紊乱症状:烦躁不安、头痛、乏力、易怒、失眠等。

另外,临床上个别运动员会出现神经性尿频、尿急、遗精、脱发、消瘦等症状,且多数尿频、尿急症状出现在夜间。

3. 辅助检查

(1)心电图:心电图中应多注意频率和节律。一般先观察脉搏,如果出现脉搏节律不齐或停跳,可能是心脏功能异常的征象,即应采用心电图等方法做进一步检查。

(2)等速肌力检查:决定肌力的大小有两个最基本的因素,一是肌肉横断面的大小,即肌肉块的大小;二是神经冲动的强度。肌力的测定可根据具体情况选择不同的方式,其中 Cybex 等速肌力测定是准确及安全的方法,临床中可以比较好地表现肌力的分布及改变情况。在机体状况良好时,肌力不断增加或稳定在一定水平上,如果运动员停训后出现肌力明显地快速下降,则说明有问题出现,需要加以注意。

在客观指标中,除上述几种外,还可根据设备条件和专项特点,定期测定体重、肺活量、呼吸频率及其他生理、生化指标。

三、处理及治疗

(一)处理

1. 尽量不停训 运动员伤后进行适当的康复锻炼,可加强关节的稳定性,改善损伤部位组织的代谢与营养,加速损伤的愈合,促进功能、形态和结构的统一及维持,使机体能量代谢趋于平衡,防止体重的增加,缩短伤愈后恢复锻炼所需的时间,从而很好地预防停训综合征的出现。

2. 重新设计运动训练方案 一般停训时应维持一定量的训练,根据不同的年龄、病情、功能状态,选择运动手段及运动量,以维持和改善机体的功能及关节活动度等运动相关能力,训练量以不加重损伤、不影响损伤的愈合为前提,应尽量不停止全身的和局部的活动。

3. 保持良好身体状态　停训后神经与肌肉的联系强度将减弱,这是导致肌肉力量衰退的主要原因之一。所以在被迫脱离正常训练后,不能完全忘记肌肉的存在,可以通过肌肉的等长收缩或等张收缩训练来维持一定的神经肌肉联系,这对保持身体状态具有一定的效果,可以预防肌肉萎缩和挛缩,尽量保持肢体的运动能力,维持良好的心肺功能,使其一旦伤愈便能尽快恢复到正常强度的运动训练。

（二）治疗

1. 西医治疗　停训综合征的西医治疗主要是依据临床上出现的症状而采用相对应的药物及临床处理手段,如适当服用镇静催眠药等辅助调节自主神经功能,有期前收缩、心动过速及心律不齐等表现的患者,给予相应的药物治疗及临床处理。

2. 中医治疗　中医治疗多用在对停训综合征患者临床症状的调理上,针对出现的一系列症状做对症处理,如对腹胀、腹泻及便秘等消化系统紊乱症状进行中医辨证治疗,根据证型做相应处理。

3. 康复治疗　康复训练是指损伤后进行有利于恢复或改善功能的活动及训练方法。

除严重的损伤需要绝对卧床休息治疗外,一般的损伤不必完全停止身体锻炼。适当、科学的身体锻炼对于损伤的迅速愈合、功能的保持和恢复有着积极的作用,运动员康复训练计划应遵循循序渐进、全面训练、适宜大运动量原则。

心理放松措施,包括自我暗示放松、催眠放松、音乐放松、生物反馈、功法调治等手段,也经常应用在此病的处理上。

另外,其他康复手段,如蜡疗、按摩、中频电疗及保护性支持带和矫形器的合理运用,也可以帮助达到和维持康复训练目标。

康复训练应注意局部专门练习与全面身体活动相结合,在损伤初期,由于局部肿胀充血、疼痛和功能障碍等,以全面身体活动为主,在不加重局部肿胀和疼痛的前提下,进行适当的局部活动。随着时间的推移,损伤逐渐好转或趋向愈合,局部活动的量和时间可逐渐增加,逐渐恢复到或接近原有的大运动量。

四、预防

1. 循序渐进　预防运动员出现停训综合征,关键是遵守体育锻炼系统性和循序渐进的原则,尽量避免突然停止训练,采取逐渐减少运动负荷量的办法。

2. 合理安排伤后训练　急性外伤后应在可能范围内尽量让受伤的肢体进行适当活动,尽可能不完全停止训练,同时加强自我监督,注意全身治疗,改善全身状态,尤其运动员在重大比赛前被迫明显减量或停训时更应注意。

3. 自我监督　各种原因引起运动员突然减量训练或停训后,运动员应注意监测每日的睡眠、心率、食欲、排汗量、心情等肠胃及神经、心血管系统症状,尽量做到早发现、早治疗。

第十三节　女性运动员三联征

女性运动员三联征(female athlete triad)是一种多发于运动女性中的疾病,主要包括饮食紊乱(disordered eating, DE)、月经紊乱(menstrual disorder, MD)和骨质疏松

笔记

（osteoporosis，OP）三种独立病症，以及营养缺乏、运动、节食等引起的能量失衡（energy imbalance，EI）等症状。

虽然女性运动员三联征中三种症候的诊断是相互独立的，但三者之间互相联系紧密，且经常是以连锁的形式出现，对女性运动员的健康有极大的影响。其中进食障碍是女性运动员三联征的核心问题，各种形式的月经紊乱和闭经则是其突出表现。运动员多发或复发性的压力性骨折则是由于长期饮食紊乱和雌激素水平低下而引起的骨钙沉积不良、骨质丢失加快和骨密度低下的结果。

本病多发于那些从事美学和生理学上依赖低体脂或低体重取得成功的项目运动员，主要包括强调低体重的耐力项目，如长跑、自行车、游泳等；主观打分及要求艺术表现力的项目，如舞蹈、跳水、花样游泳等；按体重分级的项目，如举重、柔道和划船等。女性运动员三联征不仅发生在优秀运动员中，也发生在经常参加各种运动的女性中。

一、病因及机制

（一）饮食紊乱

饮食紊乱是女子运动员三联征中最基本的问题，也是源头问题，其他症状在很大程度上均是由饮食紊乱引起的。女性运动员发生饮食紊乱的概率要比普通女性高3倍以上，她们不仅要面对一般女人所面临的食欲、功能和需要人赞美的体形这三者之间的冲突，同时还要面对运动员所需要的体形和体重及低脂的要求。长期饮食紊乱还可导致能量的失衡，这是导致三联征中其他两个症状的重要原因之一。

女性饮食紊乱的原因很复杂，概括起来主要包括社会的压力、大众审美以及生理和心理等各种因素。运动员饮食紊乱则主要发生于主客观对于低体重的要求，包括运动项目对运动员身材、体重的要求，以及来自教练、裁判方面的减重压力或对运动成绩的过高期待，等等。

（二）月经紊乱

月经紊乱是三联征的关键环节，其中最极端及常见的情形是闭经。运动员闭经的发生率是非运动员的20倍以上。闭经曾被认为是运动训练的正常反应和必然结果，因此，多数女运动员不把闭经当成异常情况，但近年来的研究发现，月经紊乱对运动员健康有严重影响。

与运动有关的闭经，其病因病机十分复杂，机制尚不明确，目前主要认为是由于"下丘脑-脑垂体-性腺轴"的正常功能遭到抑制造成的。女性青春期发育和生殖系统功能是由"下丘脑-脑垂体-性腺轴"相互作用决定的。下丘脑脉冲分泌促性腺激素释放激素障碍，导致垂体促性腺激素释放减少，最终造成女性卵巢雌激素生成减少，引起月经紊乱甚至闭经。影响下丘脑促性腺激素释放激素脉冲分泌的因素，包括许多与低体重和能量失衡有关的代谢因子，如瘦素等。高强度运动训练、体重减少、低脂饮食、精神压力等过大均可引起闭经。

闭经对于运动员的身心健康和运动成绩均有严重影响。闭经伴血清中雌激素水平降低，易使心血管疾病的发病率上升，同时，血清雌激素水平降低易导致骨钙流失、骨钙沉积不全、骨密度降低，大大增加骨质疏松的发生率。

（三）骨质疏松

骨质疏松是以骨量减少、骨组织微细结构改变、骨质脆性和骨折频度增加，以及骨

笔记

的微观结构退化为特征的全身代谢性疾病。闭经的妇女,骨质丢失加快,其骨矿物质密度均低于健康人,而对于年轻女运动员来讲,骨质疏松是指早发的骨质丢失或沉积不足,多发生于月经初潮延迟、长时间闭经的运动员。

青春期是骨获得的关键时期,女性骨沉积量最大的年龄是 34 岁,其中 60% ~ 70% 的骨质是在 20 岁以前沉积的,35 岁之后便以每年 0.3% ~ 0.5% 的比率丢失。年轻运动员参加剧烈运动时,若营养状况不佳,可导致能量负平衡,引起体内雌激素水平降低,影响其骨质沉积,导致其峰值骨量水平低于正常值。

此外,一旦运动员发生长期闭经,体内雌激素水平随之下降,会加速骨质丢失,造成骨密度下降,脆性增加,骨小梁破坏,易发生压力性骨折。且有研究表明,长期闭经导致的骨质疏松在月经恢复后的很长一段时间内不能恢复原有水平,骨密度的下降仅在一定程度上是可逆的。

饮食对于骨骼的作用不仅是通过影响激素水平而导致骨质疏松,还可直接对骨骼产生作用,饮食紊乱导致钙摄入不足在一定程度上加剧了骨骼的损害及骨质疏松。

二、临床表现及诊断

1. 病史　此病的发病人员多为长期参加训练及比赛的女性运动员或经常参加各种运动的女性,其中饮食紊乱的发病多与教练、裁判或比赛所给予的过度"瘦身"压力有关,而闭经和骨质疏松则多由饮食紊乱后的一系列症状引起。

2. 症状及体征　女性运动员三联征的主要临床症状就是饮食紊乱、月经紊乱和骨质疏松。

(1) 饮食紊乱:饮食紊乱是指为过度减重而采取的多种对健康有害的膳食行为,临床常见两种类型:严重的饮食障碍和不典型的饮食紊乱,其中最严重的饮食障碍主要包括:神经性厌食、神经性暴饮暴食和神经性贪食。不典型的饮食紊乱具体表现为:有长期的饮食混乱行为,但临床表现未达到以上三种病症的诊断标准。

饮食紊乱的危害主要是由于能量摄入严重低于日常训练和生活需要,导致能量负平衡,从而引起心律不齐、心搏缓慢、低血压、低血糖、贫血、不耐冷、肌糖原下降、脱水、肌肉减少、水电解质失衡、焦虑、抑郁,甚至自杀意念等症状。长期饮食紊乱引起能量的失衡还可造成月经紊乱及骨质的丢失。

(2) 月经紊乱:运动性月经紊乱中最极端及常见的情形是闭经,包括原发性和继发性闭经。原发性闭经是指有青春期第二性征发育的女孩 16 岁仍无月经来潮,或 14 岁仍没有青春期第二性征发育,也无月经初潮。继发性闭经是指已有月经初潮的女孩连续 6 个月或至少 3 个月经周期无月经。也有研究将闭经界定为每年 0~4 个月经周期。

(3) 骨质疏松:骨质疏松的主要表现为慢性腰背部疼痛、骨骼微小变形以及易发生骨折等。

3. 辅助检查

(1) 无排卵月经和黄体抑制的月经也表现为月经周期正常,因此不能单从月经周期来判断是否为正常的月经。排卵前卵泡直径的超声波检查、子宫内膜活检等手段可帮助判断女运动员的月经正常与否。

(2) 各种辅助检查方法的应用可帮助骨质疏松的确定。X 线手部片:第二掌骨干中段骨皮质厚度在一定程度上对骨质疏松判断可以有帮助;各种方法的骨密度测定可以量化骨密度值,血钙、血磷、血清酶及尿液等检查也有一定辅助作用。

三、处理及治疗

（一）处理

在女性运动员三联征中,进食障碍是核心,闭经是其突出表现。因此,在治疗过程中,应增加能量的摄入,改善能量的负平衡,减小运动强度和运动量以恢复正常月经周期,恢复体内雌激素水平,减少骨质进一步丢失。

1. 合理调整饮食结构　大强度、大运动量的女性运动员应养成良好的饮食习惯,注意营养的补充,使能量摄入满足日常训练的需要,保证各种营养成分的平衡,已经出现饮食紊乱的运动员应尽可能恢复正常饮食,扭转与饮食紊乱相关的症状,恢复体能及体重。

2. 对于闭经的处理　首先是制订合理的运动计划,合理安排运动量和运动时间,适当减少运动量直至月经恢复正常;其次是对于比赛中精神紧张运动员要加强心理工作,同时应做好经期会阴部卫生保健,防止炎症的发生;最后应做到高蛋白质、高维生素、高糖及低脂肪饮食,以保证体内营养成分的平衡。

3. 骨质疏松的患者　应减少训练强度和训练量,对于骨质疏松患者的饮食调整也比较重要,调整膳食结构,促进钙、磷代谢,摄入富含钙和维生素 D 的食物,同时增加富含植物激素食物的摄入,可有效预防和治疗骨质疏松的问题。

（二）治疗

1. 西医治疗　主要是对其常表现出的三种临床症状进行处理,在饮食紊乱中,不管有无抑郁症状的神经性贪食,各种抗抑郁药物都有比较明显的效果,而对于各种神经性厌食,目前均无效果明显的药物;对于无法减少运动量的运动员,可选用雌激素替代疗法,如口服雌激素的治疗来处理运动员闭经的问题;对于骨质疏松的患者主要是增加钙元素与维生素 D 的摄入,推荐每日钙摄入量应增加至 1500～2000mg,雌激素替代疗法也可应用在骨质疏松患者中,主要用于那些不想改变训练量和饮食习惯或反复发生应力性骨折的运动员。

2. 中医治疗　传统中医疗法,例如针灸、中药等治疗闭经取得了良好的疗效。针刺:可选用关元、三阴交、天枢、合谷、肾俞等腧穴。皮肤针:叩刺腰骶部相应背俞穴和夹脊穴,及下腹部相关经穴。穴位注射:选用肝俞、脾俞、肾俞、气海、关元、归来、气冲、三阴交等腧穴,每次选 2～3 穴,用黄芪、当归、红花注射液等中药制剂或胎盘组织液、维生素 B_{12} 注射液,每次注入 1～2ml。中药治疗可根据辨证选用大补元煎、左归丸、十补丸、参苓白术散、小营煎、膈下逐瘀汤、温经汤、丹溪治湿痰方等方药。

3. 康复治疗　各种康复训练方法及治疗手段在女性运动员三联征中的合理应用,效果明显。

对于饮食紊乱的患者,效果最明显的治疗就是康复心理的干预,治疗的前提是让患者充分认识到饮食紊乱的重要危害,以及专业的治疗对饮食紊乱患者的必要性,主要是行为和认知矫正训练。

操作时应注意正确的方法,和有饮食紊乱症的人谈话,态度是关键,不要武断地唠叨、批评和责怪患者的错误认识,不要急于改变她对饮食的态度,要多倾听和提供支持、关心和爱护,同时提供必要的信息,鼓励找专家帮助,最重要的是不要忽视她有病这一问题,同时需要注意饮食紊乱的恢复不是一蹴而就的过程,需要很长的时间,不要

笔记

因为症状改善了就放松警惕。改变一个人对饮食的认识和态度要花上几个月甚至几年的时间,重点是要坚持住,并且要让患者充分认识到这一点。

闭经的患者可采用直流电疗法、超音频电疗法等进行治疗,可以用圆柱样电极,采用阴道或直肠腔内疗法治疗,蒸汽疗法对闭经的治疗也有比较显著的作用,另外,中药灌肠治疗配合使用微波促进药物吸收疗法,疗效也比较显著。

低频脉冲磁场具有高穿透性,能到达骨组织,通过磁-电效应(非热效应)产生的感应电势和感应电流,改善骨代谢和骨重建,通过抑制破骨细胞、促进成骨细胞的活性,提高骨密度,短波、超短波及温热疗法等具有良好止痛、改善血液循环等作用,可适当选用或交替使用。

骨质疏松患者还可通过运动疗法促进骨的重建,增强肌力以达到治疗骨质疏松的目的,肌力增强后,不仅骨的强度提高,而且同时坚强的肌肉可以保护关节免受损伤,而过量的负荷又可通过骨周围肌群的收缩得以缓解,从而避免骨折的发生。有氧运动如快走和登台阶等,可直接起到刺激骨形成和抑制骨吸收的作用。对于有骨质疏松后出现驼背畸形的患者,可进行纠正畸形的练习。

四、预防

对于女性运动员三联征,预防是最好的干预方法。

1. 制订健康食谱　对女性运动员特别是处于青春期的女性运动员应依据项目及个人情况制订严格的健康食谱,对女性运动员的饮食情况严密监控,发现问题后及时做出调整和解决。

2. 定期筛查　对女性运动员应定时进行三联征的筛查,包括月经史(初潮年龄、频率、月经量、持续时间等)、饮食营养记录(24 小时饮食摄入量记录、通常食量、禁吃食物清单)、身体形象(包括月经初潮以后最轻体重、对目前体重的满意度、是否曾控制体重、最近体重减少量、是否有压力性骨折等),一旦发现问题要及时纠正。

3. 健康宣教　对女性运动员进行健康教育和知识普及,使其对此疾病有一个正确的认识,在发现问题后能及时向教练员或上级报告,以便尽早解决问题。

4. 端正态度　应教育运动员对运动体重和体形持正确健康的态度,不盲目追求体重等。

第十四节　运动性猝死

据世界卫生组织(WHO)认定,猝死是在人体急性症状出现后即刻或 24 小时内出现的意外死亡。运动性猝死(exercise-related sudden death)是指运动员或进行体育锻炼的人在运动中或运动后即刻发生的非创伤性意外死亡。

运动性猝死的发病率极低,但造成的危害却很大。常见的运动项目有:中长跑、短跑、跳高、自行车、游泳、足球、篮球、排球等。

一、病因及机制

（一）心血管疾病或心脏器质性病变

主要包括先天性或遗传性疾病,如冠状动脉先天异常、心脏传导系统的先天异常、肥厚性心肌病、马方综合征等。还包括后天获得性疾病,如心肌炎、冠状动脉粥样硬化性心脏病等。在激烈的运动中,心血管结构或心脏器质性异常,会导致冠状动脉供血不足,心肌局部缺血,心肌收缩无力,冠状动脉急性栓塞,心肌传导系统紊乱,心脏泵血功能下降甚至丧失。

(二)运动强度超负荷

剧烈运动中,人体会产生大量儿茶酚胺,对心肌起毒性作用,并且易引起自主神经平衡紊乱,电解质紊乱,引起心肌代谢障碍,缺血、缺氧,血管痉挛,引起心律失常或心肌梗死,从而导致猝死的发生。

(三)情绪因素

激烈的比赛过程中,因强烈的求胜欲望,情绪紧张,交感神经系统兴奋,机体的疲劳感和疼痛感受到抑制,心率加快,心肌耗氧量增加,运动强度更容易超过机体的承受能力,导致急性心力衰竭,从而引起肺淤血、静脉回流障碍,导致全身循环障碍,发生猝死。

(四)滥用药物

违禁药物能增加心率、血压和能量代谢,使机体的疲劳感消失,减轻剧烈运动带来的痛苦感,增加机体力量及耐力,提高运动能力,更容易使机体耗竭。服用过量会对中枢系统产生抑制,还会导致血管收缩或痉挛,引起呼吸、循环衰竭,导致心脏衰竭而造成死亡。

(五)中暑

中暑会导致机体体温调节障碍,水、电解质代谢紊乱,神经系统功能损害,周围血管扩张,循环功能障碍,严重时可导致循环衰竭,甚至死亡。

二、临床表现及诊断

(一)病史

详细询问家族心脑血管病、高血压及猝死病史,既往心脏病史,晕厥史,重视吸烟、肥胖、高血压、高血脂、糖尿病、冠心病家族史等冠心病的危险因素。

(二)症状及体征

运动性猝死发病急、病程短、病情重,救治困难。

发病先兆主要有运动中发生明显的疲乏感、头痛、眩晕、晕厥、面色苍白、黑蒙、心绞痛、心慌、心悸、胸部压迫感、胸闷、呼吸困难、大汗淋漓、血压下降等。

发病时会突然神志不清甚至昏迷,呼吸、心跳骤停,脉搏消失,瞳孔散大,肌肉痉挛,全身发绀。若抢救不及时,迅速死亡。

(三)辅助检查

1. 血脂、血糖检验　可发现高血脂、糖尿病等冠心病的危险因素。

2. 心电图、动态心电图、超声心动图　可发现心律失常的种类、ST-T 改变及心脏结构异常等。

3. 运动试验、放射性核素检查　可了解心脏灌注或心功能情况。

三、处理及治疗

(一)处理

发现运动性猝死前兆症状时,应立即仰卧,放松衣领及腰带,放低头部,保持气道畅通,立即予以吸氧。抬高双下肢,增加回心血量。建立静脉通道,即刻静脉滴注0.9%的氯化钠注射液或5%的葡萄糖氯化钠注射液500~1000ml。密切观察患者体温、脉搏、呼吸、血压的变化,发现有无心力衰竭及心跳、呼吸骤停,如果发生心跳、呼吸骤停,应立刻施行心肺复苏术。尽快送入医院做下一步抢救、检查及治疗。

（二）治疗

1. 西医治疗　明确诊断,冠心病者予冠状动脉介入治疗,或溶栓治疗;冠状动脉畸形患者按畸形的异常,采用手术修补瘘口、瘘支动脉结扎、动脉修补、瓣膜成形、动脉旁路移植术等;肥厚性心肌病者可行肥厚肌肉切除术等。

2. 中医治疗　针刺人中、涌泉、合谷、十宣等穴位,中药方剂有独参汤、参附汤加减、四逆汤加减等。

3. 康复治疗　对于运动性猝死的康复治疗主要是预防。在运动中有心前区不适、呼吸困难、晕厥、意识丧失的人,在明确诊断之前,禁止从事剧烈运动。确诊有心脏疾患的患者,应在医生指导下合理锻炼,运动量及运动强度要适当、循序渐进地增加,禁止参加剧烈活动。

四、预防

因为运动性猝死绝大多数是因潜在的心血管疾病或心脏器质性病变导致的,直到死亡才表现出来,所以完全杜绝运动性猝死的发生是不可能的,积极预防更有意义,具体的预防措施有:

1. 科学训练　运动要坚持科学、循序渐进、因个人情况量力而行,避免情绪过度紧张和运动强度超过身体负荷。训练和比赛之前要做好热身活动,运动后要做好整理活动,避免剧烈运动后立即终止运动而引发回心血量不足。运动过程中要合理安排运动量,有目的、有计划地进行锻炼。对于有心脏疾患的患者应在医生指导下合理锻炼,一般应禁止参加剧烈活动。对于各种疾病恢复期的患者,运动强度要循序渐进,避免带病参加剧烈运动。

2. 医务监督　对运动员应定期进行体格检查,特别是心血管系统的检查,并详细询问运动员有无心血管疾病、高血压、晕厥等病史,家族中有无心脑血管疾病、猝死病史。制订应急预案,在剧烈比赛时要有医务人员在场,有必要的急救设备。运动中出现胸闷、晕厥、呼吸困难、面色苍白、意识丧失等症状时,应立刻停止运动,详细检查并明确诊断,未确诊之前,应禁止剧烈活动,确诊有心脏疾患的,应禁止剧烈活动或比赛,在医生指导下合理锻炼。

3. 加强宣教　重视运动健康宣传教育,保持健康的生活习惯,避免暴饮暴食,并戒烟戒酒。在患有疾病未愈情况下遵医嘱合理运动。在长时间、高强度运动下,要及时补充水和电解质,避免水、电解质平衡紊乱及中暑。注意个人卫生,自觉抵制违禁药物。

学习小结

1. 学习内容

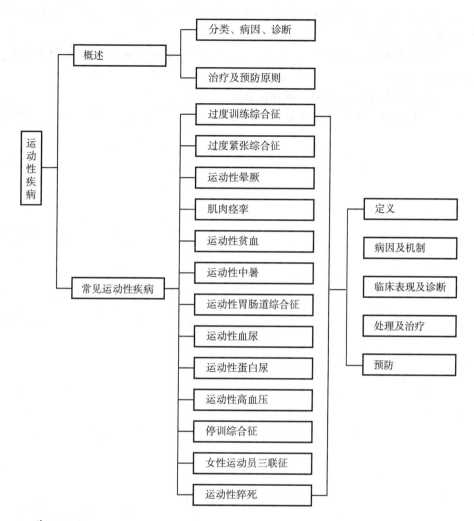

2. 学习方法

本章主要讲述一些常见运动性疾病的定义、病因与机制、临床表现及诊断、处理与治疗以及预防措施,其中诊断、处理及预防策略是本章的重点。本章节内容与运动学、运动生理、运动生化及诊断学的相关知识联系紧密,因此,对上述课程的及时复习十分必要。

运动性疾病的种类繁多,病因与机制、临床表现与体征、处理与治疗方法也不尽相同,尤其是许多运动性疾病的病因与机制仍不十分清楚,初学者容易混淆和困惑。因此,应在课上认真听讲,课后及时复习,对各种运动性疾病进行细致地归纳和分类、理解性记忆,最好能结合运动实践,这样能够对各种运动性疾病有较深刻的理解,同时应结合康复治疗专业的知识和技能,勤于思考,针对各种运动性疾病开发出更多的、富有疗效的康复治疗手段和方法。

(杨松滨　姜　磊)

复习思考题

1. 过度训练综合征与过度紧张综合征有何联系与区别?

2. 参加 800 米跑比赛的运动员到达终点后如果立即坐下休息会有何后果? 为什么? 正确的做法是什么?

3. 某游泳爱好者因水温较低发生小腿肌肉痉挛,针对这种情况应如何处理? 如何预防再次发生肌肉痉挛?

4. 运动性胃肠道综合征如何进行预防?

5. 停训综合征的常见症状及康复手段有哪些?

第六章

医疗体育

 学习目的

通过本章内容的学习,学会一些常见疾病如高血压、肥胖、偏瘫的医疗体育方法。

学习要点

医疗体育的特点和禁忌证;常见疾病的医疗体育方法;运动系统疾病的医疗体育。

第一节 医疗体育概述

医疗体育,又称康复体育、体育疗法,是一种医疗性的体育活动,是指用来治疗疾病和恢复机体功能的特定体育活动。医疗体育的内容,即根据疾病性质相应采取的手段。一般选用动作简单、运动负荷偏小的步行、慢跑、太极拳、健身功法、保健操等。近年来,随着科学技术和相关学科日新月异的发展,在体育专家和医学专家的合作下,医疗体育的形式和内容也得到了不断的丰富和发展。我国在使用医疗体育防治高血压、神经衰弱、糖尿病、运动损伤等方面取得了长足的进步。

一、医疗体育的特点

(一)充分调动患者的主动性

适当的医疗体育,发挥了患者自身的主动性,能使机体的基本功能得以继续进行,最大限度地保持中枢神经的正常兴奋与抑制过程,保持机体各系统的功能。

(二)因人而异性和系统性

医疗体育方案的制订,是结合患者本身的病情、需求和爱好等多方面情况,利用所能利用到的环境和设施综合拟定,既有阶段目标也有整体目标,不同阶段有不同的针对方案,循序渐进,才能使疗效巩固下来。

(三)防治的双向作用

医疗体育不仅能够治疗疾病,而且能够防治某些疾病的发生。

二、医疗体育的方法

医疗气功:主要通过身、心、息共调,精、气、神同练,从而达到精充、气足、神全,起到保健强身、防病治病、延年益寿的功效。

 笔记

223

医疗体操:专门用来防治疾病的体操,对创伤、手术后及瘫痪的功能恢复以及很多内科疾患具有良好的作用,在临床上得到广泛应用,是医疗体育的重要内容之一。

本体促进法:通过刺激本体感受器及其他感觉器官,促进和加速机体神经肌肉系统功能的一种方法。如利用对动作施加阻力以加强肌肉收缩;利用牵张反射、反牵张反射、姿势反射,以及通过刺激视觉、触觉、听觉等感受器来加强运动。

体育运动:有氧运动、器械运动、抗阻运动等各种形式的运动。

三、医疗体育应用的基本原则

(一)循序渐进原则

循序渐进原则,指医疗体育内容和运动负荷等的顺序安排,应由易到难,由简到繁,逐步深化提高,使患者系统地掌握科学的锻炼方法。

(二)经常性原则

经常参加体育活动,锻炼的效果才会明显、持久,所以体育锻炼要经常化,不能"三天打鱼、两天晒网"。虽然短时间的锻炼也能对身体功能产生一定的影响,但一旦停止体育锻炼后,这种良好的影响作用会很快消失。每周锻炼不应少于2~3次,每次锻炼不低于30分钟。同时要合理安排锻炼时间,养成按时锻炼的良好习惯。

(三)因人而异原则

要根据患者的年龄、性别和体力特点、疾病状况、兴趣爱好来决定最适宜的运动项目,并制订合理的强度和计划。

四、医疗体育的适应证与禁忌证

(一)医疗体育的适应证

随着医疗体育事业的不断发展,以前属于医疗体育疗法的慎用证和禁忌证也逐渐地转为适应证,如心力衰竭,以前认为是医疗体育治疗的禁忌证,现在也成了适应证。①内科系统疾病:高血压、动脉硬化、冠心病、慢性支气管炎、脑血管意外所致的偏瘫、神经衰弱、脑震荡后遗症、截瘫、周围神经损伤等。骨质疏松、甲亢、糖尿病、肥胖症等。②外科疾病和运动创伤:四肢骨折后的恢复、脊柱骨折后的恢复、腰腿痛、颈椎病、肩周炎、脊柱侧弯、类风湿关节炎、落枕、腰椎间盘突出症、肱骨外上髁炎、关节软组织扭伤、挫伤、关节脱位、半脱位等。③妇科疾病:盆腔炎、痛经、子宫位置、子宫后倾、产后恢复不良。④儿科疾病:小儿麻痹后遗症、术后恢复、儿童脑瘫等。

(二)医疗体育的禁忌证

医疗体育的禁忌证不是绝对的,而是相对的或暂时的。往往在疾病急性期、发作期不适合进行医疗体育。禁忌证如下:①各种传染病的急性期及高热患者;②心血管系统和呼吸系统疾病急性发作期;③各种创伤局部有出血倾向者;④精神病患者;⑤巨大动脉瘤;⑥血管内栓子有脱落危险者;⑦恶性肿瘤有转移者以及良性肿瘤有出血倾向者;⑧各种有运动猝死和出血倾向的遗传病,如马方综合征、血友病等。

五、医疗体育功能练习方式

（一）被动运动

被动运动是指全靠外力帮助来完成的运动,即由治疗师、患者健肢或器械力量协助完成的动作,被动运动适用于各种原因引起的肢体运动障碍,可松弛肌肉痉挛、牵伸挛缩肌腱和韧带;保持和增强关节活动,防止肌肉萎缩,防治关节粘连和挛缩,并可增强本体感觉,诱发肢体屈伸反射,为主动运动作好准备。

（二）辅助主动运动

辅助主动运动,即凭借治疗师、患者健肢、器械装置(如滑轮、回旋器)、气垫气球、水浴等方法的辅助或消除重力的影响下,引导和帮助患者主动完成的运动。助力常出现于肌肉开始收缩和结束时,尽量以主动运动为主,助力运动为辅。

（三）主动运动

主动运动,即在没有辅助情况下患者自己完成的运动。主动运动能增强肌力、改善局部和全身功能。

（四）抗阻运动

患者在做主动运动过程中,除克服自身重力外,无其他负荷时,称随意主动运动。如需克服某些外加阻力,称抗阻主动运动。抗阻运动是在对抗外力的情况下所进行的主动运动,如利用沙袋负重训练等。此法可促进和恢复肌力与耐力,增强关节的稳定性。

（五）牵伸运动

这种运动是用被动或主动的方法,对身体局部进行强力牵拉的活动。被动牵伸时,牵引力由治疗师或器械提供;主动牵伸时,牵引力由拮抗肌群的收缩来提供。

第二节　心血管疾病的医疗体育

心血管疾病是对人类健康构成极大威胁的一类疾病,在人类各种疾病的发病率和死亡率中,心血管疾病占第一位。由于长期患病、反复发作和进行性加重,不仅给患者的循环功能、心理功能、日常生活活动、学习、社会参与和工作能力带来严重影响,而且给家庭、单位和社会带来沉重的负担。

一、原发性高血压

原发性高血压(primary hypertension)简称高血压,是以动脉收缩压和舒张压持续升高为主要表现的临床综合征。在未服药的情况下,成年人(年龄大于 18 岁)收缩压 ≥18.7kPa(140mmHg)和(或)舒张压≥12kPa(90mmHg)为高血压。动脉血压的升高主要是因外周小动脉阻力增高所致,同时有不同程度的血容量和心输出量的增加。晚期常导致心、脑、肾等脏器受累,发生高血压心脏病、心力衰竭、肾功能障碍、脑出血等严重并发症。

（一）运动强度和频率的控制

运动强度以中小强度为宜,运动时心率最好达到本人最大心率的 60% ~ 70%,运动强度太大,反会使运动后的血压升高。一般 40 岁以下心率控制在 140 次/分,50 岁左右控制在 130 次／分,60 岁以上控制在 120 次／分以内。运动时间以每次 30～60 分钟为宜。年轻人可适当加大运动频率,每周锻炼 4～5 次为宜。中老年人可视具体情况而定,一般每周 3～4 次,或隔日进行。开始运动量要小,锻炼时间不宜过长,应循序渐进,并根据病情和体力逐渐增加运动量。运动强度控制最理想的方法还是通过对高血压患者进行运动负荷试验。

（二）医疗体育内容

1. 步行 步行可按每分钟 65～90 步开始,约每小时步行 3～4km 的速度,持续 10 分钟。主要适用于无运动习惯的高血压患者作为一种适应性锻炼过程。以后可逐渐加快步速或在坡地上行走。国内应用医疗步行(平地行走加上下小山坡)治疗高血压取得较好疗效。

其方法举例如下:1600m 的路程。用 14 分走完 800m,中途休息 2 分,继续用 14 分走完 800m。

具体方法可因地制宜,但必须坚持循序渐进原则,每次活动不应出现不适反应。如感体力有余,可用延长距离、加快步速等方法来增加运动量。

2. 慢跑 高血压患者的健身跑不要求一定的速度,运动的频度可根据个人对运动的反应和适应程度,高血压患者慢跑时的最高心率每分钟可达 120～136 次,采用每周三次或隔日一次,或每周五次等不同的间隔周期。一般认为每周低于两次效果不明显。若每天运动,则每次运动总量不可过大,如果运动后第二天感觉精力充沛、无不适感,可适当调整。

3. 健身功法 高血压的一个致病因素就是情绪紧张与急躁,功法锻炼可使人逐渐做到心静体松,消除身心的紧张状态,从而降压。现在推广的健身功法各有所长,比较适合高血压的有五禽戏和八段锦。

4. 太极拳 练习太极拳对于轻度和中度原发性高血压患者是适宜的,即使重度高血压患者在血压控制稳定后,在医务人员的指导下也可以练习太极拳。未得到控制的重度高血压,或高血压合并不稳定性心绞痛、心力衰竭、高血压脑病、视网膜出血等合并症急性发作期间不要练习太极拳。开始可选练简化太极拳、24 式太极拳,一般可以练全套,体力差者可选择一些招式,如云手、野马分鬃等,也同样有效。杨氏太极拳、陈氏太极拳运动量较大。

（三）注意事项

1. 特别注意,重症高血压和有严重并发症者不要运动。

2. 选择在清晨或傍晚进行,但是必须在空气相对清新的环境中进行。如果天气寒冷避免突然运动,以免心血管意外事件的发生。

3. 进行医疗体育时,切忌做鼓劲憋气、快速旋转、用力剧烈和深度低头的动作。

4. 在医疗体育中如出现以下情况时要立即停止运动:心脏不适,心率超过 140 次／分,身体有疲劳、气短、心悸、头晕等现象出现时。

5. 为了避免运动成为身体的应激事件,每次锻炼前都要有 10～15 分钟的准备活动,主要内容采用辅助放松练习等。锻炼结束以后也要有 10 分钟左右的放松练习,内容同上。

二、冠心病

冠心病即冠状动脉性心脏病,是指因冠状动脉狭窄、供血不足而引起的心肌功能障碍和(或)器质性病变。症状表现为胸腔中央发生一种压榨性的疼痛,并可迁延至颈、颌、手臂、后背及胃部。发作的其他可能症状有眩晕、气促、出汗、寒战、恶心及昏厥。严重患者可能因为心力衰竭而死亡。随着人民生活水平提高,中国人群低血清胆固醇、低体重指数的优势正在逐渐丧失,而高血压、高脂血症和糖尿病的发病率却在增高,所以我国冠心病发病率和死亡率正在继续升高。冠心病患者除了按时服药外,还可以在医生的指导下,进行一些适合自己的体育活动,这不但可以增加生活能力,而且能改善心脏功能及心肌血液供应,增强体质。

(一)运动强度、时间和频率的控制

冠心病患者的心血管病变程度差别很大。所以适合的运动强度也不同。患者在开始运动前,一定要经过心脏内科医生的检查、评定,了解冠心病严重程度,是否可以在院外进行运动,以及适合个人的运动强度。一般取最大摄氧量的50%~60%。从小强度逐渐过渡到中等强度,运动时心率在110~130次/分范围为宜。一般主项耐力性运动每次20~30分,辅助性、放松性项目可每天进行10~20分。测量绝对心率应用于未服用受体阻滞剂的患者。判断运动强度是否合适最简单的方式是:运动时稍出汗,轻度呼吸加快但不影响对话。

(二)医疗体育方法

1. 步行 步行简便易行,宜在安静、空气良好的环境中进行,对改善心肺功能,提高摄氧效果最好。一般在清晨或傍晚进行,可保持2.5km/h的速度。可以逐渐提速,每分钟步行90步以上者可使心率达100~110次/分。每次15~60分钟,中间休息1~2次,每次休息5分钟左右,以后可逐渐增加步行速度和持续时间。

2. 游泳 游泳可通过以下途径改善冠心病症状,使冠心病患者的峰值摄氧量提高:降低血浆纤维蛋白原水平,提高纤维蛋白的溶解能力;改善冠状动脉的顺应性或弹性;提高内皮依赖性血管舒张功能;通过重构或动脉生成扩大侧支血管的管腔面积以及增加心肌毛细血管密度。冠心病游泳宜从低强度,简单泳姿开始,游泳的时间不要太长,速度不宜过快,距离不宜过远,注意劳逸结合,避免劳累过度。水温过低时不宜游泳,为缩短水温和体温的差距,应该做好下水前的身体预热锻炼。而且一定要在正规游泳池,有人看护和陪同的的情况下下水。

3. 骑车 在骑自行车的过程中,人的整个身体都在运动。能够通过腿部的运动推进血液流动,同时增强微血管血液循环,从而达到锻炼全身的目的。考虑到外界较复杂的环境,建议患者室内骑车,骑自行车应将车座高度和车把弯度调好,行车中保持身体稍前倾,避免用力握把,避免脊椎受压弯曲。运动频度一般要求每周3~5次,每次持续20~60分钟即可。

(三)注意事项

1. 运动量宜从低强度开始,循序渐进、持之以恒。

2. 运动前要做好准备活动,运动后应通过整理活动充分放松,避免运动突然开始或突然停止。

3. 随身携带硝酸甘油等急救药品,可及时服用。

4. 如果在运动中出现胸闷、胸痛、憋气，头晕，出虚汗等不适症状，应立即停止活动，并及时到医院就诊。

第三节　呼吸系统疾病的医疗体育

呼吸系统疾病是一种常见病、多发病，主要病变在气管、支气管、肺部及胸腔，病变轻者多咳嗽、胸痛，呼吸受影响，重者呼吸困难、缺氧，甚至呼吸衰竭而致死。

一、慢性梗阻性肺病

慢性梗阻性肺病是一种慢性气道阻塞性疾病的统称，主要指具有不可逆性气道阻塞的气管炎、慢性支气管炎和肺气肿等疾病。是一种以气流受限为特征的疾病，通常呈进行性发展，不完全可逆，多与肺部对有害颗粒物或有害气体的异常炎症反应有关。常见症状是呼吸困难，或"透不过气来"，咳痰以及慢性咳嗽。

（一）运动强度、时间和频率的控制

关于慢性梗阻性肺病患者的运动强度，目前尚无定论，一般控制在 $50\% VO_2 max$，或者用最大限度耐受相关症状来控制，可以把主观感觉即呼吸困难程度划分为 $0 \sim 5$ 度或者 $0 \sim 10$ 级，2.5 度和 5 级设定为中度疲劳或者中度呼吸困难。运动时间方面，在没有血氧测试条件下锻炼时，应循序渐进，从短时间开始训练，初始时间定为 5 分钟，逐渐延长时间至感到呼吸困难时终止。每次运动 $20 \sim 30$ 分钟为宜。如果部分患者仅能持续几分钟的运动，可采用间歇训练法。

（二）医疗体育方法

1. 腹肌肌力训练　腹式呼吸训练活动的正常进行需要腹压的支持，而腹肌强弱决定了腹压的大小，慢性阻塞性肺疾病患者通常伴随腹肌松弛无力，腹肌肌力训练有助于提高膈肌功能。应用时，患者放松体位，卧位为佳，治疗者将双手放于患者两侧剑突下方。患者用鼻缓慢吸气，然后用嘴呼气。吸气时，应尽力使气体到达肺底部，将治疗者的手推起；呼气时，治疗者双手轻轻按压，帮助膈肌上移，有利于下次吸气时膈肌更好地收缩。此法如熟悉，可以改为用 1kg 左右的沙袋，放置患者腹部。缩唇呼吸训练：通过医生或者指导员指导患者在呼气时，将嘴唇缩小并向前突起，使气体缓缓呼出，延长气体流出时间，提高气道内压力，增加呼吸肌力量，使肺内气体充分排出，减少残气量，帮助消除肺气肿的相关症状。具体应用时，可以吹气球，并不要求迅速吹气。

2. 健身功法　主要推荐八段锦作为医疗体育方法。

（三）注意事项

1. 患者进行运动时，医生和体育指导员要注意对患者进行心理疏导。患者多因害怕而出现呼吸困难，变得畏惧运动，更多地依赖药物和他人的帮助。要针对以上情况进行心理疏导，解释运动疗法的效应，打消患者对活动的顾虑。

2. 有支气管痉挛者，可先吸入支气管扩张剂。

3. 要鼓励患者戒除烟酒等不良习惯。

4. 在运动过程中，严格监控，防治呼吸性酸中毒和呼吸衰竭的出现。

笔记

二、哮喘

哮喘临床上表现为反复发作性的喘息,呼气性呼吸困难、咳嗽、胸闷等症状,常在夜间和(或)清晨发作、加剧,通常出现广泛多变的可逆性气流受限,多数患者可自行缓解或经治疗缓解。长期进行医疗体育,有助于减轻支气管70%左右的症状。

(一)运动强度、时间和频率的控制

医疗体育只适用在哮喘暂不发作或极轻微发作的阶段。全身运动或者有氧运动时,一般采取低中等强度即50%~80%最大摄氧量或50%~85%最大心率。每天运动的总时间约为30~40分钟,可分3~4次进行。不适宜一次做较长时间(15分钟以上)的剧烈运动。每周训练3次以上。如果情况良好,可以考虑每天训练。

(二)医疗体育方法

1. 游泳 游泳是增强呼吸功能的最好运动。因为水的密度比空气大数百倍,所以在水里运动的时候胸腔受到的压力非常大,尤其是吸气时要克服水的压力才可进行,这无异是呼吸肌的"负重练习",所以游泳可以使呼吸肌变得强而有力,增加胸廓的活动度,大大增加肺活量。游泳时身体成水平姿势前进。身体内的血液循环不受重力的影响;再加上水流对体表部分的血管有着压打拍击的按摩作用,有助于静脉回流,所以血液循环旺盛。为了防止天气寒冷对支气管的影响,推荐患者在室内游泳池游泳。对于刚开始游泳的患者,时间控制在每次15分左右,一周不超过3次。如果持续4周无恶化,将每次运动时间延长至30分钟,每周不超过4次。

2. 医疗呼吸操 首先学会平静的腹式呼吸,可采用诱导呼吸法。坐于舒适的位置,思想集中,放松紧张的呼吸肌,一手按上腹部。呼吸从呼气开始,呼气时腹部下陷。再用手轻轻地按压上腹部以增加腹压,帮助横膈上抬,在吸气时,上腹部对抗该手所施加的压力而徐徐隆起。在学会腹式呼吸的基础上,进行以下训练。第一节,压腹呼吸:自然站立,两脚与肩同宽,两手叉腰,呼气时,主动收腹,两手四指加压于腹部,同时两肘关节向前靠拢,以约束胸部。吸气时,两肩向后扩胸,以增加肋骨活动幅度。一呼一吸为一组,一共做8组。第二节,两臂外旋:预备姿势,立位,两腿跟并拢,两臂自然下垂,向外旋转,挺胸,同时左脚向外跨出半步,两脚与肩同宽—吸气;还原—呼气;左右脚轮流交换,一左一右为一组,一共做3组。第三节,上步扩胸:预备姿势,立位两腿并立,两臂向前平举,外展扩胸,左脚向前迈出,挺胸仰头—吸气;还原—呼气,左右腿轮换;一左一右为一组,一共做3组。第四节,前俯后仰:预备式,两脚开立,两臂前上举,身体后仰—深吸气;上体向前俯,两臂放下—呼气;一左一右为一组,一共做3组。第五节,蹲式呼吸:自由站立,两足并拢。下蹲时呼气,足跟不离地,同时两手扶住膝关节,肘关节在外。起立时吸气,同时两手侧平举。共做两个八拍。第六节,转体呼吸:预备式,两腿并立。两臂侧平举,左腿外侧迈出半步—吸气;右臂向前下,右手触左脚,弯腰—呼气。还原,左右交换。

(三)注意事项

1. 在医疗体育之前热身,避免在寒冷的环境里运动,结束运动需要进行整理活动。

2. 当出现哮喘症状时请放松,遵照医嘱执行处方,按时服药。

3. 哮喘患者避免单独户外运动。以防意外情况出现。

第四节 代谢障碍的医疗体育

新陈代谢是人体生命活动的基础,包括物质合成代谢和分解代谢两个过程。人体新陈代谢的稳定必须依赖神经系统、内分泌系统和免疫系统的相互配合和调控,其中任何一个系统或者过程发生障碍,都可导致疾病的产生,代谢障碍疾病包括糖尿病、骨质疏松、肥胖症等。

一、糖尿病

糖尿病属中医学"消渴"范畴,是一组由遗传和环境因素相互作用引起的病因和发病机制尚未完全阐明的内分泌代谢性疾病。本病因胰岛素分泌绝对或相对不足导致靶细胞对胰岛素敏感性降低,引起糖、脂肪、蛋白质和继发的水、电解质代谢紊乱,临床以高血糖为主要标志,常见症状有多饮、多尿、多食及消瘦等。临床上将其分为两型,即胰岛素依赖型(1 型)糖尿病和非胰岛素依赖型(2 型)糖尿病。糖尿病公认的治疗方法有运动疗法、饮食疗法和药物疗法。长期以来,运动被认为是 2 型糖尿病治疗方法中的"基石"。

(一)运动强度、时间和频率的控制

糖尿病患者的运动强度一般为中等强度,VO_{2max}50% ~ 60%。运动量适当则表现为全身出汗,心率≤130 次/分。但应用血管活性药物以及糖尿病合并较为明显的心血管自主神经功能失常时,心率变化较难反映运动情况。根据肌肉能量代谢的特点,肌肉收缩的早期主要以肌糖原供能为主。以燃烧脂肪供能为主的运动方式每次运动时间推荐在 30 分钟以上,一般为 30 ~ 40 分钟,可逐渐延长至 1 小时。运动时间过短则不能引起体内剧烈的代谢效应。一般认为,每周运动 5 ~ 7 次较为合理,且至少隔天 1 次,运动间歇超过 4 天,运动锻炼的效果及运动蓄积效应会减少。

(二)医疗体育方法

1. 步行 缓速散步法:用慢速(50 ~ 60 步/分钟)和中速(70 ~ 80 步/分钟)散步,30 ~ 60 分钟/次。快速步行法:按 4500 ~ 6000 米/小时的速度进行步行锻炼,每次锻炼 30 ~ 60 分钟。用于中老年患者增强心力和减轻体重,可分阶段循序渐进地进行锻炼。步行时最高心率一般应≤120 次/分。

2. 抗阻运动 应用器械和在训练机上进行躯干及上下肢大肌群的练习。每次运动包括 3 个循环,每 1 循环包括 12 节运动,每节运动包括在 2 分钟内做 8 次收缩,各节运动间休息 15 ~ 30 秒,每个循环间休息 2 分钟。举例如下:准备运动:跑步机慢速 15 分钟,拉伸练习;腹部练习:坐姿转体训练,3 组,12 个/组;悬垂举腿,3 组,5 ~ 10 个/组;大腿练习,坐姿蹬腿训练,4 组,15 个/组;大腿外展训练,4 组,12 个/组;大腿内收训练,4 组,12 个/组;卧姿勾腿训练,3 组,12 个/组;整理运动:5 ~ 10 分钟,放松。

3. 医疗体操 踮脚尖:将手扶在椅背上踮脚尖(左右交替提足跟)10 ~ 15 分钟;平地做爬楼梯状:背部要伸直,速度要依体力而定;坐椅运动屈肘:两手叉腰,背部挺直,椅上坐、立反复进行,时间以自己的体力而定;抗衡运动:双手支撑在墙壁上,双脚并立使上体前倾,以增加肌肉张力,每次支撑 15 秒左右,做 3~5 次;床上运动:平躺床上,将脚抬高(可用棉被或枕头将脚部垫高),等脚发麻时再慢慢坐起来,如此反复。以上五种运动形式,可任选其一,也可交替进行。

（三）注意事项

1. 酮症酸中毒、空腹血糖>13.9mmol/L、增殖性视网膜病、肾病、严重心脑血管疾病(不稳定性心绞痛、一过性脑缺血发作)、合并急性感染的患者,血糖控制不好的 1 型糖尿病患者禁忌医疗体育。

2. 注意运动疗法应和饮食控制及药物治疗相结合,等血糖和尿糖基本稳定后,再开始运动疗法。

3. 定期测量代谢指标,判断运动疗效。

4. 避免在腿部注射胰岛素等。

二、骨质疏松

骨质疏松是一种全身性的代谢性疾病,以骨量减少、骨组织的微观结构退化为特征,骨的脆性增加及骨折危险性增加的一种全身性骨骼疾病,在多数骨质疏松中,骨组织的减少主要由于骨质吸收增多所致。发病多缓慢,个别较快,以骨骼疼痛、易于骨折为特征,生化检查基本正常。我国骨质疏松疾病防治形势严峻。骨质疏松在 60 岁以上人群中发病率为 56%,其中女性发病率高达 60%~70%。运动锻炼是通过肌肉张力的机械应力刺激成骨细胞,促进骨形成和骨重建,可以维持或增加骨量,而且增加骨的弹性。中年时期运动可对机体产生多方面的益处。而老年时期运动不仅可减缓骨量的丢失,还可以改善机体的各项生理功能,提高生活质量,降低跌倒的风险。具有简便、易学、安全、经济等优越特点。

（一）运动强度、时间和频率的控制

有研究表明,在适宜的范围之内,运动强度大小与骨质密度值呈正相关关系,低水平运动有维持骨密度作用,高水平运动可加强骨量。最小量的适宜运动,有刺激成骨细胞的作用。而过量运动,即运动强度超过了运动对骨的最大有效刺激,造成骨组织所受应力过度,不仅使骨量不再增加,反而会阻碍骨的生长,甚至可能导致应力性骨折。运动强度一般控制在最大心率的 60%~80%,即心率为（220-年龄）×（60%~80%）次/分钟,老年人为（180-年龄）×（60%~80%）次/分钟,骨质疏松症患者不宜进行高强度短时间的运动,如果用自我感觉进行判断的话,运动中及运动后,自我感觉良好,心情舒畅,出汗量正常,即使稍有疲劳,经休息后很快恢复,总的运动时间视具体情况约 30~90 分钟不等。专家们认为,中老年人还是以小强度、长时间的处方效果为好,而强度较大、短时间的多次反复运动对年轻人有很好的健骨效果。由于骨的重建周期要经历静止、激活、转换和最后成型四个过程,这个过程是缓慢的,1 个重建周期要持续 4~6 个月,因此,要保持骨密度和增加骨量,运动就必须常年坚持下去,通常每周参加运动锻炼的次数为 3~5 次,不少于 3 次,否则运动的效果不佳。

（二）医疗体育方法

1. 步行 以 80~90 步/分钟的速度步行,每次运动时间 30~60 分钟,如果患者无其他不适,步行推荐每天进行。步行时要求,挺胸抬头,双臂自然摆动,注意脚步踩实以发展腿部的肌肉力量和防治下肢骨质疏松,调整呼吸。

2. 慢跑 适合骨质疏松患者的有氧运动方式有慢跑、踏车和登台阶等,有氧运动能够直接起到刺激骨形成和抑制骨吸收的作用,慢跑时心率控制在(170-年龄),动作要求身体挺拔,手臂自然摆动,注意力主要放在腿的蹬地及腰椎受力的感受上。

3. 抗阻训练 手及手臂握力锻炼:握 1~2kg 哑铃,做屈伸、内收外展运动,能防治桡骨远端、肱骨近端骨质疏松症,适用于中老年骨质疏松症患者。俯卧撑运动:每日不限次数,尽量多做,每次所做数量不得少于前一次。本运动能防治股骨近端、肱骨近端、桡骨近端骨质疏松,适合中青年患者采用。运用拉力器等健身器械,做身体伸展运动,通过应用相关器械使身体侧向伸展或做等长运动,运动的最大作用是增加肌力和耐力,在此运动训练过程中,相关部位骨的应力负荷增加,血液循环改善,骨密度增加。常用的方法有上肢外展等长收缩,用于防治肱桡骨骨质疏松;下肢前屈后伸,用于防治股骨近端骨折;站位或俯卧位的躯干屈伸运动,能够使躯干伸肌群、臀大肌与腰部伸肌群的肌力增强,预防椎体、股骨、髂骨的骨质疏松。

4. 太极拳等健身功法 文献报告进行太极拳等健身功法能增加骨密度,减少跌倒发生率,尤其防止髋部骨折的发生率。每次训练时间为 15~20 分钟,运动时主要控制重心的运动性平衡,动作以腰为轴、腰为主宰,训练时以意念引导气血运行周身。重点放在腰部,尤其在做太极推手训练时,要重视腰椎的感受,防止受伤。每周参加运动锻炼的次数为 3~5 次,不少于 3 次。

（三）注意事项

1. 骨质疏松患者应该避免在硬地上大强度的跳跃,这类运动会增加脊柱和下肢末的压力,使脆弱的骨骼发生骨折。

2. 医疗体育过程中,避免使用致骨质疏松药物,如类固醇激素等。

3. 医疗体育过程中,注意戒烟,低盐饮食,补充蛋白质。

三、肥胖症

肥胖症是一种常见的代谢性疾病,是当人体进食热量多于消耗热量时,多余脂肪,尤其是甘油三酯积聚过多而导致体重超出常人的一种状态,目前将超过标准体重的 20% 视作肥胖症。单纯性肥胖症指非内分泌、代谢等疾病所致的体内脂肪增多,早期表现是体重增加,外形改变,但随着肥胖时间的延长,程度加重,会出现更多的心理与生理上的异常反应。心理上主要表现为:焦虑、郁闷、负疚感等,生理上严重者可引发高血压、糖尿病、高血脂等并发症,实验室检查常伴有空腹以及餐后高胰岛素血症,糖耐量减低,甘油三酯、低密度脂蛋白、胆固醇升高。医疗体育在肥胖症治疗中的作用和地位已得到普遍承认,但有许多问题仍处在探索之中。

（一）运动强度、时间和频率的控制

对于减肥而言,并不是运动强度越大就越有效。运动强度过大时,运动所消耗的能源物质并不是脂肪,主要是磷酸原和糖类物质;而运动强度过小时,机体消耗的热量不足,也达不到减肥的效果。所以,减肥应选择长时间、中小强度的运动,根据一周内减体重不应超过 1kg 的标准,根据热量计算的话,1kg 脂肪产生 7700 千卡。一周内的运动总量为 7700 千卡,每天的运动量为 1100 卡。根据个人的爱好和身体状况选择运动方式,不同运动方式所消耗的热量见表 6-1。运动强度一般为 50%~65%最大吸氧量,要有效地消耗脂肪,保证足够的运动时间是必需的。以中小强度进行锻炼时,运动的时间要足够长,一般每次运动的持续时间为 30~60 分钟,每周至少运动 3 次。为了提高减肥效果,运动频率可适当加大,每周锻炼 4~5 次或坚持每天运动,形成运动习惯化。

表 6-1 不同运动方式消耗热量(千卡/30 分钟)

项目	消耗热量	作用
游泳	360	全身协调动作的运动,增强心肺功能,锻炼灵活性和力量
慢跑	360	有益于心肺和血液循环
篮球	270	可增强灵活性,加强心肺功能
散步	95	能改善心肺功能血液循环,活动关节和有助于减肥
跳绳	400	可改善人的姿态
田径	450	可使人体全身得到锻炼

（二）医疗体育方法

1. 医疗体操　主要是进行躯干和四肢大肌肉群的运动,重点是腹肌锻炼。其锻炼方法常用有下列几种。

（1）伸下肢运动:准备姿势:仰卧位,两臂伸直放于身体两侧,两腿伸直。练习动作:①屈曲左侧髋、膝关节,尽量用力使膝贴近腹部。②伸直左下肢还原成准备姿势。③~④按上法屈伸右下肢。左右下肢交替重复各 6~8 次。

（2）抬头转体击拳运动:准备姿势:仰卧位,两手握拳屈肘置于体侧。练习动作:①上体抬起 45°,向左转体,同时右拳向左前方击出。②还原。③~④向①②反方向进行,左拳击出。

（3）单腿上抬运动:准备姿势:仰卧位,两臂伸直放于身体两侧,两腿伸直。练习动作:①左腿直腿上抬,膝关节保持伸直。②还原。③~④右腿直腿上抬。左、右交替重复 6~8 次。

（4）双腿上抬运动:准备姿势:仰卧位,两臂伸直放于身体两侧,两腿伸直。练习动作:①两腿伸直抬起,坚持 5~10 秒。②还原。重复 10~12 次上法。两腿上抬可有 20°、45°、90°等不同角度。

（5）屈伸双腿运动:准备姿势:仰卧位,两臂伸直放于身体两侧,两腿伸直。练习动作:①两腿并拢用力屈曲,两膝尽量贴近腹部。②还原。反复进行 10~12 次。

2. 体育舞蹈　体育舞蹈的形式多样,而且难易程度可以根据患者自身情况变化,通过舞蹈可令心跳由每分钟 80 次升到 120 次,可以增强心肺功能,急剧的骨盆摇动、胯部扭摆是对付向心型肥胖的最有效方法,减肥显著。舞蹈可使全身各关节如颈、肩、肘、髋、膝、踝等都能得到有效的锻炼,因为舞蹈是一种中低强度的有氧运动,在运动中,消耗全身脂肪的作用是相当强的。此外,体育舞蹈是一种小肌肉运动,经常练习能增加全身的协调性,让患者的身材比例更趋标准,对减肥非常有利。患者可以根据自

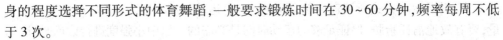

身的程度选择不同形式的体育舞蹈,一般要求锻炼时间在 30~60 分钟,频率每周不低于 3 次。

（三）注意事项

1. 如有感染、发热、心血管问题,如心绞痛、血压过高等,应减轻运动强度或暂停运动,经治疗病情平稳后再重新开始适量的运动。

2. 运动不可避免地会引起食欲增加,如不加以控制,则达不到减肥的目的。在饮食上要控制脂肪、糖类食物和进食量,但应注意保证均衡膳食,防止营养不良、代谢紊乱等副作用的发生。

第五节 消化系统疾病的医疗体育

消化系统疾病是发生在口腔、唾液腺、食管、胃、肠、肝、胆、胰腺、腹膜及网膜等脏器的疾病。

消化系统疾病属常见病、多发病,具有发病率高、范围广、病种多、易复发等特点。近年来,我国胃癌和肝癌的病死率在恶性肿瘤中排名分别为第二、第三位,大肠癌、胰腺癌患病率也呈上升趋势,消化性溃疡则是最常见的消化系统疾病之一。慢性乙型病毒肝炎和肝炎后肝硬化一直相当普遍。

一、消化道溃疡

消化道溃疡主要指发生于胃和十二指肠的慢性溃疡,是一多发病、常见病。溃疡的形成有各种因素,其中酸性胃液对黏膜的消化作用是溃疡形成的基本因素,因此得名。酸性胃液接触的任何部位,如食管下段、胃肠吻合术后吻合口、空肠以及具有异位胃黏膜的 Meckel 憩室,绝大多数的溃疡发生于十二指肠和胃,故又称胃、十二指肠溃疡。十二指肠球部溃疡较胃溃疡多见,以青壮年多发,男性多于女性,儿童亦可发病,老年患者所占比例亦逐年有所增加。胃溃疡患者的平均年龄高于十二指肠球部溃疡患者约 10 年。

近年来的实验与临床研究表明,胃酸分泌过多、幽门螺杆菌感染和胃黏膜保护作用减弱等因素是引起消化性溃疡的主要环节。胃排空延缓和胆汁反流、胃肠肽的作用、遗传因素、药物因素、环境因素和精神因素等,都和消化性溃疡的发生有关。

（一）医疗体育的治疗作用

1. 根据皮质与内脏学说,医疗体育通过调节大脑皮质的兴奋与抑制功能,来改善胃肠道的各种功能。

2. 通过对自主神经系统的调节,医疗体育可改善胃肠的蠕动和分泌功能,缓解内脏,特别是肠胃壁血管的痉挛。

3. 改善腹腔血液和淋巴循环,促进溃疡的愈合。

4. 消除或减轻疼痛、腹胀和便秘等自觉症状。

（二）医疗体育方法与特点

1. 医疗体操 其特点是在健身运动的基础上,重点练习促进胃肠蠕动和分泌功能的运动,如腹式呼吸运动、交替屈伸髋关节运动、仰卧位屈膝左右摆动、原地高抬腿踏步运动等。运动要有节律性,每个运动后应有片刻休息,可与呼吸运动交替进行。

每节运动的重复次数在 12~16 次之间,1 日可进行 2 次。每次活动以达到全身发热、微出汗为宜。

2. 按摩 患者取俯卧位,先用拇指平推两侧下背部,足太阳膀胱经自上而下,反复数遍,然后用拇指推两侧胃俞和脾俞,必要时可加推大肠俞和八髎穴。每穴推摩 1 分钟左右,以有酸胀、得气感或引起温热感和肠胃蠕动增加为好。如伴有腹胀可在腹部进行掌推、按、摩等手法,顺肠走行方向进行。身体虚弱者可增加足三里点穴法。

3. 太极拳及医疗步行 适合稳定型溃疡病患者锻炼,一般在早晚进行,每次在半小时左右。

（三）注意事项

1. 医疗体育宜与必要的饮食疗法、药物疗法结合进行,可增加疗效,缩短疗程。

2. 溃疡病有穿孔倾向,或有较明显的出血、幽门梗阻、癌变可能时,都不宜进行医疗体育。

3. 溃疡病症状越是明显,腹部运动应越少,以免局部刺激。

二、慢性肝炎的医疗体育

慢性肝炎是指由不同病因引起的,病程至少持续超过 6 个月以上的肝脏坏死和炎症,如感染肝炎病毒（乙肝病毒、丙肝病毒）,长期饮酒,服用肝毒性药物等。临床上可有相应的症状、体征和肝生化检查异常,也可以无明显临床症状,仅有肝组织的坏死和炎症。病程呈波动性或持续进行性,如不进行适当的治疗,部分患者可进展为肝硬化。

慢性肝炎是一类疾病的统称,病因不同,其临床特点、治疗方法以及预后结局可能有所不同,但也有共同的特征:①肝功能反复波动,迁延不愈;②肝组织均有不同程度的坏死和纤维结缔组织增生,呈现慢性纤维化;③病情发展的最终阶段均为肝硬化。④均需要保肝和抗纤维化治疗。

（一）医疗体育的作用

1. 通过定量的体力运动能提高患者中枢神经系统的张力,改善皮质和自主神经系统对肝脏的调节功能,增强全身抵抗力和免疫力。

2. 适量的体力运动能促进肝脏的血液循环,改善肝细胞的营养,有助肝功能的恢复。

3. 长期系统地坚持体疗锻炼可以预防脂肪肝的发生。

（二）医疗体育的方法与特点

慢性肝炎的体疗原则是着重全身适应性体力锻炼,在此基础上进行促进肝脏血液循环的专门运动,其具体方法如下:

1. 全身性运动主要包括健身体操运动,如广播操、保健操等,使躯干与四肢都能交替活动。平地上医疗步行,由慢速逐渐过渡到中等速度,每次持续时间半小时左右。待体质增强后可进行慢跑运动,每次 15~20 分钟为宜。

2. 简化太极拳、动作简单的动功,如八段锦、六字诀等均适合慢性肝炎患者练习,有助于增强患者的抵抗力和免疫力。

3. 促进肝脏血液循环的运动项目有仰卧位的下肢屈伸运动,站位用力不大的躯干各方向运动和腹式深呼吸运动等。

4. 内养功和轻手法的肝区按摩是改善肝脏血液循环的有效手段,应一日多次进行。

（三）注意事项

1. 医疗体育的强度要严格控制,以不引起全身疲劳和肝区疼痛为原则。

2. 体疗中的运动要柔和缓慢,避免剧烈运动和比赛性运动。

3. 体疗中要严密观察患者对体力负荷的反应,定期检查肝功能,以便及时调整运动量。

第六节 运动系统疾病的医疗体育

运动系统由骨、骨连结和骨骼肌组成。骨以不同形式连结在一起,构成骨骼系统,形成了人体的基本形态。肌肉附着在骨骼上,在神经系统调节下进行各种复杂的运动,起保护、支持和运动功能,临床上对运动系统伤病的诊断和治疗较容易,但对功能障碍的恢复效果却不尽如人意,而医疗体育能够预防功能障碍,防止伤病后并发症的出现,促进伤病痊愈,缩短病程。

一、肩关节损伤

肩关节由肩胛骨的关节盂和肱骨头构成,属球窝关节。

（一）肩关节损伤的医疗体育

1. 抗阻训练　杠铃仰卧推举:重点锻炼部位:胸大肌、三角肌和肱三头肌。开始位置:仰卧在平的卧推凳上,两脚平踏在地上。两手掌向上握住横杠,两手间距比肩稍为宽些,两臂伸直支撑住杠铃位于胸的上部。动作过程:使两臂向两侧张开,两臂慢慢弯曲,杠铃垂直落下,直至横杠接触到胸部(大约接近乳头线上方)。然后向上推起至起始位置,重复前述动作。训练要点:不要把背和臀部拱起或憋气,这样会使肌肉失去控制,比较危险。同时注意根据患者的情况调节杠铃重量和训练方法组数。

2. 医疗体操或训练

（1）屈伸锻炼法:取站位或坐位,患肢下垂于体侧,逐渐向前上方抬举患肢,必要时可用健肢的手或他人协助进行,然后复原,再使患肢向后尽量伸。

（2）划圈锻炼法:站立位,身体前倾约 $30°\sim45°$,患肢下垂做顺、逆时针方向划圈活动,活动范围由小到大缓慢进行。

（3）爬墙运动:患者面对墙站立,两足尖顶墙,患侧手掌平放在墙壁上,利用手指缓慢向上爬行,每日记录爬行高度。

（二）注意事项

1. 加强医疗体育是预防和治疗肩关节损伤的有效方法,但贵在坚持。如果不坚持则肩关节的功能难以恢复正常。

2. 应重视保暖防寒,勿使肩部受凉。一旦着凉也要及时治疗,切忌拖延不治。

二、膝关节损伤

膝关节为人体最大且构造最复杂的关节,同时也是损伤机会较多的关节。膝关节的损伤包括膝关节侧副韧带损伤、前后交叉韧带损伤、半月板损伤、损伤性滑膜炎、髌骨劳损等。下面以半月板损伤和侧副韧带损伤为例介绍医疗体育方法的应用。

(一)膝关节半月板损伤

半月板损伤是膝关节最常见的运动创伤之一,多见于足球、篮球、手球、体操、武术等活动。其临床表现为疼痛、关节绞锁、肿胀、股四头肌萎缩,检查表现为摇摆试验阳性、麦氏征阳性、研磨试验阳性。由于只有半月板与关节囊相连的边缘部分及前后角有血液供应,其他部分的营养来自关节滑液,所以除单纯边缘损伤外,多数半月板损伤难以愈合。对于非手术治疗无效或者不适合采用保守治疗的患者,通常在关节镜下进行半月板修复或(部分)切除手术。

膝关节半月板损伤术后的医疗体育:①术后 2 周内,鼓励患者进行低强度锻炼,如踝泵、股四头肌等长收缩、直腿抬高和关节活动度(ROM)训练(屈膝不超过 90°),以促进关节肿胀的消退。②术后 3~4 周内,医疗体育重点为尽量恢复关节活动范围。患者应常规进行肌肉等长收缩锻炼(直腿抬高)和 ROM 训练,并逐步增加活动范围。随着肌力和关节活动范围的恢复,可以进行有限制的活动,包括部分负重逐渐过渡至完全负重下的行走练习。③术后第 4~5 周内,目标是使肌力和活动范围完全恢复正常,或者仅和健侧相差 20%~30%。增加关节活动范围的训练方法:俯卧,在患侧足上加力或者缠绕沙袋,帮助患侧膝关节屈曲;俯卧,两手握毛巾两端,中间套在患侧踝关节处,手拉毛巾,帮助患膝屈曲。④术后 6~10 周内,帮助患者进一步进增加锻炼的阻力,可开始等长锻炼,此后,为了保持肌力,患者可以伤肢足尖点地,缓慢步行训练,还可以骑自行车、游泳等。

(二)膝关节侧副韧带损伤

术后 1~2 日即可在粘膏支持带保护下开始练习。方法如下:股四头肌静力收缩练习,每次 10 秒,然后放松 10 秒,共做 5 分钟;直腿抬高练习,采用 10 次最大负荷量的重量,抬腿 10 次;等长伸膝练习 15 次;髋伸屈内收及外展各 20 次。中、后期,可做股四头肌和腘绳肌的抗阻训练。同时,在无明显疼痛的情况下做折返跑练习,以训练关节的本体感觉。

三、脊柱侧弯

脊柱侧向弯曲畸形,称为脊柱侧弯症(scoliosis)。引起脊柱侧弯的原因很多,骨骼、肌肉、神经病变等引起结构性脊柱侧弯,而疼痛、炎症等引起非结构性脊柱侧弯。本章节主要讨论最常见的原发性脊柱侧弯的康复。其他原因引起的脊柱侧弯可参照此方法。

(一)适应证

一般需根据年龄、侧弯程度及侧弯进展情况选择和及时调整矫治方案。矫治方法包括矫正体操、日常活动中的姿势治疗、侧方体表电刺激、牵引、手法、矫形器和手术治疗。根据脊柱侧弯 Cobb 角的大小选择治疗方法。

1. 脊柱侧弯<10° 注意日常活动中姿势治疗,配合矫正体操,定期随访观察。

2. 脊柱侧弯10°～20°　除上述方法外,配合侧方体表电刺激,并密切注意脊柱侧弯的进展情况,2～3个月复查一次,有发展倾向,可及时佩戴矫形器。

3. 脊柱侧弯>20°　穿戴矫形器作为主要矫治方法。如采取矫形器、矫正体操、姿势治疗、侧方体表电刺激等综合治疗,可以提高矫治的效果。

4. 脊柱侧弯>45°或侧弯伴有旋转畸形严重者　选择手术治疗,但手术治疗前后仍需配合合适的矫正体操和姿势治疗,以提高和巩固手术效果。

（二）治疗原理

治疗的基本原理是矫正脊柱两旁肌力的不平衡,恢复脊柱正常的排列顺序和应力分布,增强脊柱的稳定性。这主要是通过下面途径实现:

1. 被动牵拉和主动运动

（1）牵拉脊柱侧弯凹侧挛缩组织:矫正体操是通过上下肢运动引起的肩带和骨盆活动,带动脊柱产生与其凹侧相反、凸侧方向相同的侧屈活动,使得凹侧挛缩的组织受到牵拉,矫正脊柱侧弯程度。

（2）选择性增强维持脊柱姿势的肌肉力量:如脊柱侧弯凸侧骶棘肌、腹肌、腰大肌和腰方肌,实现脊柱两旁肌肉力量之间的相互平衡。

正常情况下,举起右上肢和抬起右下肢引起胸椎向左侧、腰椎向右侧弯曲,可以用来矫正胸右腰左脊柱侧弯。因此,应根据脊柱侧弯的方向不同,选择脊柱矫正体操和日常活动中的姿势矫正。

2. 增加脊柱的稳定性　胸廓的肋间隙由不同走向的肋间肌和韧带紧密连接,因而肋弓有力地阻止了胸椎的侧弯。腹部前方和侧方的肌肉对腰椎稳定性起重要作用,这些肌肉连接髋部和肋骨,在加强脊柱的同时也增加了肋弓的稳定性。在脊柱侧弯凸侧进行电刺激,可改善该侧肋间肌和腹壁肌群的肌力,增加脊柱的稳定性,减轻脊柱侧弯和旋转的程度。

3. "三点力"矫正原理　由于侧弯脊柱的椎间隙两侧不对称,椎体、椎间盘的承重两侧也不对称。有针对性地在脊柱凸侧最高部位和凹侧的两端施加"三点"压力,产生作用方向相反的水平压力,可减轻椎体、椎间盘两端的不平衡受力,达到矫正脊柱侧弯和旋转畸形的目的。

4. 增加脊柱本体感觉的调节　通过矫正体操、牵引和日常生活中姿势矫正训练,使脊柱及其周围组织的本体感受器反复受到牵拉兴奋,提高其敏感性,增加患者主动控制脊柱侧弯的意识。

（三）医疗体育

1. 俯卧向前伸单臂　在垫子上俯卧挺身,使脊柱侧弯的另一侧手全力前伸,同侧手后伸,同时做抬头挺胸动作。例如,胸椎骨右凸者,可做向前伸左臂的动作,俯卧在垫子上,腿和臂同时上举,用脊柱侧弯的另一侧手和同侧脚,同时做挺身和上举的动作。重复20～30次,共练习4组。

2. 体转动作　以脊椎左侧弯为例,两手叉腰,左脚顺脚尖方向,向前迈一大步成弓步。同时右臂斜上举(掌心向下),左臂后举(掌心向上),上体向左转,眼看左手。脊椎右侧弯则为迈右脚,左臂斜上举,右臂后举,上体右转。

3. 单臂外振动作　身体直立,两脚开立与肩同宽,弯侧臂伸直,空手用力向体外侧振举到极限,用力放下到体前内侧极限,做30～50次。接着手持重物(2.5～5kg)重复练 15~20 次,共做 4 组。

4. 持棒向侧上方摆动伸展　以脊柱向左侧弯曲为例,俯卧在垫子上,两手宽于肩距,持棍棒或绳子(毛巾),抬起胸部,挺腹,弯曲左臂,伸直右臂用力向右侧使劲做摆振式侧体动作,并同时使上体和两臂尽力向上抬起。如持绳子和毛巾,务必使其绷紧,不让其放松下沉。重复 20~30 次,共练习 4 组。脊柱右侧弯曲则动作相反,弯曲右臂,伸直左臂,动作同上。

5. 悬垂体侧摆　正面双手握单杠或肋木。两腿并拢,向左右侧摆,以使 S 形的脊柱逐渐伸直。重复 30~50 次,共练习 4 组。

6. 单杠单臂悬垂运动　凹侧臂手握单杠悬垂 20~30 秒钟,跳下休息 1 分钟,重复练习 6~8 次。

7. 单臂拉引橡皮筋　身体直立,两脚与肩同宽,手握橡皮筋一端(另一端挂在固定物上),凹侧臂侧平举,用力向身体另一侧拉引,重复 30~50 次,共练习 4 组。

8. 单臂上举哑铃运动　身体直立,两脚与肩同宽,凹侧手持哑铃(10~15kg),向上举起时伸直臂,放下时屈肘,哑铃位于肩侧停止为 1 次,自然呼吸,重复 10~15 次,共练习 4 组。

四、腰椎间盘突出症

腰椎间盘突出症是较为常见的疾患之一,主要是因为腰椎间盘各部分(髓核、纤维环及软骨板),尤其是髓核,有不同程度的退行性改变后,在外力因素的作用下,椎间盘的纤维环破裂,髓核组织从破裂之处突出(或脱出)于后方或椎管内,导致相邻脊神经根遭受刺激或压迫,从而产生腰部疼痛,一侧下肢或双下肢麻木、疼痛等一系列临床症状。腰椎间盘突出症以腰 4~5、腰 5~骶 1 发病率最高,约占 95%。

(一)医疗体育原则

先慢后快,先小幅度后大幅度,先局部后整体,先轻后重,频率由慢到快,循序渐进,持之以恒。

(二)医疗体育的形式与内容

1. 床上锻炼

(1)直腿抬高锻炼:仰卧,主动进行直腿抬高运动至不能上抬,他人辅助进一步抬高 5°~15°,患者感腰背部或患侧肢体稍感不适或轻微疼痛后,缓慢放下,双下肢交替进行。

(2)仰卧位拱桥式腰背肌锻炼:仰卧屈膝,用头部、双肘及双足作为支重点,弓形撑起背部、腰部、臀部及下肢,至患者认为最高度后放下,再撑起。

(3)飞燕点水式背伸肌锻炼:患者俯卧位,头、颈、胸及双下肢同时抬高,两臂后伸,仅腹部着床,整个身体呈反弓形,如飞燕点水姿势。

2. 床下锻炼

(1)脊柱小角度前屈、后伸、侧弯、旋转、环转腰部活动。

(2)蹲-站-挺胸活动。

(3)慢下蹲运动。

(4)快、慢步交替行走锻炼。

(5)如有脊柱侧弯,身体靠墙直立,双手中指贴于裤缝,一侧中指沿裤缝下滑,脊

239

柱逐渐侧屈至极限,再还原。脊柱向右侧弯者做脊柱左侧屈练习,脊柱左侧弯者做右侧屈练习。

功能锻炼的度和量:3~5 次/天。

第七节　神经系统疾病的医疗体育

神经系统是人体内起主导作用的功能调节系统。体内各器官、系统的功能和生理过程都是在神经系统直接或间接的调控下相互影响、相互联系的。神经系统分成中枢神经系统和周围神经系统两大部分。中枢神经系统包括脑和脊髓,周围神经系统将中枢神经和其他器官联系起来,包括与脑相连的 12 对脑神经和与脊髓相连的 31 对脊神经。

神经系统疾病是指脑、脊髓及周围神经受到感染、中毒、血管病损、肿瘤、遗传缺陷、营养障碍、代谢紊乱和外伤等原因引起的疾病。神经系统疾病的症状可分为缺失症状、释放症状、刺激症状及休克症状。感觉、运动及意识功能障碍为神经系统疾病的主要表现。

临床上根据肌力的情况,分为以下六级:0 级,肌肉完全麻痹,触诊肌肉完全无收缩力;1 级,肌肉有主动收缩力,但不能带动关节活动;2 级,可以带动关节水平活动,但不能对抗地心引力;3 级,能对抗地心引力做主动关节活动,但不能对抗阻力,肢体可以克服地心引力,能抬离床面;4 级,能对抗较大的阻力,但比正常者弱;5 级,正常肌力。

医疗体育通过主动或被动运动等各种刺激,使神经系统的功能状态与调节作用得以改善,机体正常的组织形态和生理功能得以恢复,同时可以预防因长期缺乏运动而引起的各系统和器官的形态变化和功能障碍,改善组织的营养和新陈代谢。在组织形态和功能不可恢复时,医疗体育能促进功能代偿机制的形成。所以医疗体育在神经科疾病和损伤的综合治疗中占有重要位置。但是疾病及损伤急性期是暂时禁忌做医疗体育的,待急性期过后,特别是到了恢复期,进行医疗体育十分必要。现将神经科常见疾病的医疗体育方法分述如下。

一、偏瘫

偏瘫又叫半身不遂,是指一侧上下肢、面肌和舌肌下部的运动障碍,是急性脑血管病的常见症状。轻度偏瘫患者虽然尚能活动,但走起路来,往往上肢屈曲,下肢伸直,瘫痪的下肢走一步划半个圈,这种特殊的走路姿势,叫做偏瘫步态。严重者常卧床不起,丧失生活能力。按照偏瘫的程度,可分为轻瘫、不完全性瘫痪和全瘫。轻瘫:表现为肌力减弱,肌力在 4~5 级,一般不影响日常生活,不完全性瘫较轻瘫重,范围较大,肌力 2~4 级,全瘫:肌力 0~1 级,瘫痪肢体完全不能活动。

偏瘫病因复杂多样,总的来说都与血脂、血液黏稠度增高等疾病有不可分割的关系,概括起来有以下几点:

1. 动脉粥样硬化是中风最主要的原因,70% 的中风患者患有动脉硬化,高脂血症是引起动脉硬化的主要原因之一。

2. 高血压是中风最主要、最常见的病因,脑出血患者 93% 有高血压病史。

3. 脑血管先天性异常是蛛网膜下腔出血和脑出血的常见原因。

4. 心脏病,如心内膜炎,有可能产生附壁血栓;心动过缓则可能引起脑供血不足。

5. 代谢病中糖尿病与中风关系最密切,有 30%~40% 中风患者患有糖尿病。

6. 情绪不佳(生气、激动)。

7. 饮食不节(暴饮暴食、饮酒不当)。

8. 过度劳累;用力过猛;超量运动;突然坐起和起床等体位改变。

9. 气候变化;妊娠;大便干结;看电视过久;用脑不当等。

10. 服药不当,如降压药使用不妥。

11. 任何导致大脑损伤的原因都可引起偏瘫,脑血管病是引起偏瘫最常见的原因。颅脑外伤、脑血管畸形、脑动脉瘤、脑肿瘤、脑内感染、脑变性病及脱髓鞘病均可出现偏瘫。

体育锻炼有助于偏瘫恢复;可以增强体质,提高抗病能力,延缓衰老;能够增强心脏功能,改善血管弹性,促进全身的血液循环,提高脑的血流量;能够降低血压、扩张血管,使血流加速,并能降低血液黏稠度和血小板聚集性,从而可以减少血栓形成;可以促进脂质代谢,提高血液中高密度脂蛋白的含量,从而可以预防动脉硬化。长期锻炼能降低体重,防止肥胖。因此,体育锻炼是预防偏瘫的一项重要措施。

(一)急性期医疗体育

急性期主要症状为病灶对侧肢体瘫痪或麻痹,肌肉张力降低或无力,开始一个短时期内肌腱反射降低,然后增高,并出现病理反射。偏瘫急性期大脑抑制过程占优势,借以预防大脑细胞的功能衰竭。急性期的主要治疗措施是安静休息和细致护理。在病情稳定后,可以进行一些轻手法的按摩和被动运动,来预防肌肉萎缩和关节功能障碍。

(二)亚急性期医疗体育

亚急性期是急性期过后,病情改善,不再发展,其主要症状表现为一些肌肉群出现痉挛性张力增高,另一些肌肉出现张力降低,麻痹现象,下肢内收大肌群、大腿伸肌和足掌屈肌的张力增高,同时上肢前臂和手指伸肌及下肢大腿屈肌和足踝背伸肌处于低张状态中,甚至表现明显麻痹。当大脑血管损伤时,除运动系统受累外,血液循环、呼吸、代谢和其他系统的功能亦遭受不同程度的破坏。偏瘫亚急性期,医疗体育是功能恢复的重要措施。

1. 亚急性期医疗体育的作用

(1)定量的体疗锻炼能维持大脑皮质、皮质下核和自主神经系统的功能,同时使受累的各个系统和器官的功能恢复正常。

(2)改善患者的全身状况,减低肌肉增高的张力,预防患肢关节强直,促进主动运动恢复。

2. 亚急性期医疗体育方法与特点

(1)被动运动:医疗体育开始时,主要进行麻痹肌肉的被动运动。为了改善患肢的血液循环,被动运动由肢体的近侧端开始,逐渐活动到远端。被动运动应慢速进行,逐渐增大活动范围,一日中多次重复。

(2)传递神经冲动练习:在做被动运动的同时,令患者从大脑意念上使劲做意想性运动。这类意念活动能加强大脑细胞的兴奋性,增加运动神经冲动的传递,促进主动运动的恢复。

（3）主动运动：开始时主要进行健康肢体的主动运动，并与呼吸运动交替进行。随着患者一般情况改善和机体对运动的适应，可逐渐增加大肌肉群的主动运动，运动范围亦逐渐加大。当患肢主动运动出现后，应及时进行练习，开始量小，以后逐渐增大，一日多次，少量进行。

（4）按摩：对肌张力高的肌肉进行轻手法的抚摩和按揉，并配合患者的主动放松，来降低肌张力。对张力低的麻痹肌肉应采用中等强度的擦摩和揉捏等按摩手法，帮助维持和恢复正常的肌张力。

（5）位置治疗：麻痹肢体维持在正确的功能位置，必要时用支架将麻痹肢体，特别是手腕、手指和踝关节固定在正确的功能位置，对预防关节强直和肢体畸形有重要意义。

（三）恢复期医疗体育

恢复期患者的全身状况明显改善，机体对运动有一定的适应性，麻痹肢体开始出现主动的功能运动。

有无大脑皮质或皮质下核的单独损伤，或损伤区域是否涉及皮质下核，有无两侧性多次病灶过程或一侧性病灶损伤程度大小，运动分析器的功能被破坏程度，大脑抑制过程的深度及时间长短，在某程度上都决定运动功能恢复的程度。当神经系统被破坏的功能恢复时，无条件反射先恢复，然后条件反射恢复。在大脑皮质和皮质下中枢共同参与下所发生的运动比单纯由大脑皮质起作用的运动要恢复得快。例如，手和手指的精细动作比走步要恢复得慢。发展大脑皮质的代偿功能，对恢复运动功能有着极其重要的意义。

在临床实践中观察到，一般下肢的主动运动先恢复，然后上肢运动恢复，而且先恢复肢体近侧端的运动，后恢复远侧端的运动。有些患者的举臂外旋、手和手指的伸直运动、大拇指外展和对指运动很难恢复，甚至完全不能恢复，这是由于损伤的程度所决定的。但坚持正确的体疗锻炼可以提高功能恢复的程度。

1. 恢复期医疗体育的作用　恢复期体疗主要通过患者的主动运动练习，来恢复麻痹肢体已丧失的活动功能，特别是上肢的技巧功能和下肢的持重和走路功能。当运动功能不可恢复时，要通过功能练习建立代偿性运动功能。医疗体育最后要达到的目的是恢复患者的生活、工作和劳动能力。

2. 恢复期医疗体育的方法　开始主要在患者主动传递神经冲动的基础上及时发现主动的肌肉收缩运动，并加强这些微小的主动运动练习。开始时重复次数不宜过多，以免引起过度疲劳。主动练习应同放松运动和被动运动交替进行。练习时，应特别注意上肢伸肌、手腕和手指的伸展运动，以及对指等精细动作的锻炼。下肢要注意小腿屈肌和踝关节背伸等运动练习。

恢复初期的主动运动范围不大，运动力量很弱，也不协调。另外由于大脑皮质相应区域的兴奋性增高，恢复的主动运动一般伴有联带运动，如前臂屈曲时伴有手和手指的屈曲运动。临床上观察到，如果不及时采取分离性运动练习、按摩、夹板或其他支具固定，以及经常改变肢体位置等对抗措施，则联带运动将导致偏瘫性强直。分离联带运动练习，首先令患者在大脑中有分离的概念，再配合旁人或健肢的帮助进行。如进行前臂屈曲时，将手腕和手指固定在伸直位，下肢髋、膝关节屈曲时防止踝关节内翻等。

开始练习主动运动时,患者要用很大的力量才能完成。这可能影响呼吸的节律,所以在运动时应配合有节律的呼吸,可以防止憋气。

正确的走路步态练习是恢复期患者下地后体疗作业中的主要锻炼项目。一般偏瘫患者会出现病态姿势,如患上肢肘、腕关节和手指屈曲,前臂内旋,整个手臂贴紧躯干,患腿髋、膝关节伸直,足下垂并内翻。由于这种不良姿势的结果,身体主要支重点落在足掌外缘,患者在走路时下肢不得不外展,并向外划弧。所以,患者一开始下地走路就要注意正确的步态练习。当提腿向前迈步时,该腿膝关节应屈曲,腿向前提的方向要正,避免向旁划弧。脚下落时,支重点应落在整个足掌上,避免落在足掌外缘,而且尽可能足跟先落地,然后到整个足掌。起步时相反,足跟先离地,最后足尖离地。

为了使麻痹腿的支重时间与健腿的支重时间相同,纠正跛行,可以在节拍器的声音伴随下走步,并进行跨越5~10cm高的障碍物练习,每个障碍物之间的距离为一步远。开始练习时可在旁人扶持下进行,以后逐渐过渡到扶拐杖、拐棍,最后完全自己走路。当患者的上肢运动恢复,患者已掌握平衡后,在走路时应配合上臂的正确甩动。在平地上的走路功能恢复到相当程度后,开始练习走楼梯,但要采取严格的保护措施,以免摔倒。

恢复期体疗中,患上肢功能锻炼的重点是加强上肢的伸肌,特别是手腕和手指的伸直运动、拇指外展,对指运动和手的技巧活动练习。当主动运动基本恢复后,往往后遗有运动不协调,特别是上肢远端部分的运动,如扣、解衣服纽扣,写字和其他精细的技巧动作不协调。在这种情况下应用专门协调性细小运动锻炼,如小球游戏、下跳棋、捡火柴棍等。更重要的是,应该嘱咐患者在日常生活中尽量利用患上肢进行自我服侍和做简单的家务劳动,因为这些动作的锻炼对患上肢功能的恢复有极重要的作用。

3. 恢复期体疗的注意事项　偏瘫恢复期体疗作业中的很多运动,特别是麻痹肢体的肌力练习运动需要患者用很大的气力来完成,因此必须注意进行这些运动时应与放松运动、呼吸运动交替进行,运动间应有短暂的休息时间。

体疗中对患者应定期测量脉搏、呼吸,必要时测量血压来进行医务监督,为增减运动量提供参考依据并预防过度疲劳。

二、神经衰弱

神经衰弱是一种神经系统虚弱而无器质性损害的功能性障碍,是由于长期的精神压力和情绪紧张所导致的心理活动混乱。主要表现为易疲劳、易兴奋,伴有头痛、失眠、记忆力减退、注意力不集中,许多患者还同时有食物神经功能症状,如厌食、便秘、月经紊乱等。据调查,我国从事脑力工作的人,神经衰弱的发病率达45%以上,他们大多长期处在身体运动不足,头脑透支状态。神经衰弱者不仅妨碍了他们的工作效率,而且给他们的身心带来了严重危害。神经衰弱的患者应该是多安静休息,还是应当适当地参加体育运动呢?通过临床观察和实验证明,我们发现对于已经衰弱的神经系统除了给予保护性休息外,还应该给予适当的锻炼。进行运动时,肌肉和关节的神经感受器冲动传到中枢神经系统,有助于调整神经系统的紧张度,同时能够增强呼吸

笔记

和循环功能,加强代谢,增进食欲,增强体质,减轻自觉症状,提高患者对恢复健康的信心。治疗神经衰弱的运动种类很多,可选择一些竞技运动、娱乐运动及一些放松性的运动,如棋牌类运动、球类运动、太极拳、散步等。采用集体运动与个人运动、有氧和无氧运动相结合的方式进行。

（一）运动强度、时间和频率的控制

可选择中低强度的运动,运动时心率可控制在每分钟 120~130 次,等运动适应后在进一步提高要求。运动医学和运动生理学一般规定:运动的大强度相当于最大吸氧量的 70%~80%,即相当于最高心率的 80%~90%;中等强度相当于最大吸氧量的 50%~60%,即相当于最高心率的 65%~75%;小强度相当于最大吸氧量的 40%左右,即相当于最高心率的 60%左右。

（二）医疗体育方法

1. 太极拳　属于低强度运动,对神经衰弱的患者有较好的治疗效果。打太极拳时需要心静神敛,不存杂念。这样能使大脑皮质得到充分的休息。一般患者每日练习 2 次,每次 15~30 分钟。

2. 慢跑与散步　属于中低强度运动。神经衰弱患者可进行散步,每日 2~3 公里,有助于大脑皮质的改善,可使心情愉快。体质较好的可以在散步后进行 1~2 公里慢跑。开始练习时,步频掌握在每分钟 90~100 步,然后增快至 120~130 步。每日进行 20~30 分钟。

3. 冷水浴　冷水浴可调动全身各组织器官抵御寒冷,可提高中枢神经的兴奋性,有助于强壮神经系统,增强体质。冷水浴可在早晨起床后进行,先用温水擦身,经过一段时间锻炼,习惯后改用冷水擦身,最后用冷水冲洗或淋浴,每次 30 秒至 1 分钟。夏天可参加游泳,坚持到秋冬,效果更大。

4. 其他运动　可进行篮球、乒乓球、划船等提高情绪的运动,适合于情绪较差、精神萎靡的患者。

（三）注意事项

1. 神经衰弱应去除病因,劳逸结合,合理安排每天的工作和锻炼。医疗体育只是神经衰弱综合疗法的一个组成部分。

2. 太极拳短期内不易打好,患者应耐心锻炼,循序渐进,由易到难,坚持锻炼。医疗体育分量要适合。按患者的体力情况安培适当的运动项目,运动适量,运动中须穿插呼吸运动和休息。

3. 在锻炼中要密切关注自身反应。如果出现大量汗出、运动后心率加快不易恢复、失眠,表明运动量过大,应及时调整运动量。

三、小儿麻痹症

小儿麻痹症是小儿脊髓灰质发生病毒性炎症,出现迟缓性麻痹或者不全麻痹。麻痹肌的分布不对称,腱反射消失,肌张力减退,下肢及大肌群较上肢及小肌群更易受累,最常见的有下肢股四头肌、胫前肌、腓骨肌、臀肌,但也可仅出现单一肌群受累或四肢均有瘫痪,如累及颈背肌、隔肌、肋间肌时,则出现梳头及坐起困难、呼吸运动障碍等表现。长期麻痹的肌肉、肌腱及皮下组织均见萎缩。骨骼生长也受影响。中医认为本病"小儿自周岁至童年皆有之,突患此症者少,多由伤寒、瘟疫、萎症、吐泻等症后,元气渐亏,面色青白,渐渐手足不动"。并称为"软脚瘟"。小儿麻痹症在急性期过后可开始体疗。急性期后,肌肉和神经受损,造成相应的肌肉瘫痪。医疗体育有助于改善患肢血液循环,加强组织代谢,从而提高和恢复肢体活动功能,并可使肢体的畸形得到不同程度的矫正。

小儿麻痹症的医疗体育主要为肌力训练和步行训练。

肌力训练时,重点训练的肌肉是产生功能动作的关键肌,具有 3 级肌力的肌肉才能完成功能活动,所以训练目标是使肌力达到 3 级及以上。如果关节僵硬畸形,注意矫正恢复关节的活动情况。根据肌肉肌力情况,对于肌力在 0~1 级的患者,我们尽可能地在患者的视野下,对患者进行关节肌肉被动活动之前,先牵拉或挤压关节,后采用多肌群、多关节、对角斜线或螺旋形运动,让患者注意力集中在运动部位,配合治疗完成动作,并让患者用健手触摸患肢。通过以上反复多次的重复活动,达到肌肉功能的再训练。当肌力达到 2 级时,可开始在助力下完成主动活动。包括徒手助力运动、悬吊助力运动、水中运动等。这些方法可以帮助患者减负荷运动。当肌力恢复到 3 级时,鼓励患者进行抗自身肢体重量的主动运动,让患者慢慢上抬患肢,保持 2~5 秒后慢慢放下。每天坚持练习 100~200 次。当肌力达 4 级时,可利用徒手施加阻力、弹簧、橡皮条、滑车、有阻力的运动器械等进行锻炼。

以股四头肌肌力训练为例,步骤如下:①坐位,患者患肢伸直姿势,然后用力收缩股四头肌,髌骨随之上移,接着放松,髌骨随之回到原位,本练习称作髌骨运动。②坐位,患腿取屈膝姿势,在用手帮助下用力伸膝。③坐位,在不用外力帮助下患腿主动用力伸膝,可放皮球在脚前,诱使患者伸腿踢球。④坐位,在小腿负重(如施加阻力或挂沙袋)的情况下伸膝。除了各个肌群的训练,还要注意患儿的综合性练习,让患儿学会站立。

步行训练:在进行步行训练之前,注意矫正患者异常的姿势,保持动作的协调性。步行训练时,先由别人在前面扶住患儿双手和前臂步行,一开始要注意正确的步态;患儿可以自行扶杖或扶学步车步行。在建立正确步态的基础上,可独自在平地上行走,之后练习越过障碍物,逐渐增加步行速度和难度。步行训练最初每次 5~10 分钟,中间休息 2~3 分钟,以后步行练习可渐增至每次 20~30 分钟。

注意事项:①肌力训练中要注意适当体位,要及时矫正病理性畸形和病理性体态,连续反复练习相同的动作,以形成巩固正确的动作模式。②在下肢没有足够的肌力之前,不要急于练习站立负重和迈步行走。③动作要缓慢柔和,不要引起疼痛。训练量从少慢慢增多,防止产生过度疲劳。

第八节 中国传统医疗体育的应用

中国传统医疗体育是东方传统医学中的一颗明珠,具有完整的医疗理论方法体系和独特的民族风格,是其他医疗方法无法替代的一种独特疗法。

一、中国传统医疗体育的特点

与西方医疗体育相比,我国传统医疗体育有着独特的形态特征和功能价值。西方医疗体操是以动为主,而中国传统医疗体育是亦静亦动的。动是西方医疗体操的主要形式,以动来恢复人体器官的功能。而我国传统医疗体育是动中有静,静中有动,动静结合,刚柔相济。西方医疗体操是建立在器官和肌肉的基础上,以局部为主。而我国传统医疗体育是建立在古代生理学基础上,着眼于人体生理功能的建造。不但强调局部治疗,而且重视整体治疗和提高人体的功能系统,同时把养生保健和治疗融为一体。中国传统医疗体育在治疗方法上丰富多彩,有导引,有行气,有按摩,有舞蹈,有拳术,有器械,有单练动作,也有成套动作练习。

我国传统医疗体育从指导思想、内容方法上,与依据或根植于18世纪以来形成的以解剖、生理为基础的近代西方医疗体育大异其趣。它强调:"意"的锻炼,意气合一、阴阳和合而生万物,以及阴阳对立统一的观点;"天人合一"的宇宙观;"形神统一,有气则生,无气则死"的生命学说;"法天地,重人为"的保健思想;"正气内存,邪不可干"的预防原则;"节阴阳,调刚柔"的动静兼修方法和民族风格。

我国传统医疗体育不但在古代占有特殊的地位,而且有现代医药学所不能取代的医疗价值。随着现代医学的发展,我国传统医疗体育的方法在对疾病现象、健康机制、生命本质的认识上,以及对疾病的治疗效果上更加显示了其优越性。因为现代人不但重视强身健体,提高生命质量,而且在选择治疗疾病的方式上发生了变化。其一,对治病方法首先要求对人体无副作用;其二,抛弃了"有病吃药"的单一观念而采用综合治疗方案;其三,"防重于治"的思想已经深入人心。所以选择中国传统医疗体育方式则成为一种必然。

二、中国传统医疗体育的内容和分类

中国传统医疗体育历史悠久,源远流长,因此内容十分丰富,主要有气功和武术两部分。

1. 气功　气功是我国古代劳动人民在长期的生活、劳动中,在与疾病和衰老作斗争的过程中,逐渐认识和创造的一项自我身心锻炼的方法和理论。它通过姿势调节,呼吸锻炼,身心松弛,意念的集中和运用,有节律的动作等锻炼方法,调节和增强人体各部分功能,诱导和启发人体内在潜力,有保健强身、防治疾病、延年益寿的作用。气功锻炼的实质是锻炼真气,培育元气,扶植正气,所以它能扶正祛邪,增强人体的免疫力和抵抗力。气功锻炼要求放松、安静、自然和排除杂念,所以它能缓冲大脑对外界的应激性反应,消除紧张情绪,使人处于一种松弛反应状态,对大脑皮质起着保护性的抑制作用。气功锻炼能降低基础代谢和提高储能能力,对腹腔起着按摩作用,从而增进了食欲,提高了消化吸收功能。气功锻炼还能发挥人体潜力,调动自身的积极因素,并起着自我控制的作用。

气功功法流派繁多,内容丰富,按照气功锻炼的三要素:调身、调息、调心,气功基本可分成三大类:以调心、调息为主,身体姿势处于相对安静状态,不断加强意念对自身的控制能力来养生治病的,归为静功;以调身、调息为主,强调身体姿势变化对气机运行的影响,通过姿势和呼吸的调整来养生治病的,归为动功;以运用自身按摩、拍击等锻炼方法,达到疏通经络,调和气血,增进健康的归为保健功。

(1)静功:气功中的静功锻炼,就是采取坐、卧、站等静的身体姿势,结合意念的集中和运用,以及各种呼吸方法的锻炼,来达到增强体质,治疗疾病的目的。这种姿势的锻炼、呼吸的锻炼、意念的锻炼,古人也称为"调身""调息""调心"。三者的锻炼是不可分割、互相影响、互相促进的。练习静功时,无论采取哪一种姿势,都要做到:全身稳定,内部舒松,防止强直和松垮。按照对调心锻炼和调息锻炼的侧重,静功又可分为以下两类:

1)以锻炼呼吸为主的静功:该类功法强调以锻炼腹式呼吸为主,其方法有顺腹式呼吸法、逆腹式呼吸法、停闭呼吸法、丹田呼吸法、胎息法和六字诀吐纳法等。通过呼吸锻炼来调动人体的内气,使之逐步聚集、储存于身体某一部位,并循经络路线进行,以疏通经络气血。

2)以锻炼意念为主的静功:其方法有:意守身体某一部位或体外某一事物为过渡,使思想逐渐入静,以达到静、松、空的境界;意守体内体外的意境,自我诱导进入一种入静、放松的境界;以意识引导"真气"在人体内循经络运转周身,来锻炼人体内部真气。放松功和周天功属此类功法。

(2)动功:气功的动功是与静功相对而言的。其通过练功者肢体的不断运动变化,意气相随,起到体内气血畅通,舒筋活络的作用。这些功法,一般具有松静自然,柔和均匀,意气相随,动静相兼等特点。它的操作方法由三个部分组成:肢体运动、呼吸锻炼和意念运用。根据"流水不腐,户枢不蠹,动也。形气亦然,形不利则精不流,精不流则气郁","动摇则谷气消,血脉流通,病不得生,譬如户枢终不朽也"的指导思想,从古到今,创造了许多动功功法。这些功法的动作大致包括肢体部分的伸屈、转动、仰俯等活动,并按一定的规律,有节奏地运动,能促使全身气血流通,各部分关节灵活和筋骨强健,全面增强体质。按照动功锻炼外练和内练的侧重,动功又可分为以下两类:

1)以内练为主的动功:这类功法,肢体运动顺其自然,注重意念的调节和呼吸的锻炼,以此达到疏通经络,调和气血,平衡阴阳,调整脏腑的功能。锻炼时显得轻松、柔和、缓慢;精神集中,专心致志,心平气和,呼吸自然,气沉丹田;以意为主,力由意生,劲出自然,不使拙力,但要有内在的道劲。如太极意气功、五禽戏、八段锦等功法就具有这些特点。这些功法运动量较小,比较适合年老体弱及慢性病患者练习。

2)以外练为主的动功:这类功法,比较注重肢体的运动,活动幅度较大,有时还伴有发力动作,以利肌肉、关节、筋骨的牵拉,能发展肌肉力量,利滑关节,增强韧带的弹性。动作刚柔相济,相互转化,刚中有柔,柔中见刚,不拘不僵,通过影响到不同部位肌肉的紧张和负重力大小,调节血液循环,使循环血量再分配,促进机体内部气机运行,改善脏腑和经络的功能活动。外动内静,意念上则保持松静状态,以利气血畅行。要根据动作调整呼吸,两者自然协调,在做有些发力动作时,一般采用呼气,以气助力,气力相合。易筋经、少林强壮功属于这类功法,它们的运动量较大,青壮年和体健者可选练。

(3)保健功:保健功是气功中的一种辅助功法,既可用于治疗,也可用于保健,对体弱者和老年人尤为适宜。它的练功方法有:耳功、叩齿、舌功、漱津、擦鼻、目功、擦面、项功、揉肩、擦胸、揉腹、夹脊功、搓腰、搓尾骨、擦丹田、揉膝、擦涌泉、浴手、浴臂、浴大腿等。保健功是通过自身按摩拍击来进行锻炼的功法,在锻炼的数量和力度上要因人而异,以感到舒适、轻松为度。

2. 武术　武术运动,在我国古代既是一种训练格斗技能的手段,又是一种增强体质的方法。特别是许多出现较晚的武术套路,都是在考虑"武"与"健"密切结合的前

笔记

提下编排出来的。把武术运动用于保健养生,在我国有着悠久的历史。使人体各部分得到全面的发展,这是武术运动显著的特点。因为无论是广含踢、打、摔、拿的拳术,还是包罗击、刺、劈、格的器械,每个套路中都包含着许多不同的动作,既有快速的劈击,又有柔缓的划抹;既有前吐后吞,也有左旋右转,既有腾空高跃,又有贴地穿盘。这些丰富的动作,对人体的影响自然是多方面的。

武术的套路运动,种类颇多,一般分为四大类。

(1)拳术:包括查拳、华拳等类型的长拳,以及太极拳、南拳、形意拳、八卦掌、八极拳、通臂拳、翻子拳、劈挂拳、戳脚、少林拳、地趟拳、象形拳等。

(2)器械:包括刀、剑等短器械;枪、棍、大刀等长器械;双刀、双剑、双钩、双枪等双器械;九节鞭、三节棍、绳镖、流星锤等软器械。

(3)对练:是两人以上按照固定动作进行攻防格斗的套路练习。包括徒手对练、器械对练、徒手与器械对练。

(4)集体操练:是六人以上的徒手或器械的集体表演。可以编成图案,用音乐伴奏,使队伍整齐,动作划一。

三、中国传统医疗体育疗法的应用

(一)神经系统疾病中的应用

我国传统医疗体育疗法,对神经衰弱、冠心病、高血压、风湿性关节炎、溃疡等病都有显著的治疗作用。它要求精神贯注,意守丹田,不存杂念,即要用意不用力和"心静"。这种意识和身体锻炼的方法,都是在中枢神经系统兴奋性提高的情况下完成的,它使大脑皮质形成一个特殊兴奋灶,而其他区域则处于抑制状态。这样就使大脑得到充分的休息,可以打破疾病的病理兴奋灶,修复和改善高级神经中枢的功能,从而使内脏器官的疾患也获得修复和改善。此外,还调整了自主神经功能的紊乱现象。

(二)心脏血管系统疾病中的应用

传统体育疗法可以有效地改善血液循环系统,对心脏血管系统疾病起着非常大的调节和治疗作用。加深呼吸有效改变了胸腹腔内压的变化,使血液快速流回心脏,血液循环得到改善,腹式呼吸可以使肺毛细血管与肺泡换气面积增大,提高血氧含量。长期坚持练习太极拳的人,心脏搏动有力,皮肤毛细血管扩张,面色红润。经研究,经常练太极拳的老年人血压平均值为134/80mmHg,而普通老年人则为152/82mmHg。

(三)呼吸系统疾病中的应用

传统体育疗法中气功、太极拳、导引术都要求呼吸配合,意气相随,吐故纳新。有效地改善呼吸系统的功能,提高人体的最大吸氧量,使肺组织中的毛细血管网和空气的接触面积增大,二氧化碳的排出量增加,使血液和组织中的碱度上升,从而改善机体的内环境。在所有的肺部疾患中,几乎都出现病变部位的功能障碍、患病区血液循环紊乱、咳嗽、咯血等现象。传统体育疗法对消除这些后果具有很好的作用,活跃了肺组织中的血液循环和气体交换过程,使炎症尽快得到恢复。

（四）消化系统和物质代谢疾病中的应用

消化系统的疾病与神经系统有着密切的联系。例如：精神抑郁、忧虑或情绪过分紧张，消化液的分泌就会减少，胃肠蠕动也不正常。胃溃疡和慢性胃炎的发生与人的情绪不正常有直接联系。我国传统体育能有效地调节大脑皮质功能。腹肌和盆肌的运动，会使腹腔内消化器官保持正常的位置，加强平滑肌的蠕动功能，以防止内脏下垂和便秘等疾病的发生。传统体育能改善自主神经系统的功能，使消化系统的腺体分泌正常。

学习小结

1. 学习内容

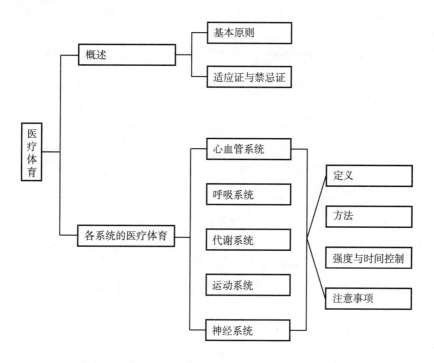

2. 学习方法

本章主要讲述一些常见疾病的病因、体育治疗的方法，运动强度与频度的控制和注意事项。这部分知识与人体解剖学、运动学的知识联系密切。特别是不同运动方向和运动方式的术语，因此，要求同学们对上述课程定期复习，掌握相关知识。由于涉及疾病类型较多，运动方式和方法多种多样，初次学习的同学会觉得难以记忆和混淆，所以应该杜绝死记硬背、生搬硬套的机械陈旧的学习方法，按照系统将疾病分类，在充分了解疾病发病机制的基础上，重点掌握与不同疾病相适应的运动方式、运动强度和时间的控制，才能更好地学习本章的内容。

（潘华山　汶　希）

笔记

复习思考题

1. 医疗体育的适应证有哪些？
2. 如何针对高血压进行医疗体育？
3. 糖尿病医疗体育的方法是什么？

第七章

运 动 处 方

📄 学习目的

通过学习运动处方的主要内容、制订及实施方法,学会根据实际需要,合理地制订和运用运动处方,特别是康复运动处方,以拓展康复治疗手段,提高康复治疗效果。

学习要点

运动处方的主要内容;运动强度的设定方法;制订运动处方的原则和基本步骤;一次训练课的安排以及运动中负荷强度的监控与运动效果的评价;常见疾病运动处方的制订。

第一节 运动处方概述

一、运动处方的概念

运动处方(exercise prescription)的概念最早是由美国生理学家卡波维奇(Karpovich)在 20 世纪 50 年代提出的。20 世纪 60 年代以来,随着康复医学的发展及对冠心病等疾病康复训练的开展,运动处方开始受到重视。世界卫生组织(WHO)于 1969 年起开始使用运动处方这一术语,从而使其在国际上得到认可。

运动处方是指康复医师、体疗师或社会体育指导员等专业人员,对患者、健身活动参加者或运动员进行必要的临床检查和功能评估,根据所获得的资料和评价结果,以处方的形式制订个性化、系统化的运动方案。它是针对个人的身体状况,结合生活环境条件和运动爱好等个人特点而制订的科学的、定量化的、周期性的锻炼计划,要求选择一定的运动项目,规定适宜的运动量并注明在运动锻炼中的注意事项。由于运动处方的形成和发展,使得运动能更科学、更具体地为人类健康服务。

二、运动处方的发展概况

(一)国外运动处方的发展与现状

西方的运动疗法源于希腊。古希腊的神庙壁画中就曾经记载了通过运动的方式治疗疾病的情景。公元前 5 世纪,古希腊医学家 Herodicus 认为运动可增强肌力,促进精神、体质的恢复和改善,并可推迟衰老。这一观点得到了他的学生——医学鼻祖希波克拉底的继承和发展。希波克拉底最早用体操来治疗疾病,他的论著《运动疗法》

《健身术》成为运动处方的萌芽。公元 2 世纪后,Caelus Aurelianus 首次提出了对瘫痪患者使用滑轮悬挂肢体、步行及在温泉中运动等治疗方法,还提出创伤后应早期进行运动,以加速创伤的愈合。文艺复兴后,1569 年,Hieromymus Mercurialis 提出了一系列运动的观点,如运动的目的是为了保持健康,运动要适合于身体状况,运动要经常进行,患者应根据各自不同情况进行运动,过度运动会引起疾病发作,出现不良反应时须及时停止运动等。17 世纪,英国医生 Duchesen 指出:"运动可治疗许多因缺乏运动而发生的虚弱和疾病,而且运动能增强体质,强化对刺激的反应性,增强神经、关节的功能。"19 世纪,瑞典的 Peter.H.Ling 使运动处方治疗系统化,在采用抗阻练习以发展肌力中,对运动负荷、重复次数等进行定量。1854 年,William 建议心脏病患者做有控制的体操与步行训练,以促进心脏功能的恢复。

现代意义的运动处方始于 20 世纪 50 年代,至今已有半个多世纪的历史。在美国,20 世纪 60 年代末到 70 年代初,军医肯尼斯·库珀(Kenneth Cooper)提出了著名的耐力测试法——12 分钟跑,并且出版了《有氧代谢运动》这一极具影响力的著作。库珀首先提出了有氧运动这一重要概念,他的有氧运动理论使成千上万的美国人加入了跑步健身的大军,也使他赢得了"有氧运动之父"的尊称。此外,全美运动医学会(American College of Sports Medicine,ACSM)在运动处方的发展过程中,起到了非常重要的作用。该学会自 1975 年首次出版《运动测试与运动处方指南》(*ACSM's Guidelines for Exercise Testing and Prescription*)以来,至 2015 年已出版了第 9 版。每一版都在综合了当时世界各国专家的最新研究成果的基础上,对上一版的内容进行补充修改,使该书一直作为运动处方研究领域的权威著作而备受推崇。

日本是亚洲最早研究运动处方的国家。1970 年,在以日本东京大学运动生理学教授猪饲道夫为首的多名生理学家倡议下,成立了"日本体育科学中心"。该中心在 1971 年又成立了运动处方研究委员会,并且下设运动处方制定委员会,专门研究如何为日本民众制定运动处方。通过努力于 1975 出版了《日本健身运动处方》一书。日本政府从 20 世纪 80 年代开始,提出体育发展的两项基本任务:一是推广应用运动处方的理论和方法;二是改善体育设备,并在大、中、小学的学校体育中推广运动处方。

（二）国内运动处方的发展与现状

古代的运动处方,最早可追溯到我国战国时期(公元前 475—公元前 221 年)的作品《行气玉佩铭》,这块玉佩上的铭文记载了呼吸运动的练习方法。《吕氏春秋》曰:"流水不腐,户枢不蠹,动也;形气亦然,形不动则精不流,精不流则气郁。"即认为人之精气血脉以通利流畅为贵,若郁而不畅达,则百病由之而生,提倡"动形以达郁"。东汉末年名医华佗积极推行吕不韦的运动延年论,但提出要注意适度性问题。他曾经对弟子说:"人体欲得劳动,但不当使极耳,动摇则谷气得消,血脉流通,病不得生,譬如户枢,终不朽也。"除了有上述这些精辟的理论之外,我国还有丰富的运动形式。早期的资料有汉代(公元前 168 年)《导引图》,图谱分上下 4 层描绘了 44 个不同人物以不同的姿势和动作进行练功时的情景,形象生动、逼真。我国古代很早就懂得用舞蹈来健身治病,《吕氏春秋·古乐》记载:"民气郁阏而滞着,筋骨瑟缩不达,故作为舞以宣导之。"华佗在继承庄子"吐故纳新,熊经鸟伸"的法则基础上,创立了一套既可合又可分的医疗体操——五禽戏。宋明以后,易筋经、八段锦、太极拳等健身功法在民间广为流传。

我国于 20 世纪 80 年代初引入西方运动处方的概念和理论,许多学者结合我国国民的身体素质和健康状况,开展了大量的基础和应用研究,特别是近十余年来,在运动处方的普及和推广方面取得了长足的进步。如今,运动处方已被广泛应用于群众健身运动和多种慢性疾病的防治领域。但与国外相比,在运动处方的基础性研究以及开发与应用方面还存在着不小的差距。

三、运动处方的分类

随着运动处方应用范围的不断扩大,运动处方的种类也不断增加。常见的分类如下:

（一）按应用的目的和对象分类

1. 预防保健性运动处方　也可称之为健身运动处方,主要以健康者为对象,包括中老年人在内的人群,用以增强体质,预防疾病和提高健康水平。

2. 健美运动处方　主要针对 18~59 岁青年、中年人群,根据个体的年龄、性别、工作种类而制订的运动处方,通过锻炼,加强身体各部位肌肉、韧带的力量,使肌肉富有弹性,保持健美的体形。

3. 竞技性运动处方　也称运动训练计划,是针对运动员所从事的专项及他们的年龄、性别、个人现阶段的体能或技能水平而制订的运动处方,用于提高运动员身体素质和运动技术水平。如大周期训练计划、训练周计划、训练课计划。

4. 治疗性运动处方　又称康复运动处方,用于慢性疾病及创伤康复期的锻炼,以提高疗效,加速疾病康复和功能恢复。

（二）按锻炼作用分类

1. 全身耐力运动处方　全身耐力运动处方以提高心肺功能为主要目标,以有氧运动为主要的运动方式。全身耐力训练早期用于发展身体的耐力素质,提高运动员的训练水平,后来逐渐应用于急性心梗患者的康复并发挥了明显作用。目前,全身耐力运动处方除被用于科学地指导健身外,还广泛用于心血管系统慢性疾病(如冠心病、高血压)、代谢性疾病(如糖尿病、肥胖病)、长期卧床引起的心肺功能下降等疾病的预防和康复。

2. 力量运动处方　力量运动处方的主要作用是提高肌肉的力量和耐力素质。该类型的运动处方可用于因损伤、疾病导致的肢体长期制动、长期卧床等引起的失用性肌萎缩的康复,身体发育畸形的矫正等。

3. 柔韧性运动处方　柔韧性运动处方的作用是提高身体的柔韧性素质,改善关节活动幅度。在康复医学中,通过柔韧性训练使因伤病而受累的关节的活动幅度尽量保持、增加或恢复到正常范围,以实现改善肢体运动功能的目的。

（三）按构成体质的要素分类

1. 改善身体形态的运动处方。

2. 增强身体功能的运动处方。

3. 增强身体素质的运动处方。

4. 调节心理状态的运动处方。

5. 提高适应能力的运动处方。

（四）按实施运动处方的环境分类

1. 社区健身运动处方。
2. 健身房健身运动处方。
3. 家庭健身运动处方。
4. 学校健身运动处方。
5. 医院运动处方。

第二节　运动处方的主要内容

一个完整的运动处方应包括运动方式、运动强度、运动持续时间、运动频度及注意事项五个部分,而前四项通常被称作是运动处方的四要素。

一、运动方式

运动方式的选择对于制订科学、高效的运动处方是至关重要的,其地位和作用就如同药物处方中所应用的药物种类和名称。按运动时代谢供能特点,可将运动分为无氧(无氧供能为主)运动、有氧(有氧供能为主)运动及混合型运动。康复治疗的运动处方通常选择大肌群参与、持续较长时间和有节律的有氧运动,如步行、慢跑、游泳、骑自行车、登楼梯、划船、上下肢结合的功率车运动、滑冰、太极拳、舞蹈等,但对于体质较为虚弱,或有残疾妨碍从事上述活动者,力所能及的日常生活活动同样可产生有益的作用,如整理床铺、收拾房间、打扫卫生等。

1. 步行　是最常用的训练方式,优点是容易控制运动强度和运动量,简单易学,运动损伤小;缺点是训练过程相对比较单调和枯燥。体弱者或心肺功能减退者缓慢步行可收到良好的效果。快速行走可达到相当高的训练强度。

2. 健身跑(慢跑)　采用较长时间、慢速度、较长距离的有氧锻炼方法,是当今世界上最流行的有氧代谢运动方法,被称为"有氧代谢之王"。优点是运动强度大,训练耗时短,健身效果明显,且简便易行,不受器材条件的限制。但对下肢关节及相关肌肉和韧带的负荷明显增大,不适于患有骨关节疾病的老年人。

3. 游泳　是利用人体在水中受到浮力、阻力、摩擦力,以及人体在水中处于失重状态下进行锻炼的一种全身运动,适合于各类人群。优点是运动时水的浮力对皮肤、肌肉和关节有很好的安抚作用,关节和脊柱的承重较小,有利于骨关节疾病和脊柱病患者的锻炼,不易发生运动损伤;水对胸腔的压力有利于增强心肺功能;水温一般低于体温,运动时热量的散发高于陆上运动,有助于肥胖患者消耗能量,减少体重;温水游泳池的水温及水压对肢体痉挛者有良好的解痉作用,患者有时在陆上不能训练,但在水中有可能进行。缺点是需要游泳场地,运动强度变化较大,运动时要特别注意观察患者的反应。

4. 登楼梯　登楼梯是一项与日常生活紧密结合的运动锻炼形式,简便、有效、容易开展,且运动量便于调节。但对下肢关节负荷较大,不适于过于肥胖或患有骨关节病的人群采用。此外,与步行相比,登楼梯的运动强度较大,锻炼者须具备良好的健康状况。

5. 骑车　可以分为室内和室外两类。室内主要是采用固定功率自行车,运动负荷可以通过电刹车或机械刹车调节。室内骑车的优点是不受气候和环境影响,运动时可以方便地监测心电图和血压,安全性好,运动负荷容易掌握和控制;缺点是比较单调和枯燥。室外骑车的优点是兴趣性较好,缺点是负荷强度不宜准确控制,容易受外界环境的影响或干扰,发生训练损伤或意外的概率较高,运动中难以进行监测。室外无负重骑车的运动强度较低,所以往往需要增加负重,以增加运动强度。训练时踏板转速为 40~60r/min 时,肌肉的机械效果最高。下肢功能障碍者可采用手臂功率车的方式进行上肢耐力性锻炼,也可将上、下肢功率车训练结合进行。

二、运动强度

运动强度是决定运动量大小的三个要素(运动强度、运动持续时间和运动频度)之一,直接影响运动处方的效果和运动的安全性。强度太小达不到锻炼目的,强度过大则可能造成组织损伤或增加意外风险。在周期性的有氧运动中,运动强度取决于速度;在力量性的练习中,运动强度取决于阻力的负荷重量。

根据运动类型的不同,运动强度的设定有不同的方法。目前比较常用的是通过心率、主观用力感觉、最大摄氧量和代谢当量、最大重复次数法来设定运动强度。

(一)心率计算法

除去环境、心理刺激、疾病等因素,心率和运动强度之间存在线性关系,因此,通常用心率来衡量运动强度的大小。达到最大运动强度时的心率为最大心率(HR_{max}),可采用年龄预计的最大心率和运动试验测得的最大心率。为获得预期的运动效果,运动者在锻炼中应达到和保持的心率称为目标心率或靶心率(target heart rate,THR)。靶心率不但可用以表示运动强度,而且是确定运动治疗强度的可靠指标。

用心率设定运动强度的具体方法:

1. 最大心率的百分数(%HR_{max}) 这是传统的计算方法。一般是采取个人 70%~85% HR_{max} 作为运动强度,相当于 55%~75% 最大耗氧量(VO_{2max})的运动强度。以年龄估算的最大心率=220-年龄,此法计算较为简单,但未考虑年龄以外的其他因素,特别是个体差异;以运动试验测定最大心率,常用功率自行车或活动平板。在测试中如出现以下任何一种情况时,其心率即为最大心率:①运动中出现呼吸急促、胸闷、冷汗、苍白、头晕等不适症状;②心电图出现 ST 段下移 2mm 以上;③血压下降达 1.33kPa(10mmHg)以上;④心率达到该年龄允许的最高心率。

2. 采用卡翁南公式进行计算 根据标准的卡翁南公式,运动中应达到的心率,即靶心率(THR)的计算公式为:

$$THR = (HR_{max} - HR_{rest}) \times (0.6 \sim 0.8) + HR_{rest}$$

HR_{rest} 为静息心率(即休息时的安静心率),"$HR_{max} - HR_{rest}$"代表的是心率储备(HRR),"0.6~0.8"表示运动强度范围是 60%~80%。

如一个人年龄为 40 岁,安静时心率为 70 次/分,运动强度范围是 60%~80%,那么靶心率的计算是:

$$60\%时的 THR = (180-70) \times 0.6 + 70 = 136$$
$$80\%时的 THR = (180-70) \times 0.8 + 70 = 158$$

那么,此人的靶心率范围就是 136~158 次/分。

运动开始和结束时心率不要求达到靶心率,但规定持续时间内的运动要求达到靶

笔记

心率。

（二）主观用力感觉法

1970 年,瑞典生理学家 Borg 首先提出了主观用力感觉(ratings of perceived exertion, RPE)的概念,并制订了 RPE 分级标准。RPE 是用主观感觉来反映运动强度的一种简单有效的方法,且不受某些药物如 β 受体阻滞剂的影响,一直被认为是监测个体对运动负荷耐受能力的一个可靠指标。RPE 评定等级与运动强度呈线性增加,与生理反应(如心率、每分通气量、耗氧量等)也高度相关。不同强度时的 RPE 分值乘以 10,大约相当于当时的心率值。如 RPE 为 15 时,心率在 150 次/分左右,这一规律在年轻人中比较适用。RPE 等级表(category RPE scale)分为 6～20 级,共 15 个级别(表 7-1),运动试验时,受试者根据自觉的疲劳程度报出分数,作为确定运动强度的依据。

表 7-1　自觉运动强度（RPE）等级表

Rating(等级)	Perception of Exertion(自觉用力程度)
6	No exertion at all(完全没感觉用力)
7	Extremely light(非常非常轻松)
8	
9	Very light(非常轻松)
10	
11	Light(尚且轻松)
12	
13	Somewhat hard(有点吃力)
14	
15	Hard(heavy)(吃力)
16	
17	Very hard(非常吃力)
18	
19	Extremely hard(非常非常吃力)
20	Maximal exertion(筋疲力尽)

（三）摄氧量

运动强度越大,摄氧量越大,二者之间有相对固定的关系。所以,在制订运动处方时,可以用摄氧量来评定运动强度。

最大摄氧量(VO_{2max})存在个体差异,处于同一吸氧量水平,体力不同的锻炼者实际负担大不相同。因此,常以最大摄氧量的百分数来表示运动的强度。若把强度设定为 60%～80% VO_{2max},则靶摄氧量(TVO_2)的计算式为:

$$TVO_2 = (0.6 \sim 0.8) \times VO_{2max}$$

美国运动医学会近年来提出用摄氧量储备（VO_2R）乘以运动强度百分数来计算靶摄氧量，其算式为：

$$TVO_2 = 运动强度百分数 \times (VO_{2max} - VO_{2rest}) + VO_{2rest}$$

式中 VO_{2rest} 为安静时的摄氧量，$VO_2R = VO_{2max} - VO_{2rest}$。

以摄氧量来表示运动强度是比较科学的方法，在科研工作中经常使用。但摄氧量的测试方法比较复杂，需要一定的设备（如固定跑台、功率自行车、气体分析仪等），因此，在一定程度上限制了其应用。

（四）代谢当量

代谢当量（metabolic equivalent of energy，MET）是计算能量消耗的指标，指运动时代谢率相对于安静时代谢率的倍数，音译为梅脱。机体的耗氧量与身体活动时的能耗量呈正比。每千克体重从事 1 分钟活动，消耗 3.5ml 的氧气，这样的运动强度为 1MET［$1MET = 3.5ml/(kg \cdot min)$］。1MET 的活动强度只比健康成年人的基础代谢稍高一些，相当于健康成年人安静坐着时的代谢水平。人们从事任何强度的活动时，都可测出其吸氧量，进一步计算出每分钟、每千克体重的吸氧量，最后计算出相应的 MET 值。而且不同年龄、性别、体重的人，从事同一强度的活动时，其 MET 值基本相同。故 MET 可用来评定各种不同运动的强度，也可对不同强度的运动进行相互比较。

三、运动持续时间

在耐力运动处方中主要采用"持续训练法"，锻炼时应规定有氧运动的持续时间；在力量运动处方和柔韧性运动处方中，则应规定完成每个动作的重复次数，每组练习所需的时间，以及共需完成的组数和组间的间隔时间等。所以在运动处方确定了强度之后，运动持续时间就决定了运动量的大小，并且影响锻炼效果。如果持续时间过短，运动对机体的刺激不够，则达不到应有的效果；如果持续时间过长，会造成机体疲劳，影响下次训练，并可能会对机体造成损伤。因此，要根据处方的目的和强度来确定运动持续时间，从而达到最佳的训练效果。对于大多数人而言，不包括准备活动和整理活动时间，以 $70\% \sim 85\% HR_{max}$ 或 $60\% \sim 80\% HRR$ 进行 $20 \sim 30$ 分钟的有氧运动，即可以达到健身、控制体重和提高心肺耐力水平的目的。对同一锻炼者来说，持续时间长短与运动强度呈反比，强度大，持续时间可相对缩短；强度小，时间相对延长。但以低强度、长时间为好，可以减少心血管意外和运动损伤的发生率。在锻炼的初期，持续时间应短并间以休息，运动几周产生适应性反应后，运动时间再逐渐延长。

四、运动频度

运动频度通常以周为单位，即每周锻炼的次数。运动对于人体产生的作用是一个循序渐进的过程，因此，安排一个合适的频度，既不会使机体产生疲劳，又能使运动的良好效果得到积累。运动频度取决于运动强度和每次运动持续的时间。美国运动医学会推荐一般人每周可锻炼 $3 \sim 5$ 次（常采用隔日锻炼一次），运动强度达到 $70\% \sim 85\% HR_{max}$ 或 $60\% \sim 80\% HRR$，每周运动 3 次即可保持或提高心肺功能；采取低运动强

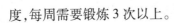

度,每周需要锻炼 3 次以上。

五、注意事项

1. 需告知运动者相关的体育卫生知识,如穿着宽松、舒适的运动服、运动鞋,以及正确的锻炼方法。

2. 做好准备活动和整理活动,运动前可采用拉伸活动进行热身,提高肌肉温度,避免发生损伤,运动后可进行自我按摩,放松肌肉。

3. 保证运动安全,如锻炼时心率不得超过靶心率,对有慢性疾病的锻炼者要注意监测疾病状态和身体反应,运动时发现不适,应停止运动及时就医。

4. 高血压患者应当避免做静力性练习和憋气,糖尿病患者锻炼应当注意血糖水平的变化。

5. 掌握个人耐受能力范围,定期评估,修正运动处方,避免过度训练或训练不足。

6. 饭后及空腹时不做剧烈运动。

7. 锻炼后不要立即坐、卧,以免引起"重力性休克",不能立即吃生冷食物,也不可立即冷水洗浴。

第三节 运动处方的制订与实施

一、制订运动处方的基本原则

科学严谨的运动处方必须遵循人体活动的生理规律,同时也要充分考虑个体的健康、体力以及心血管功能状况,设计的运动方式、强度和持续时间要以运动目的为指引,在保证安全的前提下,最大限度地发挥体育运动的效果。因此,在设计制订运动处方时应当遵循一定的原则。

1. 因人而异原则 由于不同的个体对于同一运动负荷的反应是有差异的,并且同一个体在不同的时期、不同的状态下,对于同一运动负荷的反应也不一样。因此,运动处方必须因人而异,根据每个人的具体情况有针对性地制订,切忌千篇一律。

2. 循序渐进原则 机体对运动负荷的承受能力是一个循序渐进的过程,特别是长期不运动的初练者和身体虚弱者,需要较长时间才能对运动产生生理性适应。所以,制订和实施运动处方时,应当循序渐进地增加负荷和运动难度,切不可急功近利,使运动量过大或增加过快。盲目地追求锻炼效果不仅会增加损伤和意外的风险,也会使原本愉悦身心的锻炼变成一种痛苦的负担,影响锻炼者执行运动处方的兴趣和坚持锻炼的决心。

3. 动态调整原则 对于初定的运动处方,要经过运动实践及多次调整后,才能成为符合自身条件的有效运动处方。此外,锻炼者的身体状况和心理情绪也会随着运动处方的实施而发生相应变化,因而要对运动处方及时评定和适度调整。

4. 全面性原则 在运动处方的制订和实施中,应注意维持人体生理和心理的平衡,以达到"全面身心健康"目的。随着运动理论和实践的发展,我们不再仅仅注重心血管系统的健康,肌肉力量与躯体柔韧性同样是全身健康的重要组成部分。身心全面健康,包括精神与身体和谐发展、通过锻炼解除心理压力、提高对现代生活的适应能力等,成为制订健身处方的追求目标,也成为人们运动所期望达到的目标。

5. 安全性与有效性原则 为了实现运动目标,运动强度必须达到改善心血管和呼吸功能的有效强度。如果运动超过有效强度的上限,就可能有危险性,这个运动强度或运动量界限,称为安全界限。而有效强度的最低下限,称为有效界限。安全界限和有效界限之间,就是运动处方安全而有效的范围。多数情况下,危险性小而且效果好的适宜强度是 $60\% \sim 85\%HR_{max}$,相当于 $57\% \sim 78\% VO_{2max}$ 时的强度。

6. 可行性原则 在制订运动处方选择运动项目时,要根据锻炼对象的环境条件,兴趣爱好来制订,如果设定的项目患者或锻炼者不感兴趣,或因居住环境、现实条件限制不能实施,就达不到预期的效果。

二、制订运动处方的程序

为确保运动的安全性和有效性,制订运动处方时,应该按照一定的程序进行系统的检查和评估,获得制订处方所必需的全面资料。制订运动处方的基本程序包括一般调查、临床检查和功能检查、运动试验及体力测验等步骤,并且要根据实际运用效果及时进行修改和完善。

（一）一般调查

通过运动处方的一般调查可以了解处方对象基本的健康状况和运动情况。一般调查应包括:询问病史及健康状况、了解运动史、了解健身或康复的目的、了解社会环境条件等。

1. 询问病史及健康状况 其询问内容应包括既往病史、现有疾病、家族史、身高、体重、目前的健康状况、疾病的诊断和治疗情况,女性还须询问月经史和生育史。

2. 了解运动史 运动处方制订者应当了解处方对象的运动经历、运动爱好和特长、目前的运动情况(是否经常参加锻炼、运动项目、运动量、运动时间、运动过程及运动后身体的反应情况等)、是否发生过运动损伤等。

3. 了解健身或康复的目的 了解锻炼者健身或康复的目的、对通过运动来改善健康状况的期望等,做到有的放矢。

4. 了解社会环境条件 了解处方对象的职业类别、生活条件、工作环境、经济状况、可利用的运动设施和条件等。

（二）临床检查和功能检查

运动处方的临床检查主要包括:运动系统的检查、心血管系统的检查、呼吸系统的检查、神经系统的检查等。检查的目的在于:对当前的健康状况进行评估;判断能否参加运动或进行运动负荷试验;是否存在隐匿性疾病或危险因素;预防意外事件的发生。

1. 运动系统的检查

（1）肌肉力量的检查和评定:肌肉力量的检查方法主要有徒手肌力测试、器械测试、肢体围度的测量等。在检查和评定过程中应注意以下事项:

1）测试前要做简单的准备活动,测试的姿势和位置要正确,测试动作要标准、规范。

2）避免在运动后、疲劳时或饱餐后进行肌力的测试。

259

3）有高血压或心脏病等心血管系统疾病的患者,要慎用肌力测试。

4）有急性运动损伤者禁用肌力测试。

5）关节活动度受限时,只做等长或短弧等速的测试。

6）每次进行肢体肌力的测试,须做双侧对比,一般差异大于10%~15%时才有意义。

（2）肌肉耐力的测试:目前尚缺乏肌肉耐力的测试仪器,可通过肌肉重复某动作的次数或持续的时间来间接表示肌肉的耐力情况。

（3）关节活动度的检查:关节活动度(ROM)是评定肢体运动功能和柔韧性的基本指标。

1）主动活动度和被动活动度:ROM的检查应包括主动活动度检查和被动活动度检查,前者是指被检查者主动活动关节时ROM的大小,后者是指在外力帮助下,所能达到的关节活动范围。检查结果有如下几种情形:①主动ROM和被动ROM均无障碍者为正常;②被动活动正常,而主动活动障碍者,提示神经麻痹;③主动和被动活动均有障碍者,见于关节僵硬、关节内(外)卡阻、关节粘连、肌肉痉挛、皮肤瘢痕挛缩等。

2）ROM的检查方法:有传统的量角器测量法、重力量角器测量法、电子量角器测量法等。

3）ROM检查的注意事项:①测试的位置要正确,操作要规范;②ROM存在个体差异,评价时应做左右对比;③不应在关节运动后短时间内进行ROM的检查;④主动ROM和被动ROM不一致时,结果应分别记录,评价时一般以被动ROM为准。

2. 心血管系统的检查　心血管系统的检查是通过视、触、叩、听等心脏体格检查和必要的仪器检查,了解心血管系统的功能状况,判断有无相关疾病。常用的心血管系统的指标有:心率、心律、心音、心界、血压、心电图等。心血管系统的功能检查一般采用定量负荷试验,常用的有台阶试验、一次负荷试验、联合功能试验、身体做功能力(PWC170)等。

（1）心率:健康成人的心率为60~100次/分。心率超过100次/分,称为心动过速;心率低于60次/分,称为心动过缓(经过系统训练的运动员的心率常低于60次/分,属于生理性窦性心动过缓,是心功能良好的表现)。

（2）心律:即心跳的节律,健康人听诊心律齐整,偶见窦性心律不齐(轻度不齐,随呼吸的变化而变化),但无临床意义。病理性的心律不齐主要有期前收缩、心房颤动、心室颤动等。

（3）心音:心脏在一个心动周期内可以产生四个心音。正常情况下可听到第一心音和第二心音。对于少年儿童,检查时常可听到第三心音,而成人出现第三心音时,属于病理性的可能性较大。在婴幼儿和中老年人,心脏正常时有时可听到第四心音。心脏听诊出现异常的声音为心脏杂音。在心脏舒张期出现杂音,常提示心脏有器质性病变;在心脏收缩期出现的杂音,可分为生理性杂音和病理性杂音两类,生理性杂音在少年儿童中较多见。出现心脏杂音时,应进行进一步的检查,以确定心脏杂音的性质和分级。

（4）心界:通过叩诊和X线测量的方法,判断心界范围是否正常,若出现心脏肥大的现象,应进一步进行检查。

（5）血压:我国健康成人的理想血压范围是:收缩压为 90~120mmHg(12.0~16.0kPa),舒张压 60~80mmHg(8.0~10.7kPa)。血压过高或过低都会对人体健康带来一定危害,特别是高血压患者[收缩压≥140mmHg 和(或)舒张压≥90mmHg]进行运动锻炼时要格外注意,过高负荷的运动会使其血压骤然升高,增加心脑血管意外的风险。

（6）心电图:心脏的特殊激动传导过程可以通过心电图仪将每一心动周期中的生物电的变化记录下来,通过对心电图上各种波的分析能够判断心脏的基本功能,并对某些心脏疾病做出诊断。

3. 呼吸系统的检查　呼吸系统的功能检查包括:肺容量测定、通气功能检查、呼出气气体分析、屏气试验、日常生活能力评定等多方面。常用的指标有:肺活量、五次肺活量、时间肺活量、最大通气量等(详见第三章第四节)。

4. 神经系统的检查　神经系统的检查除上文中提到的运动功能检查外,还包括感觉功能检查、反射检查、自主神经系统功能检查,以及平衡功能、日常生活能力、步行检查等。

5. 其他系统功能的检查　肾功能检查、肝功能检查、代谢功能检查等。

（三）运动负荷试验及体力测验

1. 运动负荷试验　运动负荷试验(exercise tolerance testing,ETT)是制订运动处方的基本依据之一。运动负荷试验的方法很多,应根据检查的目的、被检查者的特点来选择合适的方法。目前常用的是持续性、多级、直立位的试验,称"递增负荷运动试验"(graded exercise testing,GXT)。在试验过程中,逐渐增加负荷强度,同时测定某些生理指标,直到达到受试者所能承受的最大强度。此项试验的目的在于评定受试者的心肺功能,发现潜在的心血管疾病,为制订运动处方提供依据。GXT 常用的计功器有活动平板(跑台)、功率自行车两种,具体测试方法及注意事项详见第三章第三节。

2. 体力测验　运动负荷试验无异常者方可接受体力测验,即进行肌力、爆发力、柔韧性等运动能力和全身耐力测试。库珀提出的有氧代谢运动的体力测验包括走、跑、游泳三种方式,可以任选其一,用来检查和衡量心血管系统功能。根据库珀和日本学者的实验研究,认为 12 分钟跑测验与最大摄氧量相关系数最高,故更适合作为体力测验的实施方法。除了定时间的耐力跑以外,定距离的耐力跑也被广泛采用,如2400m 跑可作为有氧代谢能力的测试方法。

三、运动处方的基本格式

通过以上步骤,在获得了处方对象的运动目的、健康状况、体质和运动能力等相关信息之后,便可以开始制订运动处方。运动处方的表现形式主要有两种,一种为叙述式,另一种为表格式。叙述式的运动处方以文字表述的形式对处方的内容、要求以及注意事项等进行详细的阐释,指导运动者进行正确的锻炼;表格式的运动处方是以表格的形式来呈现处方的全部内容,具有简洁明了、直观具体的特点。目前普遍采用的是表格式的运动处方,其格式没有统一、严格的规定,但一般应包括以下内容:一般资料、临床诊断结果、临床检查和功能检查结果、运动试验和体力测验结果、运动目的和要求、运动内容、运动强度、运动时间、运动频度、注意事项、医师或处方者签字以及运动处方的制订时间。运动处方示例见表 7-2。

表7-2 运动处方卡示例

姓名: 性别: 年龄: 周岁 职业:	
联系地址: 电话:	
一、现有疾病诊断:	
1. 心电图检查: 静息时心率:____次/分	
2. 身高:____cm 体重:____kg 血压:____/____mmHg	
3. 体质强壮指数:强壮 优良 中等 体弱 体型:一般 消瘦 肥胖	
4. 影像学及超声检查:	
5. 辅助检查: 血常规: 尿常规: 血脂: 肝功能: 肾功能:	
二、运动负荷试验: 最大负荷心率:____次/分	
三、体力测验:	
四、运动处方方案:	
1. 锻炼目的:	
2. 运动项目及时间分配:	
3. 运动强度: 心率控制在____次/分 相当于最大耗氧量的____% 靶心率:____次/分 RPE分级:____级	
4. 锻炼频度及持续时间:每周(天)____次,每次____分钟	
5. 力量锻炼:____次/周,锻炼方法:	
6. 准备活动项目:_____(5~10分钟);心率达到____次/分	
7. 整理活动项目:_____(5~10分钟);心率恢复时间____分	
8. 注意事项:	
处方者:_____ 处方日期:_____	

四、一次运动锻炼的安排

运动处方的实施应以每一次运动锻炼的合理安排为核心,以运动量的监控及医务监督为重点,在确保安全的基础上,蓄积锻炼效果,实现运动处方的预期目标。在运动处方的实施过程中,每一次训练课都应包括三个部分,即准备活动部分、基本部分和整理活动部分。

(一)准备活动部分

准备活动部分即热身,目的是使机体由相对安静的状态过渡到适宜的运动状态。通过做准备活动,可以提高神经中枢和肌肉的兴奋性;提高心血管和呼吸系统功能,避免上述系统的内脏器官因突然承受较大运动负荷而导致意外,并且能够增加肌肉的血流量和供氧量;使体温适当升高,降低肌肉的黏滞性,避免肌肉、韧带、关节等运动器官的损伤;在心理上,为接下来的运动做好准备。

准备活动的内容常采用运动强度小的有氧运动和伸展性体操,如步行、慢跑、徒手操、太极拳等,使身体各个部位和关节都活动开,最好达到身体有微微出汗的感觉。准备活动部分的时间,可根据不同的锻炼阶段有所变化。在开始锻炼的早期阶段,准备活动的时间可为 10~15 分钟;在锻炼的中后期,准备活动的时间可减少为 5~10 分钟。

(二)基本部分

基本部分是运动处方的主要内容,是达到康复或健身目的的主要途径。运动处方基本部分的运动内容、运动强度、运动时间等,应按照具体运动处方的规定实施。通常耐力运动项目要达到靶心率(THR),并且至少维持 20 分钟以上;主要运动项目的运动强度一般定为最大能力的 40%~60%;同时还要进行一定的肌力训练,其运动强度为最大能力的 80%左右。

此外,要根据运动内容,选择适宜的锻炼方法。以健身和康复为目的的运动处方,常用的训练方法有持续训练法和循环训练法。

1. 持续训练法 指负荷强度较低、持续时间较长且不间歇地进行训练的方法,主要用于提高心肺功能和发展有氧代谢能力。本训练法由于运动强度容易控制,适合于参加健身和康复锻炼的所有人群,特别是老年人、体弱者、没有运动习惯者及冠心病康复期等慢性疾病患者。

2. 循环训练法 是利用有氧练习、力量练习、体操练习等交替进行的训练方法,各项练习之间有 15~20 秒的短暂休息。例如将耐力训练的跑步、自行车、登楼梯等项目组合起来,每项运动 5 分钟,并循环进行训练。循环训练法是一种综合形式的练习方法,比较生动活泼,能提高锻炼者的练习兴趣和积极性。

(三)整理活动部分

整理阶段是在基本部分的训练结束后,进行一些低强度、较轻松的整理活动,以使身体由剧烈的运动状态逐渐恢复到相对平静的状态。每一次按运动处方进行锻炼时,都应安排一定内容和时间的整理活动,其作用在于:避免出现因突然停止运动而引起的心血管系统、呼吸系统、自主神经系统的症状,如头晕、恶心、"重力性休克"等;促进乳酸的代谢,减少肌肉的酸痛,有助于疲劳的消除。整理活动的时间一般为 5~10 分钟,内容可选择散步、放松体操、自我按摩等方式。

五、锻炼中运动强度的监控

运动强度是运动处方的核心,直接影响运动的安全性和锻炼效果。所以运动强度的监控是运动处方实施过程中的一个重要环节,对预防过度训练和运动损伤有积极的作用。一般是通过对心率、血压、主观体力感觉等指标的记录和分析,客观地评价锻炼者的身体功能状态、疲劳程度和恢复情况,以实现对运动强度的监控和调节。

(一)心率

心率是评价运动强度最为简单和有效的指标。运动过程中,在一定范围内,心率与吸氧量、人体做功能力呈线性相关。因此,在运动过程中心率的快慢能反映运动强度的大小;在安静状态下,心率反映机体的恢复程度。

1. 基础心率 基础心率即通常所说的晨脉,是清晨起床前,清醒状态下,卧位的脉搏数,其特点是较为稳定,且随训练年限延长、训练水平提高而适当减慢。如果基础

笔记

心率突然加快或减慢,常常提示身体过度疲劳或有疾病存在。如果锻炼后并经过一夜的休息,基础心率比平时增加 5~10 次/分以上,则认为有疲劳积累。如果连续几天持续增加,则应及时调整运动负荷,并给予进一步检查。

2. 运动中心率　运动中监测心率主要用于判断机体的疲劳程度和控制运动强度。按照训练-适应理论,随着训练水平的提高,完成相同负荷时,心率应该逐步下降。如果在某一时期内,完成相同强度的负荷,运动中心率增加,则表示功能下降或机体处于疲劳状态,应当降低负荷并查明原因。

3. 运动后心率　在定量负荷后的规定时间内测定运动者心率的恢复速度,可以反映其身体的疲劳程度。身体功能良好时,心率恢复较快,而疲劳或负荷强度过大时则恢复速度减慢。

（二）血压

血压也是反映锻炼者功能状态及疲劳程度的常用指标,其变化与运动强度和运动性质有关。一般情况下,收缩压随运动强度的加大而升高,舒张压适当下降或保持不变。研究表明,活动强度每增加 1MET,收缩压升高 8~12mmHg。

锻炼过程中,如果连续数周出现下列情况:安静状态舒张压增加超过平时水平10mmHg;安静状态脉压减少超过平时水平 20mmHg,则提示锻炼者的身体功能状况不佳或疲劳,应及时调整运动强度。

（三）主观体力感觉

1. 运动中的主观体力感觉　在运动过程中,可以用 RPE 与心率结合的方法评价运动量,这样可以更准确地评价身体对运动负荷的反应,避免在锻炼过程中单一追求某一靶心率的盲目性。值得注意的是,当心率与 RPE 发生矛盾时,如运动中心率正常,但自觉吃力的程度提高,应当根据 RPE 进行调整。RPE 变化的出现,常先于心率的变化。

2. 运动后的主观体力感觉　在运动之后,通过一些自我感觉也可以对运动量的适宜度作出初步判断。

（1）运动量适宜的标志:一般是锻炼后全身微微出汗,肌肉稍微酸痛,有疲劳感但不至于筋疲力尽,而是感到身心舒畅、精神愉悦。运动后食欲和睡眠良好,次日精力充沛,疲劳感消除,有继续锻炼的欲望。

（2）运动量过大的表现:锻炼后大汗淋漓、头晕眼花、胸闷气喘、疲惫不堪,脉搏在运动结束后 20 分钟还未恢复到正常水平。食欲减退、睡眠不佳,次日周身无力,肌肉酸软,对继续锻炼产生厌恶和抵触情绪。

（3）运动量不足的表现:运动后身体无发热感,没有出汗,脉搏没有明显增加,而且在 2 分钟之内即恢复正常。

（四）体重

参加体育锻炼后,体重一般有下列变化:刚参加运动的人,由于身体内水分和脂肪大量消耗,体重可下降 2~3 kg;经过一段时间的锻炼,体重比较稳定,运动后减轻的体重能够完全恢复;长期坚持锻炼的人,肌肉逐渐发达起来,体重有所增加,而且保持在一定水平。对体重的监测,每周可称重 1~2 次,只要符合上述三个阶段的变化规律,即为正常情况。如果训练期间体重出现"进行性下降"现象,并伴有其他异常征象(如失眠、盗汗、情绪恶化等)时,可能为过度训练或身体有慢性消耗性病变(肺结核、营养不足等)的表现,应当引起足够的重视。

六、运动中的医务监督

在运动处方的实施过程中,应对受试者进行医务监督,以确保实施运动处方的安全性。健康状况好的锻炼者,可在自我监督的情况下进行运动;心血管系统疾病、呼吸系统疾病、慢性病、临床症状不稳定的患者,在实施运动处方时,应在有医务监督的条件下进行运动。

1. 自我监督 一般健康人实施运动处方时,可采用自我监督的方法,在运动过程中注意观察自己的健康状况和身体功能状态。观察的内容有:主观感觉(包括运动心情、不良感觉、睡眠、食欲、排汗量等)和简单的客观检查(包括脉搏、体重、运动效果等),可参照表 7-3 的格式制订自我监督表。

表 7-3 自我监督表

姓名:	填写日期: 年 月 日	
主观感觉	一般感觉	良好 一般 不好
	运动心情	渴望训练 愿意训练 厌烦训练
	食欲情况	良好 一般 不好
	睡眠情况	良好 一般 不好
	不良感觉	头晕 恶心 心慌 气短 胸闷 腹痛 其他( )
	出汗情况	无汗 适量 大汗淋漓 盗汗
客观检查	晨脉	____次/分 规律 不规律
	安静脉搏	____次/分 规律 不规律
	呼吸频率	____次/分
	体重	____kg
	血压	____/____mmHg
其他情况(缺席、受伤、中断运动时间等)		

2. 医务监督 有较严重疾病的患者实施运动处方时,须在有医生指导、有医务监督的条件下才能进行运动,如心脏病患者(尤其是在住院期和门诊期)实施运动处方时,应具有心电监测条件和抢救条件。在运动处方实施过程中医务监督的常用指标有心率、血压和心电图等,应注意控制运动强度、运动时间等因素。对于特殊人群还应增加特定监测指标,如糖尿病患者运动前后的血糖值及运动对糖尿病并发症的影响等。

七、运动处方效果的评价

运动处方在实施一段时间以后,需要对其实际效果作出客观、准确的评价,以判断运动处方是否真正发挥了作用以及作用的大小,为进一步完善和改进运动处方提供依据。

正确评价的前提是要根据运动处方的类别和目的选择适宜的评价指标,概括来讲,评价指标要满足有效性、客观性和可操作性的要求。

(一)心肺耐力的评价

心肺耐力是人体长时间进行有氧工作的能力,也被称为"全身耐力"。心肺耐力水平主要与呼吸系统摄入氧气,心血管系统运输氧气和肌肉组织利用氧气的能力有关。台阶试验指数是评定心肺耐力水平的重要指标,它是通过台阶试验的方法进行测算(详见第三章)。台阶试验指数的数值越大,则反映心血管系统的功能水平越高,心肺耐力越强,反之亦然。除了台阶试验指数外,评价心肺耐力水平的指标还有身体做功能力(PWC_{170})、12分钟跑、最大摄氧量(VO_{2max})、乳酸阈(LT)等。

(二)肌肉力量及耐力的评价

肌肉力量及耐力素质是完成一切日常生活活动、体力劳动和体育运动的基础。肌力的测试方法为测定肌肉一次用力收缩时所能产生的最大力量;肌肉耐力是测定肌肉在较大的负荷下,能够重复收缩的次数或能够持续的时间。不同性别、不同年龄的人群采用的测定指标不同。归纳起来,用于评价肌力和肌肉耐力的指标有:握力或握力体重指数(用于测定前臂、手屈肌力量);俯卧撑、引体向上、跪卧撑、双手前投实心球(用于测定上肢力量);仰卧起坐、仰卧举腿(用于测定腹肌力量);俯卧背伸、拉力指数(用于测定背肌力量);立定跳远、纵跳(用于测定下肢力量)等。

(三)柔韧性的评价

良好的柔韧性素质保证肢体有较大的活动范围,可自如地完成各种动作,并能避免或减少运动损伤的发生。目前对于柔韧性的评价,虽然可以用各种仪器对关节活动范围进行精确测量,但常采用的仍然是一些简单易行的方法,如评价躯干和下肢柔韧性的坐位(直立位)前屈试验,肩关节活动的持棍转肩、双手背勾试验,以及躯干旋转活动性的臂夹棍转体试验等。

第四节 常见疾病的运动处方

一、冠心病

冠心病即冠状动脉粥样硬化性心脏病,是一种因冠状动脉硬化引起管腔狭窄或闭塞的缺血性心脏病。由于病理解剖和病理生理变化的不同,冠心病有不同的临床表现。冠心病多发于40岁以上的成年人,男性发病年龄早于女性,近年来发病呈年轻化趋势。冠心病患者因心脏结构和功能的改变,会导致生活能力和质量的下降。目前,冠心病患者的康复采用综合康复医疗模式,除了按时服药、饮食控制、生活方式调整外,运动治疗是其中重要的组成部分。运动形式以有氧运动为基础,包括抗阻运动、柔韧性训练、平衡训练、协调性训练等。

（一）住院患者运动处方

住院患者开始进行运动治疗之前,应由医务人员对患者进行危险分层并进行基础评估(包括生命体征、心音和呼吸音、肌肉力量、柔韧性和平衡能力等),鉴别存在明显心脏、身体或认知损害的患者,有针对性地安排特定的运动计划。住院患者理想运动量的安排取决于病史及临床症状,可根据主观疲劳感觉及心率来控制运动强度。

1. 运动方式　早期阶段可进行四肢全关节范围活动、姿势改变及自理活动,配合间歇的坐和站,逐渐增加到每天 3～4 次、短到中距离(15～150m)无辅助情况下的慢走。可根据患者具体情况采用户外行走的方式或选择弹力带抗阻、功率自行车等。

2. 运动强度、时间和频率　运动强度需根据患者具体情况确定,通常采用心率或主观疲劳感觉程度的方法。心梗患者靶心率为安静心率+20 次/分,手术患者靶心率为安静心率+30 次/分。运动过程中的最大心率应≤120 次/分,主观疲劳感觉(RPE)≤13(6～20 数字范围)。早期患者在可耐受的范围内间歇步行,时间为 3～5 分钟,逐渐增加步行持续时间至 10～15 分钟。休息时患者可选择完全休息或慢走,休息时间应短于运动持续时间,其他方式运动持续时间以 10～15 分钟为宜。运动频度2～4 次/天,应根据患者运动后反应和病情变化随时调整。

3. 注意事项　运动应该从低强度开始,逐渐加量,做好准备和整理活动,配合医务监督。当患者在运动过程中出现收缩压下降(＞10mmHg)、舒张压增高(≥110mmHg)以及其他运动不耐受症状和体征(包括心律不齐、心绞痛、呼吸困难、心电图改变等)时应终止运动,进行相应的临床处理。

（二）门诊患者运动处方

患者出院后应尽快开始门诊心脏康复。应注重进行以下评估:了解患者心血管疾病史、治疗史及目前服用药物的剂量和频率,回顾相关心血管相关测试和检查结果,进行心肺和骨骼肌肉系统检查,以掌握患者的整体情况。此外,在每一个康复阶段都应该进行运动风险评估,评估的内容包括:心率、血压、体重、与体力活动没有必然联系的临床症状改变、运动不耐受的症状和证据、药物改变或依从性改变、是否需要心电监测等。

1. 运动方式　选择运动方式应该包括节奏性大肌群运动,以增加能量消耗、提高整体适能状况为原则。可采用跑步、上下肢功率车、跑台、划船机等。

2. 运动强度、时间和频率　根据运动测试结果,采用 40%～80%(HRR、VO_2R、VO_2peak);主观疲劳感觉(RPE)在 11～16(6～20 范围);患者存在缺血阈值时,靶心率应减少 10 次/分。准备和整体活动时间应分别为 5～10 分钟,采用以拉伸、改善 ROM 为主的低强度有氧运动,达到目标的有氧运动时间为 20～60 分/次。根据患者运动耐受能力和具体的治疗目标确定。运动功能较差的患者可进行每日多次的短时间(1～10 分钟)锻炼。通常鼓励患者一周的大多数日子均参加运动。

3. 注意事项　在开始门诊心脏康复运动训练的前几周内,应该在运动中进行持续的心电监测,并进行相应的运动测试,据此结合患者具体情况制订运动处方。运动终止的不良反应见住院患者注意事项。

二、高血压病

高血压被定义为安静时动脉收缩压或/和舒张压达到或超过 140mmHg 和 90mmHg。90%的高血压病因不明,即为原发性高血压,剩下的 5%~10%的病例继发于多种已知疾病,如:慢性肾脏疾病、主动脉缩窄、库欣综合征和嗜铬细胞瘤等。高血压会导致心血管疾病的危险增加、中风、外周动脉疾病和慢性肾脏疾病。研究发现,有氧运动可以使高血压患者的安静血压降低 5~7mmHg。运动还可降低次大强度运动中的血压。

高血压患者制订运动处方前应进行医学评估。根据患者的血压水平、其他心血管疾病危险因素、靶器官损害情况或临床心血管情况进行相应的分类。未得到有效控制的高血压患者[安静 SBP≥140mmHg 和(或)DBP≥90mmHg],进行运动前应先咨询医师,原则上应该以小到中等强度开始进行运动。属于高危人群或有靶器官损害的高血压患者在参加中等强度(40%~60%VO₂R)到较大等强度(≥60%VO₂R)的运动时,应该进行有医务监督的症状限制性运动测试。在运动测试时,如果出现 SBP>250mmHg 和(或)DBP>115mmHg,应该终止测试。

（一）运动方式

以有氧运动为重点,可采用步行、慢跑、骑车和游泳等。抗阻运动可使用器械或负重。选择运动方式进行运动训练时应涉及全身主要肌群。

（二）运动强度、时间和频率

运动强度,有氧运动采用中等强度(40%~60% 的 VO₂R 或 HRR,主观疲劳感觉 11~13),抗阻运动以 60%~80%1-RM(最大重复次数)强度进行。每天 30~60 分钟的持续性或间歇性有氧运动。如果选择间歇运动,每次至少 10 分钟,累计每天 30~60 分钟。抗阻运动应该至少有 1 组,每组 8~12 次重复。一周几乎每天都应进行有氧运动,每周进行 2~3 天的抗阻运动。

（三）注意事项

1. 严重或血压未得到有效控制的高血压患者,只有在医生进行评估并开出降压药之后,才能在治疗计划中加入运动训练。

2. 明确诊断的心血管疾病患者,最好在专业的医务监督下开始进行较大强度的运动。

3. 患者安静时 SBP>200mmHg 和(或)DBP>110mmHg,则不能进行运动。运动血压应控制在 SBP≤220mmHg 和(或)DBP≤105mmHg。

4. 某些降压药会引起运动后血压突然降低,因此,要适当延长整理活动阶段,并密切监控恢复情况。

5. 有氧运动降压效果短暂,应该告知患者,增强患者运动依从性。

6. 运动中有心肌缺血表现的患者,靶心率应设定在心肌缺血的阈值以下(≤10 次/分)。

7. 抗阻运动时要避免憋气(Valsalva 动作)。

三、糖尿病

糖尿病是由于胰岛素分泌减少或功能减弱引起的一组代谢性疾病,主要的临床特征是空腹血糖水平升高。持续升高的血糖可损害患者的微血管及神经系统,导致相应并发症的出现。根据病因,糖尿病有 4 种分型:1 型、2 型、妊娠期糖尿病和其他特殊原因引起的糖尿病(如遗传缺陷和药物导致),其中 2 型糖尿病占绝大多数。糖尿病管理的基本目标是通过饮食、运动,或者胰岛素、口服降糖药的使用控制血糖,减少糖尿病患者发生并发症的风险。

没有心血管疾病症状和低风险的糖尿病或糖尿病前期个体进行中低强度运动之前,不需要进行运动测试。10 年内发生心血管疾病的危险≥10%的糖尿病患者或是想要进行较大强度运动项目(≥60%最大摄氧量)的糖尿病患者,应该在医务监督下进行有心电监护的递增运动负荷试验。运动中阴性或非特异性心电图改变,或休息时无或非特异性 ST 和 T 波改变的患者,可以继续进行运动测试。

（一）运动方式

糖尿病患者运动方式选择以有氧运动、抗阻运动和柔韧性训练结合,强调动员大肌群,有节奏的持续性运动,此外应考虑个人的兴趣和运动目标。

（二）运动强度、时间和频率

运动强度以 40~60%VO$_2$R、主观疲劳感觉 11~13(6~20 的范围)。规律运动的人群可以考虑将运动强度提高到≥60%VO$_2$R,以达到更好的血糖控制效果。2 型糖尿病患者每周累计至少 150 分钟的中等或较大强度运动,其中有氧运动每次至少 10 分钟并贯穿整周。每周 3~7 天,以能量消耗最大化为优先目标。

（三）注意事项

1. 低血糖是参加运动糖尿病患者面临的最严重问题,也是使用胰岛素或口服降糖药的糖尿病患者最常关心的问题。运动中会发生急性血糖下降,出现相应的低血糖症状如颤抖、虚弱、异常出汗等,更重要的是低血糖可能会在运动后 12 小时延迟出现。因此,运动前和运动后要进行谨慎的血糖监测,尤其是刚开始和重新修订运动计划时。为了预防运动诱发的低血糖,运动前应根据血糖水平和运动强度调整碳水化合物的摄入量或药物剂量。

2. 通过持续的血糖监测可以评价运动即刻和持续效果,还可据此调整胰岛素剂量、口服降糖药物类型和碳水化合物的摄入量。

3. 1 型糖尿病患者血糖控制不良,应特别注意高血糖症的相关症状如多尿引起的脱水,可根据运动环境变化,适当补水。

4. 糖尿病伴视网膜病变的患者,较大强度运动导致的血压急速升高可增加视网膜剥离和玻璃体积血的危险性,因此应避免较大强度的有氧运动和抗阻训练。

5. 糖尿病伴自主神经病变的患者会出现血压反应迟钝、摄氧量变化削弱和无汗症。因此在运动中应注意监测血压变化、低血糖反应、心肌缺血的症状和体征以及体温调节障碍,配备相应的应急预案。

6. 糖尿病伴外周神经病变的患者应采取正确的足部防护措施,以预防足部溃疡的发生。

7. 糖尿病肾脏病变的患者应该采用可耐受的中等强度运动项目。

笔记

学习小结

1. 学习内容

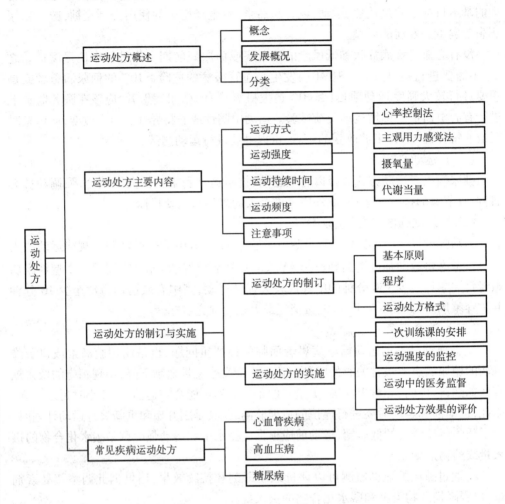

2. 学习方法

运动疗法在康复治疗领域发挥着越来越重要的作用,这便要求我们有必要学好运动处方的相关知识。本章内容的重点在于掌握运动处方的主要内容,以及如何正确、有效地制订和实施运动处方,其中运动强度这一知识点涉及的理论和概念较多,应该在理解的基础上记忆,并做到灵活运用。学习的过程中,要坚持理论联系实际、学以致用的原则,同学之间可以根据各自特点相互制订运动处方,并经过一段时间的实践验证运动处方的效果,这样既可以使所学知识掌握得更为扎实,又能够增强学习兴趣。

(毕鸿雁)

复习思考题

1. 何谓运动处方?
2. 运动处方与药物处方有何异同?

3. 确定运动处方中运动强度的方法有哪些?

4. 运动处方的设计中哪一个要素是最关键的,为什么?

5. 制订运动处方应遵循哪些原则? 其基本程序有哪些?

6. 心血管病、高血压病以及糖尿病患者如何制订运动处方,相关注意事项有哪些?

主要参考文献

1. 褚立希.运动医学[M].北京:人民卫生出版社,2012.

2. 曲绵域,于长隆.实用运动医学[M].第4版.北京:北京大学医学出版社,2003.

3. 王瑞元,苏全生.运动生理学[M].北京:人民体育出版社,2012.

4. 田野.运动生理学高级教程[M].北京:高等教育出版社,2003.

5. 冯炜权,谢敏豪,王香生,等.运动生物化学研究进展[M].北京:北京体育大学出版社,2006.

6. 黄晓琳,燕铁斌.康复医学[M].北京:人民卫生出版社,2013.

7. 王安民.康复功能评定学[M].上海:复旦大学出版社,2009.

8. 王玉龙.康复功能评定学[M].第2版.北京:人民卫生出版社,2013.

9. 王安利.运动医学[M].北京:人民体育出版社,2008.

10. 亓建洪.运动创伤学[M].北京:人民军医出版社,2008.

11. 田伟.实用骨科学[M].第2版.北京:人民军医出版社,2016.

12. Miller,Sekiya.运动医学:骨科核心知识[M].邱贵兴,译.北京:人民卫生出版社,2008.

13. 邹克扬.运动性疾病治疗[M].北京:北京师范大学出版社,2009.

14. 江捍平.运动性疾病[M].长沙:湖南科学技术出版社,2011.

15. 张蕴琨,丁树哲.运动生物化学[M].北京:高等教育出版社,2014.

16. 顾丽燕.运动医务监督[M].北京:北京体育大学出版社,2009.

17. 王琳.实用运动医务监督[M].北京:北京体育大学出版社,2005.

18. 张笑昆.运动损伤与康复[M].哈尔滨:黑龙江教育出版社,2007.

19. 林明祥.实用运动损伤学[M].海口:海南出版社,2007.

20. 李捷.运动医学[M].北京:人民体育出版社,2007.

21. 王予彬.运动创伤学[M].第2版.北京:人民军医出版社,2011.

22. 舒彬.创伤康复学[M].北京:人民卫生出版社,2010.

23. 李世昌.运动解剖学[M].第3版.北京:高等教育出版社,2015.

24. 龚云.运动创伤学[M].兰州:甘肃科学技术出版社,2008.

25. 南登崑.康复医学[M].第4版.北京:人民卫生出版社.2008.

26. 全国体育院校教材委员会.运动医学[M].第2版.北京:人民体育出版社,2005.

27. 杨静宜,徐峻华.运动处方[M].北京:高等教育出版社,2005.

28. 黄玉山.运动处方理论与应用[M].桂林:广西师范大学出版社,2005.

29. 关辉.体育运动处方及应用[M].北京:北京师范大学出版社,2010.

30. 美国运动医学学会.ACSM运动测试与运动处方指南[M].第9版.北京:北京体育大学出版社,2014.

31. Robert,S.Gotlin.运动损伤的预防、治疗与恢复[M].高旦潇,译.北京:人民邮电出版社,2017.

32. Pescatello LS,Franklin BA,Fagard R,et al. American College of Sports Medicine position stand:Exercise and hypertention[J]. Med Sci Sports Exerc,2004,36(3):533.

33. U.S.Preventive Services Task Force.Screening for coronary heart disease：recommendation statement［J］.Ann Intern Med,2004,140(7):569-572.

34. Jim Clover.Sports Medicine Essentials Core Concepts in Athletic Training & Fitness Instruction.［M］3rd Edition. Boston：Cengage Learning,2015.

35. 严翊,林家仕,苏浩.大强度运动是否适用于大众健身指导[J].北京体育大学学报,2012(8):102-106.

36. 张德生,高顺有.中国传统医疗体育[M].兰州:甘肃科学技术出版社,1998.

37. 虞定海,吴京梅.中国传统保健体育[M].上海:上海科学技术出版社,1990.

38. 倪自全.中国传统医疗体育疗法的应用分析[J].体育科学,2002(3):62-63.

全国中医药高等教育教学辅导用书推荐书目

一、中医经典白话解系列

黄帝内经素问白话解(第2版)	王洪图　贺娟
黄帝内经灵枢白话解(第2版)	王洪图　贺娟
汤头歌诀白话解(第6版)	李庆业　高琳等
药性歌括四百味白话解(第7版)	高学敏等
药性赋白话解(第4版)	高学敏等
长沙方歌括白话解(第3版)	聂惠民　傅延龄等
医学三字经白话解(第4版)	高学敏等
濒湖脉学白话解(第5版)	刘文龙等
金匮方歌括白话解(第3版)	尉中民等
针灸经络腧穴歌诀白话解(第3版)	谷世喆等
温病条辨白话解	浙江中医药大学
医宗金鉴·外科心法要诀白话解	陈培丰
医宗金鉴·杂病心法要诀白话解	史亦谦
医宗金鉴·妇科心法要诀白话解	钱俊华
医宗金鉴·四诊心法要诀白话解	何任等
医宗金鉴·幼科心法要诀白话解	刘弼臣
医宗金鉴·伤寒心法要诀白话解	郝万山

二、中医基础临床学科图表解丛书

中医基础理论图表解(第3版)	周学胜
中医诊断学图表解(第2版)	陈家旭
中药学图表解(第2版)	钟赣生
方剂学图表解(第2版)	李庆业等
针灸学图表解(第2版)	赵吉平
伤寒论图表解(第2版)	李心机
温病学图表解(第2版)	杨进
内经选读图表解(第2版)	孙桐等
中医儿科学图表解	郁晓微
中医伤科学图表解	周临东
中医妇科学图表解	谈勇
中医内科学图表解	汪悦

三、中医名家名师讲稿系列

张伯讷中医学基础讲稿	李其忠
印会河中医学基础讲稿	印会河
李德新中医基础理论讲稿	李德新
程士德中医基础学讲稿	郭霞珍
刘燕池中医基础理论讲稿	刘燕池
任应秋《内经》研习拓导讲稿	任廷革
王洪图内经讲稿	王洪图
凌耀星内经讲稿	凌耀星
孟景春内经讲稿	吴颢昕
王庆其内经讲稿	王庆其
刘渡舟伤寒论讲稿	王庆国
陈亦人伤寒论讲稿	王兴华等
李培生伤寒论讲稿	李家庚
郝万山伤寒论讲稿	郝万山
张家礼金匮要略讲稿	张家礼
连建伟金匮要略方论讲稿	连建伟
李今庸金匮要略讲稿	李今庸
金寿山温病学讲稿	李其忠
孟澍江温病学讲稿	杨进
张之文温病学讲稿	张之文
王灿晖温病学讲稿	王灿晖
刘景源温病学讲稿	刘景源
颜正华中药学讲稿	颜正华　张济中
张廷模临床中药学讲稿	张廷模
常章富临床中药学讲稿	常章富
邓中甲方剂学讲稿	邓中甲
费兆馥中医诊断学讲稿	费兆馥
杨长森针灸学讲稿	杨长森
罗元恺妇科学讲稿	罗颂平
任应秋中医各家学说讲稿	任廷革

四、中医药学高级丛书

中医药学高级丛书——中药学(上下)(第2版)	高学敏　钟赣生
中医药学高级丛书——中医急诊学	姜良铎
中医药学高级丛书——金匮要略(第2版)	陈纪藩
中医药学高级丛书——医古文(第2版)	段逸山
中医药学高级丛书——针灸治疗学(第2版)	石学敏
中医药学高级丛书——温病学(第2版)	彭胜权等
中医药学高级丛书——中医妇产科学(上下)(第2版)	刘敏如等
中医药学高级丛书——伤寒论(第2版)	熊曼琪
中医药学高级丛书——针灸学(第2版)	孙国杰
中医药学高级丛书——中医外科学(第2版)	谭新华
中医药学高级丛书——内经(第2版)	王洪图
中医药学高级丛书——方剂学(上下)(第2版)	李飞
中医药学高级丛书——中医基础理论(第2版)	李德新　刘燕池
中医药学高级丛书——中医眼科学(第2版)	李传课
中医药学高级丛书——中医诊断学(第2版)	朱文锋等
中医药学高级丛书——中医儿科学(第2版)	汪受传
中医药学高级丛书——中药炮制学(第2版)	叶定江等
中医药学高级丛书——中药药理学(第2版)	沈映君
中医药学高级丛书——中医耳鼻咽喉口腔科学(第2版)	王永钦
中医药学高级丛书——中医内科学(第2版)	王永炎等